Patrick McKeown

ERFOLGSFAKTOR SAUERSTOFF

Patrick McKeown

ERFOLGSFAKTOR SAUERSTOFF

Wissenschaftlich belegte Atemtechniken, um die Gesundheit zu verbessern und die sportliche Leistung zu steigern

riva

Dieses Buch ist all meinen Schülern und Lesern gewidmet, die diesem Werk ihre Aufmerksamkeit schenken und dazu beitragen, die zugrunde liegenden Erkenntnisse weiterzuverbreiten. Ich widme es außerdem meinem verstorbenen Vater Patrick, der mich stets zu einer eigenen Sichtweise ermutigte, meiner Mutter Teresa, meiner Frau Sinead und Lauren, meiner Tochter – danke für euer wunderbares Lächeln.

Inhalt

Teil 4 – Ihr persönliches Programm

Anhang

Wichtige Hinweise vor dem Start

Das in diesem Buch vorgestellte Programm ist für die meisten Menschen gesundheitlich unbedenklich. Allerdings beinhaltet es eine Reihe anspruchsvoller Übungen, die ein Höhentraining simulieren und mit hoher Intensität ausgeführt werden (dazu gehören auch Übungen, die die Nase befreien). Beidem sollten Sie sich nur widmen, wenn Ihre Gesundheit und Ihr Trainingszustand es zulassen.

Für Schwangere ist dieses Programm nicht geeignet. Für Menschen mit Bluthochdruck, Herz-Kreislauf-Erkrankungen, Typ-1-Diabetes, Nierenerkrankungen, Depressionen oder Krebs ist es ratsam, nur die Nasenatmung zu üben. Führen Sie sanftere Übungen wie zum Beispiel die Atemregeneration und die Übung »Reduziert und richtig atmen« im Ruhezustand und bei körperlicher Aktivität aus, bis die Beschwerden sich gelegt haben.

Wenn Sie gesundheitliche Probleme haben, dann sollten Sie dieses Programm nur mit der Zustimmung Ihres Arztes durchführen. Für weitere Informationen besuchen Sie unsere Homepage www.OxygenAdvantage.com.

Es ist nicht der hohe Berg vor dir, der dich zermürbt, es ist der Kieselstein in deinem Schuh.

MUHAMMAD ALI

Vorwort

von Dr. Joseph Mercola

Studien belegen, dass Menschen, die in höheren Lagen leben, tendenziell länger leben. Welche Mechanismen im Einzelnen dahinterstehen, ist nicht bekannt – der Effekt könnte auf mehrere verschiedene Faktoren zurückzuführen sein. Die am nächsten liegende Erklärung ist der mit zunehmender Höhe abnehmende Sauerstoffpartialdruck.

Dass eine Beschränkung der Kalorienzufuhr die Lebensdauer verlängert, belegt die Forschung sehr eindeutig. Die Wirkung von Sauerstoff wird jedoch in der Regel nicht berücksichtigt. Genauso wie überflüssige Kalorien dem Stoffwechsel schaden können, können jedoch auch durch ein Zuviel an Sauerstoff freie Radikale entstehen, die Ihr Gewebe schädigen. Diese hochreaktiven und zerstörerischen Moleküle verursachen Schäden an den Lipiden Ihrer Zellmembranen, an körpereigenen Proteinen und der DNA. Freie Radikale entstehen beim ganz normalen Abbau von Sauerstoff im Rahmen von Stoffwechselvorgängen. Wir alle produzieren eine bestimmte Menge an freien Radikalen, einfach indem wir atmen. Atemübungen zu absolvieren, die darauf abzielen, ein gesundes Atemzugvolumen aufrechtzuerhalten, kann daher eine wirkungsvolle Strategie sein, um den Sauerstoff in Ihrem Körper auf einem optimalen Level zu halten. Das minimiert wiederum den Schaden, der durch freie Radikale entsteht.

Darüber hinaus ist das Höhentraining eine Taktik, mit der viele Spitzen- und Ausdauersportler sich einen Wettbewerbsvorsprung erarbeiten. Denn eine Möglichkeit, zusätzliche Ressourcen des Körpers anzuzapfen, ist es, für kurze Zeit gezielt die Sauerstoffzufuhr zu vermindern. Dies verbessert sowohl die Fähigkeit des Blutes, Sauerstoff zu transportieren, als auch die maximale Sauerstoffkapazität (VO_2max) – also die Menge an Sauerstoff, die der Körper eines Sportlers pro Minute verwerten kann.

Nun leben die meisten von uns nicht besonders hoch über dem Meeresspiegel, sodass sie diesen Effekt nicht ohne Weiteres nutzen können. Es gibt jedoch einige einfache Strategien, anhand derer Sie die Vorteile des Lebens in Höhenlagen und der damit verbundenen verminderten Sauerstoffaufnahme nutzen können: Halten Sie beim Atmen den Mund geschlossen und praktizieren Sie die verschiedenen Übungen, die in diesem Buch beschrieben werden. Aufgrund unseres natürlichen Atemhungers kann das bei intensivem Training sehr herausfordernd sein – aber genau davon werden Sie am meisten profitieren.

Ich selbst nutze die Informationen aus diesem Buch im Rahmen meines Hochintensitätstrainings. Zugegeben, es hat mich mehrere Wochen gekostet, bis ich den Übergang zur Atmung durch die Nase gemeistert habe; aber als ich es geschafft hatte, wurde das Atmen weit effizienter.

Ich bin ein großer Verfechter des Ansatzes, mit einfachen Lebensstiländerungen teure, risikoreiche Medikamente und Operationen zu vermeiden. Die Strategien in *Erfolgsfaktor Sauerstoff* sollte meiner Meinung nach jeder in seine Auswahl gesundheitsfördernder Aktivitäten aufnehmen. Ich kann schlichtweg keine Nachteile erkennen – das Programm hat ausschließlich Vorteile. Ich persönlich nutze es und kann Ihnen nur wärmstens ans Herz legen, es auch in Ihr Leben zu integrieren. Es lohnt sich!

EINLEITUNG

Weniger ist mehr

Wir können wochenlang ohne Nahrung und tagelang ohne Wasser leben, aber nur wenige Minuten ohne Luft auskommen. Während wir viel Zeit und Aufmerksamkeit darauf verwenden, was wir essen und trinken, schenken wir der Atemluft so gut wie keine Beachtung. Dass bei der täglichen Nahrungs- und Flüssigkeitsaufnahme sowohl die Qualität als auch die Quantität eine wichtige Rolle spielen, ist allgemein bekannt. Eine Über- oder Unterversorgung führt zu Problemen. Uns ist auch klar, dass wir gute Luft brauchen. Aber was ist mit der Menge? Welches Maß an Atemluft benötigen wir für optimale Gesundheit? Wäre es nicht logisch anzunehmen, dass auch für die Luft, die doch für das menschliche Überleben noch wichtiger ist als Nahrung oder Wasser, ebenfalls ein paar ganz grundlegende Anforderungen gelten?

Die Menge der eingeatmeten Luft kann alles verändern, was Sie glaubten, über Ihren Körper, Ihre Gesundheit und Ihre Leistungsfähigkeit zu wissen. Das gilt unabhängig davon, ob Sie jemand sind, dem es schwerfällt fürs Training das Sofa zu verlassen, ob Sie ein Sonntagssportler sind, der gelegentlich zehn Kilometer läuft, oder ein Profiathlet auf der Suche nach dem entscheidenden Wettbewerbsvorteil.

Sie fragen sich vielleicht, was ich in diesem Zusammenhang mit »Menge« meine. Schließlich ist Luft nichts, was Sie sich am späten Abend kurz mal am Küchentisch reinziehen – oder bei einem Gelage am Wochenende. Aber was wäre, wenn genau das in gewisser Hinsicht der Fall wäre? Was wäre, wenn gesunde Atemgewohnheiten für das Erreichen eines maximalen Fitnesslevels genauso wichtig wären wie gesunde Ernährungsgewohnheiten – oder sogar noch wichtiger?

In diesem Buch werden Sie die grundlegenden Zusammenhänge zwischen Sauerstoff und wichtigen körperlichen Abläufen kennenlernen. Die Verbesserung Ihrer Leistungsfähigkeit wird dadurch erreicht, dass Sie die Sauerstoffversorgung Ihrer Muskeln, Ihrer Organe und Ihres Gewebes optimieren. Eine solchermaßen erhöhte Sauerstoffsättigung ist nicht nur gesünder, sondern ermöglicht auch eine höhere Übungsintensität und lässt Sie weniger schnell außer Atem kommen. Kurzum: Sie werden gesünder, fitter und leistungsfähiger.

Wenn Sie an Wettkämpfen teilnehmen, werden Sie feststellen, dass Sie sowohl das Training als auch den Wettbewerb selbst mehr genießen denn je. Der Grund: Sie werden in der Lage sein, mit weniger Aufwand mehr zu erreichen. Unsere allgemeine Fitness und sportliche Leistungsfähigkeit wird nämlich in der Regel durch die Lunge begrenzt – nicht durch die Beine, die Arme oder den Geist. Jeder, der sich regelmäßig bewegt, weiß, dass das Empfinden von Atemnot die Trainingsintensität weit mehr beeinflusst als jede Muskelermüdung. Die Grundlage für Spaß am Sport und eine Steigerung der körperlichen Aktivität ist deshalb eine möglichst effiziente Atmung.

Chronisches Hyperventilieren

Zu lernen, wie man richtig atmet, ist fundamental – das beweisen wissenschaftliche Untersuchungen ebenso wie die Erfahrungen Tausender Menschen, mit denen ich gearbeitet habe. Das Problem ist, dass die richtige Atmung, die uns eigentlich in die Wiege gelegt sein sollte, in unserer modernen Gesellschaft zu einer großen Herausforderung geworden ist. Wir gehen davon aus, dass der Körper immer reflexartig weiß, wie viel Luft er im jeweiligen Moment benötigt. Doch leider ist das nicht der Fall. Im Laufe der Jahrhunderte haben wir unsere Umwelt so dramatisch verändert, dass viele von uns die angeborene Fähigkeit zum Atmen verlernt haben. Der natürliche Atemprozess ist durch chronischen Stress, überwiegend sitzende Tätigkeiten, ungesunde Ernährung, überheizte Häuser und mangelnde Fitness aus dem Ruder geraten. All diese Faktoren tragen zu schlechten Atemgewohnheiten bei. Und schlechte Atemgewohnheiten haben wiederum Trägheit, Gewichtszunahme, Schlafstörungen, Atembeschwerden und Herz-Kreislauf-Erkrankungen zur Folge.

Unsere Vorfahren ernährten sich natürlich und arbeiteten hart. Sie lebten in einem Umfeld, das weit weniger wettbewerbsorientiert war als das unsere – und das war einem effizienten Atemmuster zuträglich. Vergleichen Sie dies mit unserem modernen Alltag, in dem wir stundenlang an einem Schreibtisch vor dem Computer sitzen und telefonieren, mittags schnell beliebiges Fastfood hinunterschlingen und ohne Unterlass versuchen, eine scheinbar endlose Reihe von Aufgaben und finanziellen Verpflichtungen zu bewältigen.

Durch diese modernen Lebensumstände erhöht sich sukzessive die Menge der Luft, die wir atmen. Mehr Sauerstoff in den Lungen – das mag erst einmal positiv klingen. In Wirklichkeit ist es jedoch vielmehr ein leichter Atem, der von einem guten Gesundheits- und Fitnesszustand zeugt.

Stellen Sie sich zwei Menschen vor, die zu den olympischen Sommerspielen anreisen: ein übergewichtiger Tourist und ein Wettbewerbsteilnehmer. Was meinen Sie, wer mehr schnauft und keucht, wenn er sein Gepäck abholt und es die Treppe hochträgt? Sicherlich nicht der Sportler.

Das größte und selten identifizierte Hindernis auf dem Weg zu Gesundheit und Fitness ist *chronisches Hyperventilieren*, also *Überatmen*. Wir können zwei- bis dreimal so viel Luft einatmen, wie wir benötigen, ohne es überhaupt zu bemerken. Beantworten Sie folgende Fragen, um herauszufinden, ob Sie überatmen:

- Atmen Sie manchmal während Ihrer täglichen Aktivitäten durch den Mund?
- Atmen Sie im Tiefschlaf durch den Mund? (Falls Sie sich nicht sicher sind: Wachen Sie morgens mit trockenem Mund auf?)
- Schnarchen Sie oder halten Sie im Schlaf den Atem an?
- Können Sie Ihre Atmung im Ruhezustand sichtbar wahrnehmen? Um das herauszufinden, wenden Sie Ihre Aufmerksamkeit jetzt gleich Ihrer Atmung zu: Nehmen Sie sich eine Minute Zeit und

beobachten Sie die Bewegungen Ihrer Brust oder Ihres Bauchs während jedes Atemzuges. Je mehr Bewegung Sie sehen, desto tiefer atmen Sie.

- Wenn Sie Ihre Atmung beobachten, nehmen Sie dann in Brustbereich oder am Bauch mehr Bewegung wahr?
- Seufzen Sie den Tag über regelmäßig? (Ein gelegentlicher Seufzer ist kein Problem. Regelmäßiges Seufzen führt jedoch zu chronischem Überatmen.)
- Hören Sie im Ruhezustand manchmal Ihren Atem?
- Leiden Sie an Symptomen, die durch gewohnheitsmäßiges Überatmen hervorgerufen werden, wie z. B. eine verstopfte Nase, verengte Atemwege, Erschöpfung, Schwindel oder Benommenheit?

Wenn Sie eine oder mehrere der oben genannten Fragen mit Ja beantwortet haben, deutet dies auf eine Tendenz zum Überatmen hin. Die beschriebenen Merkmale sind typisch, wenn wir mehr Luft einatmen, als wir brauchen. Ebenso wie bei der täglichen Versorgung mit Wasser und Nahrung gibt es auch bei der Atemluft ein Optimum. Überatmen kann ebenso schlecht für die Gesundheit sein, wie zu viel zu essen.

Die unbewusste Gewohnheit der Überatmung hat in allen Teilen der industrialisierten Welt epidemische Ausmaße erreicht. Das ist äußerst schädlich für unsere Gesundheit. Chronisches Hyperventilieren führt zu Krankheiten, mangelnder Fitness und Leistungseinbußen. Es befördert zahlreiche Beschwerden, darunter Angstzustände, Asthma, Erschöpfung, Schlaflosigkeit, Herzprobleme und sogar Fettleibigkeit. Es mag seltsam erscheinen, dass ein Spektrum so unterschiedlicher Probleme durch Überatmung verursacht oder verstärkt wird. Aber der Lebensatem beeinflusst buchstäblich jeden Aspekt unserer Gesundheit.

Ziel dieses Buches ist es, Sie in einen Zustand zu versetzen, in dem Sie wieder leben und atmen, wie es von der Natur vorgesehen ist. Ich werde Ihnen einfache Methoden zeigen, die schlechten Atemgewohnheiten entgegenwirken, die eine neue Basis für Ihre kardiovaskuläre Fitness legen und die Ihre Gesundheit und Ihr allgemeines Wohlbefinden steigern. Profisportler werden ein höheres Leistungsniveau erreichen, Fitnessbegeisterte bisher unerreichte Potenziale ausschöpfen. Und all diejenigen, die einfach versuchen, ihr Befinden zu verbessern, werden ihre Schwierigkeiten überwinden und zu einer gesünderen Lebensweise gelangen.

Aber um ein Leiden zu heilen, muss man es erst einmal verstehen.

Wie Sie im Alltag atmen, so atmen Sie auch bei körperlicher Betätigung. Wenn Sie täglich, in jeder Stunde und in jeder Minute, zu viel atmen, werden Sie beim Training mit Atemnot zu kämpfen haben. Denn wenn unsere Atmung schon im Ruhezustand miserabel ist, wäre es unsinnig zu erwarten, dass sie sich während körperlicher Anstrengung von selbst korrigiert. Die scheinbar harmlose Neigung, tagsüber oder nachts durch den Mund und im Ruhezustand sichtbar zu atmen, macht Sie beim Training kurzatmig und schränkt Ihr Vermögen ein, Ihre Leistung zu verbessern.

Diese schlechten Atemgewohnheiten können den Unterschied zwischen einem gesunden, dynamischen Leben und einem kränklichen, schwachen ausmachen. Überatmen führt zu einer Verengung der Atemwege. Das schränkt die Fähigkeit des Körpers ein, sich mit Sauerstoff aufzuladen, und die Verengung der Blutgefäße führt zu einer verminderten Durchblutung des Herzens und anderer Organe sowie der Muskeln. Diese systemischen Auswirkungen beeinträchtigen Ihre Gesundheit, egal ob Sie ein Profisportler sind oder Ihre Hauptübung darin besteht, die Treppen in Ihrem Haus zu erklimmen. Überatmen kann Sportkarrieren stagnieren lassen oder sogar verkürzen. Übermäßiges Atmen fordert seinen Tribut: Die Lungen lassen ihren Besitzer im Stich, unabhängig davon, wie stark der Rest des Körpers ist. Wie die meisten Sportler wissen, versagen unsere Lungen lange vor unseren Armen und Beinen.

Alles, was wir brauchen, ist die unsichtbare, aber entscheidende Grundlage des menschlichen Lebens: Sauerstoff. Das Paradoxe daran ist: Die Menge des Sauerstoffs, die Ihre Muskeln, Organe und Ihr Gewebe nutzen können, ist nicht vollständig abhängig von der Sauerstoffmenge im Blut. Die Sauerstoffsättigung unserer roten Blutkörperchen liegt zwischen fünfundneunzig und neunundneunzig Prozent, was für anstrengendes Training auch absolut ausreichend ist. (Einige meiner Klienten mit ernsthaften Lungenerkrankungen haben einen niedrigeren Sauerstoffsättigungsgrad, aber das ist sehr selten.) Darüber, wie viel Sauerstoff

Ihr Körper wirklich nutzen kann, entscheidet die Menge an Kohlendioxid in Ihrem Blut. Sie wissen vielleicht noch aus Ihrem Biologieunterricht, dass wir Sauerstoff einatmen und Kohlendioxid, also CO_2, ausatmen. Nach verbreiteter Auffassung ist Kohlendioxid nur ein Abfallstoff, ein Abgas, das wir über unsere Lungen loswerden, aber das stimmt nicht. Kohlendioxid ist der Schlüssel zur Freisetzung des Sauerstoffs aus den roten Blutkörperchen; ohne diesen Schlüssel könnte der Körper den Sauerstoff nicht umwandeln. Die dahinterstehenden Zusammenhänge bezeichnet man als Bohr-Effekt. Wenn Sie dieses physiologische Prinzip berücksichtigen, können Sie die Überatmung verhindern.

Der vor über hundert Jahren entdeckte Bohr-Effekt erklärt, wie die Abgabe von Sauerstoff an die aktiven Muskeln und Organe funktioniert. Was die meisten Menschen nicht wissen: Die Menge an Kohlendioxid in unseren Blutzellen bestimmt darüber, wie viel Sauerstoff der Körper nutzen kann. Der springende Punkt ist: Wie wir atmen, entscheidet über den Kohlendioxidgehalt in unserem Blut.

Wenn wir richtig atmen, nehmen wir eine ausreichende Menge Kohlendioxid auf und unsere Atmung ist ruhig, kontrolliert und rhythmisch. Wenn wir überatmen, wird unsere Atmung schwerer und intensiver; wir atmen zu viel Kohlendioxid aus und lassen unseren Körper buchstäblich nach Sauerstoff ringen.

Es erschließt sich intuitiv: Wenn wir besser atmen, erhöhen wir die Menge an Kohlendioxid in unserem Körper, wir können unseren Muskeln und Organen – einschließlich des Herzens – mehr Sauerstoff zuführen und damit unsere körperliche Leistungsfähigkeit steigern. Eigentlich tun wir damit nichts anderes, als den Körper dabei zu unterstützen, so zu funktionieren, wie er sollte.

Der Berg kommt zu Ihnen

Ich möchte Ihnen anhand eines Beispiels veranschaulichen, wie der zweite Teil meines Programms funktioniert. Das Beispiel ist Ihnen sicher bekannt. Schauen wir uns das Höhentraining an, eine Trainingsmethode, die häufig von Spitzensportlern eingesetzt wird, um ihre kardiovaskuläre Fitness und Ausdauer zu verbessern. Während der Olympischen Sommerspiele 1968, die in Mexiko-Stadt auf 2300 Metern Höhe stattfanden, wurden Trainer wie Athleten erstmals auf die Möglichkeiten des Höhentrainings aufmerksam. Viele Teilnehmer stellten fest, dass ihr Leistungsniveau über ihrer bisherigen persönlichen Bestleistung lag, nachdem sie auf Normalhöhe zurückgekehrt waren. Daraufhin drängten sie ihre Trainer, der Sache auf den Grund zu gehen und herauszufinden, ob Sportler bessere Leistungen erbringen, wenn sie in Höhenlagen leben oder trainieren.

In großer Höhe ist die Luft dünner und der Sauerstoffpartialdruck vermindert. Der Körper passt sich dieser Umgebung an, indem er die Zahl der roten Blutkörperchen erhöht. Stellen Sie sich die roten Blutkörperchen als Popeyes Spinat vor, nur dass sie aus Ihrem Körper statt aus einer Dose kommen. Die erhöhte Menge roter Blutkörperchen verbessert die Sauerstoffversorgung der Muskeln, begünstigt den Säureabbau und steigert die Gesamtleistung. Das bringt eine längere Ausdauer und ein geringeres Entzündungs- und Verletzungsrisiko mit sich. Der Haken daran ist natürlich, dass die meisten von uns nicht in der richtigen Umgebung für ein Höhentraining leben. In diesem Buch werde ich Ihnen daher einen alternativen Ansatz vorstellen: Sie brauchen nicht zum Berg zu gehen, der Berg kommt zu Ihnen.

Ich werde Ihnen zeigen, wie Sie durch einfache Techniken Ihren ganz persönlichen Gipfel erklimmen. Man kann Höhentraining nämlich simulieren. Indem Sie das erlernen, steigern Sie das Potenzial Ihrer roten Blutkörperchen und erhöhen die Kapazität Ihres Blutes, Sauerstoff aufzunehmen und zu transportieren. Außerdem hilft Ihnen die Technik, Ihren Fokus während der körperlichen Aktivität stärker auf die Psyche zu richten, da der bewusste Vorgang des Atmens in den Hintergrund rückt. Dies gibt Ihnen die Freiheit, mehr Aufmerksamkeit auf die richtige Ausführung zu lenken oder an der Ausgestaltung Ihrer Strategie im Wettkampfsport zu arbeiten.

Wenn Sie Ihre Atmung reduzieren und die Luftaufnahme korrekt regulieren, bringen Sie Ihrem Körper bei, effizienter zu atmen. Sie werden gesünder. Unabhängig vom ursprünglichen Trainingszustand wirkt sich eine Verbesserung der Atmung extrem positiv auf Kondition, Ausdauer und Leistung aus. Ich kann Ihnen das bestätigen, weil ich es selbst erlebt habe: Ich habe früher selbst chronisch hyperventiliert.

1997 war ich Führungskraft in einem Unternehmen, doch da ich unter Asthma litt, war ich schon seit meiner Kindheit gesundheitlich angeschlagen. Meine Identität beruhte auf Defiziten: Ich war nicht fit, nicht gesund und nicht selbstsicher. Ich suchte verzweifelt nach einer Lösung für meine gesundheitlichen Probleme. Dann fand ich sie.

Mein Leben änderte sich für immer, als ich auf das Werk des mittlerweile verstorbenen Dr. Konstantin Buteyko stieß, eines brillanten russischen Arztes, der im Rahmen des Wettlaufs ins All zwischen der Sowjetunion und den USA an der optimalen Atmung für Astronauten forschte. Durch den Kalten Krieg blieben seine bahnbrechenden Erkenntnisse zunächst auf die andere Seite des Eisernen Vorhangs beschränkt, aber ab den 1990er-Jahren verbreiteten sie sich in der ganzen Welt. Durch Atemübungen, die auf Buteykos Lehren basieren, besiegte ich meine Schlafapnoe und mein chronisches Asthma und erholte mich in der Folge vollständig von den Beschwerden, die mich mein ganzes Leben lang begleitet hatten. Ich war begeistert, hängte meinen Firmenjob an den Nagel und wurde ein Schüler von Dr. Buteyko.

Dank seiner Arbeit erfuhr mein Leben eine tiefgreifende Veränderung. Wenn man so etwas erlebt, kann man gar nicht anders: Man entwickelt den Wunsch, es weiterzugeben. So kam es, dass ich das Teilen dieser Erkenntnisse schließlich zu meinem Beruf gemacht habe.

In den letzten dreizehn Jahren habe ich auf Dr. Buteykos innovativem Ansatz aufgebaut und mein Programm entwickelt. Es ist darauf angelegt, den allgemeinen Gesundheitszustand und die Fitness zu verbessern und einen Beitrag zur erfolgreichen Behandlung von Asthma zu leisten. Ich habe mit mehr als fünftausend Klienten gearbeitet – die Bandbreite reicht von lebenslangen Couch-Potatos bis zu waschbrettbäuchigen Olympiateilnehmern.

Aus diesem Erfahrungsschatz heraus möchte Ihnen exemplarisch drei Geschichten von Menschen erzählen. Ihr Leben hat sich radikal verändert, nachdem sie gelernt haben, mit dem Überatmen aufzuhören. Einer von ihnen ist ein Leistungssportler, einer ein frisch gebackener

Fitnessjunkie und einer hatte es sich einfach nur zum Ziel gesetzt, abzunehmen und ein wenig gesünder zu leben.

Übermäßiges Atmen

Im Croke-Park-Stadion in meiner Heimatstadt Dublin drängen sich regelmäßig mehr als achtzigtausend Fans, um ihre Lieblingsmannschaften zu sehen. Im Croke Park fühlt sich jedes Spiel an wie der Super Bowl. Fußball ist bei uns in Irland mehr als ein Sport – Fußball ist pure Leidenschaft, ein eigener Lebensstil und ein Quell unseres Nationalstolzes. Während die Spieler eher als semiprofessionell gelten, investiert das Management erhebliche Summen in die neueste Sporttechnologie für die Mannschaftsmitglieder. Sie überwacht ihren Lebensstil und ihre physiologischen Parameter rund um die Uhr. Wenn ein Spieler spät nachts eine einzelne Fritte isst, weiß das Management darüber Bescheid.

Ich lernte David kennen, als er im Begriff war, einer der Stars des Croke Park zu werden. Er war zwanzig Jahre alt und trainierte fünf Tage pro Woche mit seinem Team. Zwar war er in einer ausgezeichneten körperlichen Verfassung, aber er hatte häufig mit Atemnot zu kämpfen. Zudem hatte er oft eine verstopfte Nase und musste husten. Es gab für David nichts Aufregenderes, als in dem brechend vollen Stadion zu spielen, aber nach jedem Spiel quälte ihn ein bellender Husten und seine Lungen fühlten sich an, als wären sie voller Dreck. Er trainierte hart und tat alles, seine Symptome vor seinen Trainern und ihren elektronischen Überwachungssystemen zu verstecken. Schließlich konsultierte er einen Arzt und bekam Medikamente verschrieben, die seine Beschwerden geringfügig linderten; dennoch hatte er sehr zu kämpfen, um mit seinen Mitspielern mitzuhalten. Schließlich machte er sich ernsthafte Sorgen, dass seine Trainer ihn aus der Mannschaft werfen würden, wenn sie von seinen Problemen erführen.

Als ich anfing, mit David zu arbeiten, zeigte er alle typischen Merkmale eines Menschen, der weit mehr atmete, als es sein Körper brauchte. Er atmete tief und durch den Mund, sogar im Ruhezustand. Er pumpte Sauerstoff in seine Lungen, aber es war zu viel, und sein Atem regulierte sich nicht in einer Weise, die natürlich und für einen Leistungssportler zwingend erforderlich war. Durch über Jahre hinweg entwickelte schlechte Gewohnheiten war sein Körper nicht mehr mit seinem Atem im Einklang. So konnte er eine ausreichende CO_2-Konzentration nicht mehr sicherstellen.

David durchlief mein komplettes Programm und praktizierte die Übungen genau so, wie sie in dem vorliegenden Buch beschrieben werden: Atemreduktion, Luftanhalten während des Trainings und nachts mit geschlossenem Mund schlafen, um das Atmen durch die Nase wieder zu lernen. Heute gehört David zu den Stars seiner Mannschaft und hat keine Beschwerden mehr, die er vor seinem Trainer verbergen muss – nur seine Liebe zu Pommes hält er weiterhin geheim.

Wie David atmen viele Leistungssportler übermäßig, unabhängig davon, auf wie viele Trainingsjahre sie bereits zurückblicken. Bei einigen führt das dazu, dass sie ihr Potenzial nie voll ausschöpfen, und wenn sie noch so hart trainieren. Darüber hinaus müssen sie sich mehr ins Zeug legen als ihre Kollegen, um ihre Fitness zu erhalten. Wenn Sportler zum ersten Mal von den Auswirkungen chronischer Hyperventilation hören, dauert es manchmal einige Zeit, bis sie die Tragweite des Ganzen verstehen. Andererseits ist es oft eine Offenbarung: Endlich haben sie eine Antwort auf Fragen, die ihnen seit Jahren im Kopf herumgehen, und sie entwickeln ein vollkommen neues Trainingsverständnis. Ein Faktor, der Spitzensportler von anderen abhebt, ist ihr Vermögen, mit höherer Intensität und längerem Atem zu trainieren. Auch Sie können Ihr Training intensivieren, ohne Ihre Lungen zusätzlich zu belasten, indem Sie in Ihr bestehendes Workout einige einfache Übungen einbauen.

Dieses Buch hilft Ihnen zu verstehen, welche Faktoren am Sauerstofftransport hin zu den Organen und Muskeln beteiligt sind, und ermöglicht es Ihnen, Ihre Effizienz beim Laufen zu verbessern (also weniger Energie dazu aufwenden zu müssen) und Ihre maximale Sauerstoffkapazität VO_2max (also die Fähigkeit Ihres Körpers, Sauerstoff zu transportieren und zu verwerten) zu erhöhen.

Über die Jahre durfte ich miterleben, wie alle Arten von Sportlern mit dieser Methode außerordentliche Ergebnisse erzielten, darunter Rugbyspieler, Fußballspieler, Läufer, Radfahrer, Schwimmer und Olympiateilnehmer. Viele dieser Athleten hatten Atemprobleme und ein schwaches Zwerchfell. Das Erlernen einer effizienteren Atmung hat sich in ganz erstaunlicher Weise auf ihre sportliche Leistungsfähigkeit ausgewirkt. Es ist kontraproduktiv, den Körper zu trainieren und dabei die Atmungseffizienz außer Acht zu lassen. Dieses Buch erklärt Ihnen, wie Sie Ihre Atemausdauer im Zuge jedes beliebigen Trainingsprogramms verbessern können.

Das sportliche Potenzial voll ausschöpfen

So beeindruckend Davids Geschichte ist: Lassen Sie sich nicht zu dem Glauben verleiten, dass bessere Atemtechniken nur Elitesportlern zugute kommen. Sie wirken bei jedem und bei durchschnittlich trainierten Menschen oft noch viel stärker.

Nehmen wir den Fall von Doug. Doug ist ein leistungsstarker Mittvierziger. Seit seiner Kindheit litt er unter Asthma und hatte daher nur wenige sportliche Ambitionen. Dougs Bruder hingegen war eine echte Sportskanone. Als die beiden Kinder waren, ging sein Bruder mit ihrem Vater regelmäßig in den Park, um Basketball zu spielen; Doug war die Rolle des Zuschauers vorbehalten. Immer hatte er das Gefühl, dass mit seinem Körper etwas nicht stimmt. Er versuchte, in die Fußstapfen seines Vaters zu treten und schaffte es, sich ein Jahr lang in der Rudermannschaft seines Colleges zu halten. Doch nach jedem Training winselten seine Lungen um Gnade. Seine mangelnde aerobe Kapazität schränkte ihn ein und schien einen sportlicheren Lebensstil unerreichbar zu machen. Aber als sein Vater anfing, alt und gebrechlich zu werden, beschloss Doug, Gegenmaßnahmen zu ergreifen, um selbst für seine Kinder und Enkelkinder da sein zu können.

Doug begann mit dem Laufen. Schon nach wenigen Schritten schnappte er wie gewohnt nach Luft. Er erkannte, dass er seine kardiovaskuläre Fitness von Grund auf neu aufbauen musste, und wandte sich an mich. Indem er das einfache Programm, das in diesem Buch beschrieben wird, in sein reges berufliches und privates Leben aufnahm, begann er rasch, Fortschritte zu machen. Anfangs gelang es ihm nur über eine

Distanz von drei Metern, mit geschlossenem Mund zu laufen. Ein paar Monate später lief er schon zehn Kilometer am Stück. Dann nahm er an einem Halbmarathon teil und schließlich, weniger als ein Jahr nach Beginn unserer Zusammenarbeit, lief er an der kalifornischen Pazifikküste den Big-Sur-Marathon.

Dazu musste Doug seine Atemgewohnheiten, die ihn über sein gesamtes bisheriges Leben begleitet hatten, aufgeben. Das Überatmen hatte seine Selbstwahrnehmung verzerrt und ihn zu jemandem gemacht, der er gar nicht war. Ich konnte Doug vermitteln, dass eine ererbte Veranlagung für Asthma nicht zwangsläufig bedeutete, dass er zu einem von Atemproblemen geprägten Leben verurteilt war. Asthma gibt es seit Tausenden von Jahren, die ersten Beschreibungen stammen aus dem alten Ägypten. Allerdings tritt es seit den 1980er-Jahren gehäuft auf. Wenn man nun bedenkt, dass sich unser Erbgut binnen vierzig Jahren eher nicht verändert, kommen wir nicht umhin, unseren Lebensstil als Verursacher genauer unter die Lupe zu nehmen. Wir müssen uns damit auseinandersetzen, welchen Einfluss er auf unsere Atmung hat. Gegenwärtig hat generationenübergreifend fast jeder Zehnte Asthma, und wenn man all diejenigen miteinbezieht, die nach sportlicher Anstrengung unter Belastungsasthma oder anderen Lungenbeschwerden leiden, schießt die Zahl noch mehr in die Höhe.

Im Laufe der Jahre habe ich mit Tausenden von Menschen zusammengearbeitet, bei denen Asthma diagnostiziert wurde und denen es ähnlich wie Doug ging. Es ist fast immer dieselbe Geschichte: Ein hohes vorhandenes sportliches Potenzial wird durch eine Voraussetzung limitiert, von der die Betroffenen annehmen, dass sie nicht überwunden werden kann. In der Folge konzentrieren Enthusiasten wie Doug oft ihre gesamte Willenskraft auf Trainingspraktiken, die sie keinen Schritt weiterbringen – anstatt sich den Ursachen ihrer Probleme zu widmen. So muss es nicht sein. Auf den ersten Blick mag es unlogisch erscheinen, dass ein paar einfache Atemtechniken binnen kurzer Zeit eine jahrzehntelange Beschränkung aufheben können, aber genau diese Transformation schafft die Korrektur des Atemflusses. Übungen, bei denen der Atem angehalten wird, machen die Nase frei und sind wirkungsvoll bei keuchendem Atem oder Husten. Durch sie können Hobbysportler – auch

Asthmatiker – ihre Energie und Begeisterung auf ein ganz neues Niveau heben.

Doch vielleicht verfolgen Sie gar keine großen sportlichen Ambitionen, sondern wollen einfach nur abnehmen und sich beim Blick in den Spiegel besser fühlen? Auch bei vielen Menschen, die ihr Gewicht reduzieren wollen, ist die Hürde die Menge an Luft, die sie aufnehmen. Falsch zu atmen ist, als würde man eine Rolltreppe, die nach unten führt, hinaufgehen – man kommt nicht von der Stelle.

Gegen das Gefühl des Scheiterns angehen

Es gab keine Diät, die Donna nicht ausprobiert hatte. Sie kennen sie vermutlich alle zumindest vom Hörensagen: Low Carb, South Beach, Sears, Weight Watchers, Jenny Craig, Mittelmeer-Küche, Atkins, Slim Fast. Donna hat alles versucht, was Sie sich nur vorstellen können. Ihr Arzneischrank war gefüllt mit Kohlenhydratblockern, Präparaten, die versprachen, die Fettverbrennung anzukurbeln, und einer unüberschaubaren Zahl an Appetitzüglern. Fünfundzwanzig Jahre lang hatte sie bei jeder neuen Diät geglaubt, dass sie ihr helfen würde, endlich die rund zwanzig Kilo zu viel, die sie herumschleppte, loszuwerden. Dass sie danach endlich etwas anderes tragen könnte als die ewige schwarze, weite Kleidung, unter der sie ihren Körper verbarg. Und dass Sie sich wieder so gesund fühlen würde wie in jüngeren Jahren. Aber jedes Mal ließ die Begeisterung für die neue Diät nach einiger Zeit nach. Die mühsam abgenommenen Kilos kehrten zurück und ein tiefes Gefühl des Scheiterns setzte sich bei ihr fest.

Als Donna zu mir kam, war sie am Boden zerstört. Sie hatte Tausende von Dollars ausgegeben, um abzunehmen, hatte aber immer noch ihre fast zwanzig Kilo Übergewicht. Sie hatte ebenso viele Trainingsprogramme wie Diäten begonnen, sie aber jedes Mal abgebrochen, weil ihr schon nach der kleinsten Anstrengung der Atem ausging. Wie es bei so vielen Menschen der Fall ist, fühlte sich Sauerstoff für sie eher wie ein Gegner als wie ein Verbündeter an. Das Gefühl der Atemnot schränkte ihr körperliches Durchhaltevermögen weit stärker ein, als die Ermüdung ihrer Muskeln das vermochte.

»Ich kann nicht trainieren, weil ich zu schwer dazu bin«, sagte Donna. »Und ich kann nicht abnehmen, weil ich nicht trainieren kann.« Bei ihren wenigen Besuchen im Fitnessstudio fühlte sich Donna unsicher und vollkommen fehl am Platz.

Sie keuchte auf dem Laufband, während zu beiden Seiten perfekt geformte Körper in figurbetonter Kleidung mühelos dahinjoggten. Das versetzte ihrem Selbstbewusstsein einen weiteren Schlag. Es war ein Teufelskreis, den ich schon oft beobachtet hatte: Ihr Körper verstoffwechselte den Sauerstoff nicht richtig. Donna brauchte ein einfaches Programm, das ihren Körper nicht übermäßig belastete, ihre Atmung schonte und ihr darüber hinaus schnell die nötigen Resultate lieferte, um sie zu motivieren und ihr Selbstvertrauen zu stärken. Ich zeigte ihr ein paar einfache Atemübungen und wies sie an, beim Fernsehen oder bei der Arbeit am Schreibtisch durch die Nase zu atmen.

Binnen zwei Wochen verlor Donna knapp drei Kilogramm. Sie stellte ihre Ernährung nicht um, aber die Atemreduktion sorgte für einen Sauerstoffgehalt in ihrem Blut, der ihren Körper dazu brachte, Nahrung effizienter zu verwerten und ihren Appetit auf natürliche Weise zu regulieren. Sie profitierte von einem der erstaunlichsten Aspekte meines Programms: Denn Sie können ganz beachtliche Ziele erreichen, ohne groß etwas dafür tun zu müssen. Wenn Sie diesen Durchbruch erleben, sind gemütliche Sofastunden jedoch das Letzte, wonach Ihnen der Sinn stehen wird. Heute hat Donna über dreizehn Kilo abgenommen und was noch wichtiger ist: Es fällt ihr nicht schwer, ihr Gewicht zu halten.

Mein Ansatz bei der Arbeit mit Donna und so vielen anderen Menschen, die in einer ähnlichen Situation sind, hat nichts damit zu tun, was man essen oder nicht essen sollte. Stattdessen kommt es darauf an, einen Schritt zurückzutreten, um das große Ganze in den Blick zu nehmen. Wir nehmen nur ab, wenn wir mehr Kalorien verbrennen, als wir zu uns nehmen – und unsere Atmung hat einen unmittelbaren Einfluss auf diesen Prozess. Indem wir uns nicht nur darauf konzentrieren, wie viel wir essen, sondern auch wie viel wir atmen, sorgen wir dafür, dass das Verhältnis von Verzehr zu Verbrennung ausgeglichen wird. Mit im richtigen Maß sauerstoffgesättigten Zellen arbeitet unser Körper effektiver, auch und sogar bei passiven Tätigkeiten wie dem Sitzen. Das Bedürfnis nach mehr Wasser und naturbelasseneren, weniger stark verarbeiteten Lebensmitteln wächst dann von selbst. Deshalb geht es in diesem Buch auch nicht um Diäthalten. Die einzige Orientierungshilfe, die ich Leuten wie Donna gebe, ist es, zu essen, wenn sie hungrig sind, und aufzuhören, wenn sie satt sind, damit die Selbstbeherrschung sich ganz natürlich von innen heraus entwickeln kann. Indem Sie die Verbesserung Ihrer Atmung ins Zentrum Ihres Gesundheitsplans stellen, werden Sie besser aussehen und sich besser fühlen.

Das in diesem Buch beschriebene Programm ist das Ergebnis meiner Arbeit mit Tausenden von Menschen wie David, Doug und Donna. Es befähigt Menschen ungeachtet ihres körperlichen Aktivitätslevels, ihre Gesundheit, ihre Fitness und ihre Leistungsfähigkeit zu verbessern. Das funktioniert, ohne mehr zu trainieren oder irgendwelche Medikamente oder Nahrungsergänzungsmittel einzunehmen. Das Programm versetzt in die Lage, Fortschritte einfach und exakt zu messen, und es gewährleistet, dass die Übungen sicher durchgeführt werden, sodass das Verletzungsrisiko reduziert wird. Und schließlich kann das Programm auf jeden einzelnen Menschen und seinen Lebensstil angepasst werden, sodass es sich problemlos mit Ihren täglichen Verpflichtungen vereinbaren und in Ihr Traingsprogramm integrieren lässt.

In den folgenden Kapiteln vermittle ich Ihnen das nötige Wissen und die Atemtechniken, um die Sauerstofffreisetzung auf zellulärer Ebene zu optimieren. Die einfachen Übungen, die ich Ihnen vorstelle, sind den meisten Sportlern unbekannt, werden aber seit dem Altertum sehr wirkungsvoll eingesetzt. Alles, was Sie brauchen, um sie anzuwenden, ist ein einfaches Verständnis davon, wie Ihre Atmung die Sauerstoffversorgung Ihres Körpers beeinflusst.

Teil 1 dieses Buches, »Das Geheimnis der Atmung«, erklärt die Funktion von Sauerstoff und CO_2 in Ihrem Körper etwas detaillierter und hilft Ihnen zu beurteilen, wie fit Sie wirklich sind. Sie werden erfahren, warum es besser ist, durch die Nase und nicht durch den Mund zu atmen. Und Sie werden die erste Schlüsseltechnik kennenlernen, um dem Überatmen entgegenzuwirken. Ich werde Sie in sehr alte, seit Jahrhunderten genutzte Geheimnisse der Atmung einweihen.

In Teil 2, »Das Geheimnis der Fitness«, erfahren Sie mehr über die roten Blutkörperchen und wie Olympioniken diese für sich arbeiten lassen. Sie werden in ganz neue Gefilde der Fitness eintauchen. Dieser Teil leitet Sie außerdem sowohl im Geiste als auch tatsächlich durch das simulierte Höhentraining.

Teil 3, »Das Geheimnis der Gesundheit«, widmet sich der Frage, wie eine bessere Atmung Sie auf natürliche Weise abnehmen lässt und das Risiko von Sportverletzungen reduziert. Es erklärt darüber hinaus den Zusammenhang zwischen Sauerstoffsättigung und verbesserter Herzfunktion. Den Menschen, die anfällig für Asthma sind, gibt es ein Instrumentarium an die Hand, mit dem sie das Auftreten von trainingsbedingtem Belastungsasthma verhindern können.

Teil 4 fasst noch einmal alles, was Sie bis dahin gelernt haben, zusammen und zeigt Ihnen, wie Sie Ihr persönliches Programm zusammenstellen können. Dieser letzte Teil wartet zudem mit Ratschlägen für die Gesundheit und Fitness spezifischer Anwendergruppen auf.

Atmen erfolgt in der Regel unwillkürlich und unbewusst. Wir denken kaum jemals darüber nach. Dennoch ist unser Atem immer da, in jedem einzelnen Moment unseres Lebens, entweder um uns beim Weiterkommen zu helfen oder um uns zurückzuhalten. Der Schwerpunkt dieses Buches liegt darin, Ihr Bewusstsein dafür zu schärfen, wie Sie die natürliche Fähigkeit Ihres Körpers wiederherstellen können, so zu atmen, dass Sie ein Leben lang gesund und fit bleiben – unabhängig davon, ob Sie schnell laufen wollen, um Ihre Kinder einzuholen oder um eine Goldmedaille zu gewinnen. Ich verspreche Ihnen, dass die Umsetzung der Konzepte und der einfachen Übungen in diesem Buch jeden Menschen, unabhängig von seinem sportlichen Ehrgeiz, in die Lage versetzt, innerhalb weniger Wochen spürbare, elementare Verbesserungen seiner Gesundheit, Fitness und Leistungsfähigkeit zu erreichen. Ist es nicht an der Zeit, mehr für sich zu tun – zu trainieren, zu gewinnen, endlich zu leben –, und das mit weniger Anstrengung?

TEIL 1

Das Geheimnis der Atmung

KAPITEL 1

Das Sauerstoff-Paradox

Sport war schon immer Don Gordons große Leidenschaft. Er liebte einfach alles an ihm – den Schweiß, den Wettkampf, die Widrigkeiten, den Triumph. Als Heranwachsender begleitete er seinen Vater zu vielen Rennen und Fußballspielen, sah seinen Lieblingssportlern zu und wollte sein wie sie. Für ihn war nichts mit der Atmosphäre eines guten Spiels zu vergleichen: die Begeisterung der Fans, die Anfeuerungsrufe (oder Beleidigungen, je nach Stand des Spiels) ... Und stets hegte er die Hoffnung, eines Tages so zu sein wie diese Sportler, seine Idole.

Als Teenager war Radfahren Dons Sport. Stundenlang trainierte er auf dem Rad, aber er konnte mit seinen Trainingskollegen nie ganz mithalten. Er ermüdete schnell und war oft kurzatmig, während er aus der Ferne zusah, wie seine Freunde weiter und länger mit dem Fahrrad fuhren, als er es jemals könnte. Im Laufe der Zeit gab Don widerwillig seinen Traum auf, sich jemals mit den Sportlern messen zu können, die er als Kind so bewundert hatte. Er akzeptierte schließlich, dass es für ihn in der Welt des Radrennsports keinen Platz gab.

Zwanzig Jahre später wurde Don Leiter des Europageschäfts eines führenden amerikanischen Technologieunternehmens. Während einer Europareise stieß er auf mein Programm. Don hatte zuvor schon so vieles ausprobiert, dass er skeptisch war. Dennoch beschloss er, einen Versuch zu wagen. Er setzte sich mit mir in Verbindung, und in unserer ersten gemeinsamen Sitzung gab ich ihm den Crashkurs, den ich Ihnen in der Einleitung dieses Buches gegeben habe. Don hatte nie über die

Verbindung zwischen körperlicher Leistungsfähigkeit und richtiger Atmung nachgedacht. Doch nun fing er – auf der Basis seines neugewonnenen Verständnisses für sein Potenzial der verbesserten Sauerstoffsättigung – damit an, die Übungen zu erlernen, die ich ihm aufgab. Innerhalb weniger Tage fühlte er sich besser und hatte mehr Energie als je zuvor.

Machen wir einen Sprung in die Gegenwart: Don lebt seit mehr als sieben Jahren ohne Atemnot, Allergien und Medikamente. Mittlerweile fährt er wettkampfmäßig Langstreckenrennen. In seinem letzten Rennen belegte er in seiner Altersklasse den ersten Platz. Und das Beste daran ist: Mit inzwischen fünfzig Jahren lag er in der Gesamtwertung auf Platz 29 und damit vor einem weiten Feld von Konkurrenten, unter denen ausgesprochen fitte Zwanzig- bis Dreißigjährige waren. Er reicht schließlich und endlich doch noch an die Sportler heran, zu denen er als Junge so sehr aufgeschaut hat. Die richtige Atmung war der Schlüssel, der für Don alles geändert hat.

Unsere Atmung ist naturgegeben und unbewusst. Wir müssen uns nicht daran erinnern, ein- und auszuatmen. Wenn wir das müssten, würden wir entweder unsere gesamte Zeit und Energie darauf verwenden oder wir würden längst nicht mehr leben. Aber obwohl das Atmen der am tiefsten in uns verwurzelte Instinkt ist, wirken sich viele Faktoren des modernen Lebens negativ auf unsere Atmung aus. Schlimmer noch: Wir sind vollkommen falsch darüber informiert, wie unsere Atmung unseren Körper während körperlicher Anstrengung beeinflusst. Im Rahmen einer Präsentation vor einer Gruppe von Läufern, die am nächsten Tag am Dublin-City-Marathon teilnehmen wollten, stellte ich folgende Frage: »Wer von Ihnen glaubt, dass der Sauerstoffgehalt des Blutes erhöht wird, wenn man pausiert und einen tiefen Atemzug macht?« Ohne zu zögern hoben 95 Prozent der Läufer die Hände. Sie lagen falsch, aber sie sind nicht allein – dieser Glaube ist in der Sport- und Fitnesswelt weit verbreitet. Ein tiefer Atemzug in die Lungen in der Pause erhöht eben nicht den Sauerstoffgehalt. Es ist genau das, was man nicht tun sollte, wenn man mehr Ausdauer erlangen möchte.

Aufgrund dieses Irrglaubens verfolgen viele Sportler die Praxis, während der Ruhephase, beim Training und vor allem dann, wenn ihr Körper überfordert ist, bewusst tief durchzuatmen. Tatsächlich schränken sie damit aber ihre Leistungsfähigkeit ein oder verschlechtern sie sogar.

Es ist jedoch möglich, die beschriebenen negativen Einflüsse des modernen Lebens umzukehren und unseren Körper so zu konditionieren, dass er während der Ruhephasen ein gesundes Maß an Luft aufnimmt. Dadurch stellen wir sicher, dass unsere Muskeln, unsere Lungen und das Herz mit der richtigen Menge Sauerstoff versorgt werden. Dies vermindert das Auftreten von Kurzatmigkeit bei körperlicher Anstrengung – und das ermöglicht es wiederum, ein besseres Fitnesslevel zu erreichen. Bessere Atmung ist das Tor zu ganz neuen Gefilden der Gesundheit.

Bevor Sie mit den Übungen beginnen, ist es wichtig, dass Sie ein grundlegendes Verständnis für das Atmungssystem und die Rolle von Kohlendioxid in Ihrem Körper gewinnen. Wenn Sie diesen wissenschaftlichen Teil überspringen möchten, können Sie direkt bei Kapitel 2 weiterlesen. Aber je mehr Sie wissen, desto mehr können Sie mit Ihrem Körper statt gegen ihn arbeiten.

Das respiratorische System

Ihr Atmungssystem umfasst diejenigen Teile Ihres Körpers, die Sauerstoff aus der Umgebung aufnehmen und an Ihre Zellen abgeben und die das Kohlendioxid aus Ihren Geweben zurück in die Umgebung transportieren. Ihr Atmungssystem ist mit allem ausgestattet, was Sie brauchen, um Ihren Körper ausreichend mit Sauerstoff zu versorgen, egal ob Sie sich gerade minimal bewegen oder Hochleistungssport betreiben. Sie müssen lediglich zulassen, dass Ihre Atmung richtig funktioniert.

Wenn wir atmen, dringt Luft in den Körper ein und strömt die Luftröhre (Trachea) hinunter, die sich dann in zwei Teile verzweigt, die Hauptbronchien: Ein Bronchus führt zum rechten Lungenflügel, der andere zum linken. Innerhalb der Lungenflügel teilen sich die Bronchien weiter in immer kleiner werdende Zweige. Die kleinsten von ihnen werden Bronchiolen genannt und führen zu einer Vielzahl kleiner Lungenbläschen, den Alveolen. Um dieses komplexe System zu visualisieren, stellen Sie sich einen auf dem Kopf stehenden Baum vor. Ihre Luftröhre ist der Stamm und die Bronchien bilden oben zwei große Äste, aus denen die kleineren Zweige der Bronchiolen wachsen. Am Ende dieser Äste befinden sich die »Blätter« – die runden Bläschen der Alveolen, wo Sauerstoff ins Blut übertritt. Dies ist ein eindrucksvolles Bild des Gleichgewichts und der Schönheit der Evolution. Die Bäume um uns herum, die Sauerstoff abgeben, haben eine ähnliche Struktur wie die »Bäume« in unserer Lunge, die den Sauerstoff aufnehmen.

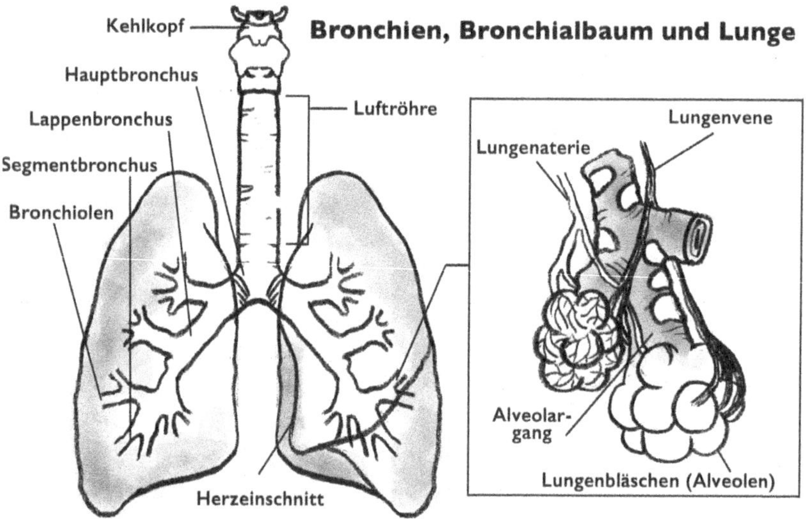

In der Lunge befinden sich etwa dreihundert Millionen Alveolen, die von winzigen Blutgefäßen (Kapillaren) umgeben sind. Um diese riesige Zahl zu veranschaulichen: Die Berührungszone zwischen den Alveolen und den Blutkapillaren entspricht der Größe eines Tennisplatzes. Diese große, beeindruckend geschlossene Oberfläche hat das Potenzial, äußerst effizient Sauerstoff ins Blut zu übertragen.

Wie gesagt, ist Sauerstoff der Treibstoff, den die Muskeln brauchen, um effizient zu arbeiten. Es ist jedoch ein weit verbreiteter Irrtum, dass das Einatmen eines größeren Luftvolumens die Sauerstoffversorgung des Blutes erhöht. Eine Erhöhung der Sauerstoffsättigung des Blutes ist auf diese Weise physiologisch nicht möglich, da das Blut fast immer bereits vollständig gesättigt ist. Es ist, als würde man noch mehr Wasser in ein Glas gießen, das bereits bis zum Rand gefüllt ist. Aber was genau ist die Sauerstoffsättigung und wie hängt sie mit der richtigen Sauerstoffversorgung unserer Muskeln zusammen?

Die Sauerstoffsättigung (SO_2) ist der Anteil des Oxyhämoglobins (der »rote Blutfarbstoff«, wenn er ein Sauerstoffmolekül gebunden hat) am Hämoglobin insgesamt. Im Ruhezustand liegt das Atemzugvolumen für einen gesunden Menschen zwischen vier und sechs Litern Luft pro Minute, was zu einer fast vollständigen Sauerstoffsättigung von fünfundneunzig bis neunundneunzig Prozent führt. Da Sauerstoff kontinuierlich aus dem Blut in die Zellen abgegeben wird, ist eine hundertprozentige Sättigung nicht möglich. Eine Sauerstoffsättigung von hundert Prozent würde darauf hindeuten, dass die roten Blutkörperchen die Sauerstoffmoleküle zu stark binden, was die Fähigkeit dieser Blutzellen vermindert, Sauerstoff an Muskeln, Organe und Gewebe abzugeben. Wir brauchen das Blut, damit es Sauerstoff freisetzt, nicht um ihn zurückzuhalten. Der menschliche Körper hat tatsächlich einen Überschuss an Sauerstoff im Blut – fünfundsiebzig Prozent davon werden im Ruhezustand und bis zu fünfundzwanzig Prozent bei körperlicher Anstrengung einfach ausgeatmet. Eine Erhöhung der Sauerstoffsättigung auf hundert Prozent bringt keine zusätzlichen Vorteile.

Die Idee, tiefere Atemzüge zu machen, um mehr Sauerstoff aufzunehmen, ist vergleichbar mit einer Person, die bereits genug Nahrung zu sich nimmt, um den täglichen Kalorienbedarf zu decken, und dann mehr isst. Viele meiner Schüler tun sich anfangs schwer, das zu begreifen. Seit Jahren werden sie von wohlmeinenden Stressberatern, Yogalehrern, Physiotherapeuten, Trainern und den Medien über den »Nutzen« tiefer Atemzüge belehrt. Und es ist leicht nachvollziehbar, warum dieser Glaube fortbesteht: Ein tiefer Atemzug kann sich gut anfühlen, auch wenn er eigentlich schlecht für Sie ist. So wie sich eine Katze nach einem Mittagsschlaf genussvoll dehnt, streckt ein kräftiger Atemzug in die Lunge den Oberkörper und lässt ein Gefühl der Entspannung folgen. Leider verleitet das viele Menschen zu der Annahme, dass in Sachen Atmen gelte: Je mehr, desto besser.

Atemregulation

Es gibt zwei Hauptaspekte bei der Art und Weise, wie Sie atmen: die Geschwindigkeit beziehungsweise Anzahl der Atemzüge, die Sie innerhalb einer Minute tun, und das Volumen oder die Menge der Luft, die mit jedem Atemzug in Ihre Lungen strömt. Obwohl das zwei verschiedene Aspekte sind, beeinflusst der eine den anderen grundlegend.

Das Luftvolumen, das wir bei einem Atemzug ein- und ausatmen, wird in Litern und in der Regel über eine Minute gemessen. Aus Sicht der Schulmedizin liegt die durchschnittliche Anzahl von Atemzügen, die ein gesunder Mensch während einer Minute tut, bei zehn bis zwölf. Dabei wird bei jedem Atemzug ein Luftvolumen von etwa 500 Millilitern aufgenommen, was einem Gesamtvolumen von fünf bis sechs Litern pro Minute entspricht. Um diese Luftmenge zu visualisieren, stellen Sie sich vor, wie viel Luft in drei leeren Zwei-Liter-Softdrinkflaschen enthalten wäre. Wenn eine Person mit einer höheren Atemfrequenz atmet – zum Beispiel mit zwanzig Atemzügen pro Minute –, dann ist auch das Luftvolumen höher. Aber Überatmung entsteht nicht nur durch eine erhöhte Atemfrequenz. Eine geringere Frequenz kann den gleichen Effekt haben, wenn die Person mit jedem Atemzug *zu viel* Luft aufnimmt: Auch zehn tiefe Atemzüge mit einem Volumen von je 1 000 Millilitern wären ein Zeichen für Überatmung. Im nächsten Kapitel erkläre ich Ihnen, wie Sie Ihr eigenes relatives Atemzugvolumen mithilfe eines Atemanhaltetests, des Body-Oxygen-Level-Tests (BOLT), messen.

Wie stellen wir also sicher, dass wir richtig atmen, um unser einzigartiges Atmungssystem optimal zu nutzen? So merkwürdig es auch erscheinen mag, es ist nicht der Sauerstoff, der die Atmungsaktivität am stärksten beeinflusst, sondern das Kohlendioxid.

Die Atemfrequenz und das Atemzugvolumen werden durch Rezeptoren im Gehirn bestimmt. Sie arbeiten ähnlich wie ein Thermostat, der das Heizsystem in einem Haus reguliert. Anstatt jedoch Temperaturschwankungen zu kontrollieren, überwachen diese Rezeptoren nicht nur den pH-Wert des Blutes, sondern auch dessen Kohlendioxid- und Sauerstoffkonzentration. Wenn der Kohlendioxidgehalt über einen bestimmten Wert steigt, regen die empfindlichen Rezeptoren die Atmung an, um das überschüssige Gas loszuwerden.[1] Der primäre Atemstimulus ist also überschüssiges Kohlendioxid, das aus dem Körper beseitigt werden soll.

Kohlendioxid fällt beim natürlichen Abbau der Fette und Kohlenhydrate an, die wir essen. Das CO_2 wird über die Blutgefäße aus dem Gewebe und den Zellen in die Lunge zurückgeführt und überschüssiges CO_2 wird ausgeatmet. Entscheidend ist jedoch, dass beim Ausatmen ein Teil des Kohlendioxids zurückgehalten wird. Die richtige Atmung hängt also von der richtigen Menge an Kohlendioxid ab und führt dazu, dass die richtige Menge Kohlendioxid in der Lunge verbleibt. Das zu verstehen, ist für ernsthafte Athleten ebenso wichtig wie für jeden, der einfach eine gute Basisfitness aufbauen oder sein Gewicht kontrollieren will.

Stellen Sie es sich so vor: CO_2 ist wie ein Zugang, durch den Sauerstoff in die Muskeln gelangt. Wenn die Tür nur teilweise geöffnet ist, wird nur ein Teil des Sauerstoffs durchgelassen und wir ringen während des Trainings nach Luft, wobei wir uns oft verkrampfen. Wenn hingegen die Tür weit geöffnet ist, strömt Sauerstoff durch die Tür und wir können uns länger und intensiver körperlich betätigen. Aber um zu verstehen, wie unsere Atmung funktioniert, und um sie so effizient wie möglich zu machen, müssen wir uns eingehender mit der Rolle beschäftigen, die Kohlendioxid dabei spielt.

Unter chronischer Hyperventilation oder Überatmung versteht man einfach die Gewohnheit, ein Luftvolumen zu atmen, das den Bedarf des Körpers übersteigt. Das muss nicht unbedingt zu dramatischen Symptomen führen, wie dem Keuchen einer Person während einer Panikattacke. Wenn wir zu viel atmen, wird zu viel Kohlendioxid aus der Lunge ausgeatmet und damit dem Blut entzogen. Zu viel zu atmen, zwingt die Tür in eine geschlossenere Position und erschwert dem Sauerstoff das Durchkommen. Über kurze Zeiträume zu viel zu atmen, ist kein großes Problem, da keine dauerhafte Veränderung im Körper stattfindet. Wenn wir jedoch über einen längeren Zeitraum, also über Tage oder gar Wochen zu viel atmen, findet in unserem Organismus eine biochemische Veränderung statt, die zu einer erhöhten Empfindlichkeit oder geringeren Toleranz gegenüber Kohlendioxid führt. Mit diesem niedrigeren Sollwert bleibt das Atemzugvolumen oberhalb des normalen Volumens. Der Grund: Die Rezeptoren im Gehirn stimulieren ständig die Atmung, um das Kohlendioxid loszuwerden, das die im Rezeptor einprogrammierten Grenzwerte zu übersteigen scheint. Die Folge ist chronisches Überatmen beziehungsweise chronische Hyperventilation mit all ihren negativen Auswirkungen. Mit anderen Worten: Bestimmte Umstände können unseren Körper so konditionieren, dass er gegen seine eigenen Bedürfnisse atmet. Um diesen schlechten Gewohnheiten entgegenzuwirken, müssen Sie trainieren, besser zu atmen.

Ich frage meine Schülergruppen oft: »Wer von Ihnen fühlt sich müder, als er sein sollte?« In der Regel heben etwa achtzig Prozent der Teilnehmer ihre Hand. Meine Aufgabe ist es, ihnen zu erklären, warum das so ist. Mithilfe eines Pulsoxymeters habe ich die Sauerstoffsättigung Tausender Menschen gemessen und die überwiegende Mehrheit zeigt eine normale Sauerstoffsättigung im Blut von fünfundneunzig bis neunundneunzig Prozent. (Von Zeit zu Zeit treffe ich auf eine Person mit niedrigerer Sauerstoffsättigung, aber dieser Effekt kommt in der Regel durch schwere Atemwegsverengungen zustande, wie z. B. bei chronisch obstruktiven Lungenerkrankungen.)

Wie kann das sein? Ihre Sauerstoffsättigung im Blut ist normal und trotzdem fühlen Sie sich ständig müde? Nun, das Problem ist nicht ein Mangel an Sauerstoff in ihrem Blut, sondern dass nicht genug Sauerstoff aus dem Blut an die Gewebe und Organe – einschließlich des Gehirns – abgegeben wird. Das führt zu Abgeschlagenheit und Erschöpfung. All das geschieht, weil zu viel Kohlendioxid aus Ihrem Körper ausgestoßen wurde. Wie wir weiter unten sehen werden, beeinflusst gewohnheitsmäßiges Überatmen die Abgabe von Sauerstoff aus den roten Blutkörperchen. In der Folge werden sowohl das alltägliche Wohlbefinden als auch die sportliche Leistungsfähigkeit beeinträchtigt. Das führt uns wieder zum Bohr-Effekt, den ich in der Einleitung angesprochen habe und auf den ich an späterer Stelle noch näher eingehen werde.

Das Atemzugvolumen kann das Zwei- bis Dreifache des benötigten Volumens betragen, ohne dass es offenkundig spürbar wird. Sobald sich das Muster der Überatmung einmal festgesetzt hat, wird es oft durch einen gelegentlichen tiefen Atemzug oder Seufzer aufrechterhalten. Wenn eine solche Gewohnheit sowohl mental als auch körperlich tief verwurzelt ist, werden Sie mehr atmen als nötig – in jeder Minute, jeder Stunde und an jedem Tag. Diese kleine, subtile Veränderung Ihrer natürlichen Körperfunktionen kann Sie stark beeinträchtigen. Das geschieht nicht nur, wenn wir wach sind: Viele Menschen schlafen mit offenem Mund, und ob sie es merken oder nicht, geht das mit einem körperlichen und geistigen Energieverlust einher.

Warum also sind die Vorteile leichten Atmens vergleichsweise unbekannt? Es ist schwer, hierauf eine definitive Antwort zu geben, obschon es einige Punkte gibt, die bedenkenswert sind. Erstens ist Luft gewichtslos und damit schwer messbar, zudem kann sich die Atmung während eines Messvorgangs schnell ändern. Die zweite ist, dass Ärzte bereits zu einem frühen Zeitpunkt ihres Studiums lernen, auf welche Weise Sauerstoff aus den roten Blutkörperchen freigesetzt wird – der Bohr-Effekt ist meist in den medizinischen Grundlagenwerken beschrieben –, sodass diese Informationen im Laufe der Ausbildung womöglich schlichtweg wieder in Vergessenheit geraten. Ein weiterer Grund könnte sein, dass Überatmung Menschen ganz individuell betrifft und zu vielen unterschiedlichen Problemen führt, die nicht zwingend miteinander in Verbindung zu stehen scheinen: von Herz-Kreislauf-Beschwerden über Atem- und Magen-Darm-Probleme bis zu allgemeiner Erschöpfung. Um das Ganze noch verwirrender zu machen: Nicht jeder, der überatmet, entwickelt offensichtliche Symptome, da die Auswirkungen der Hyperventilation von der jeweiligen genetischen Veranlagung abhängen.

Und schließlich nehmen viele chronische Überatmer ihr unzulängliches Fitness- und Energieniveau einfach als gegeben hin, weil sie nichts über den Zusammenhang zwischen Atemzugvolumen und Gesundheit wissen. Wenn wir uns jedoch aus dieser bequemen Haltung gegenüber unserem Atmen herausreißen und das Atmen in den Mittelpunkt unserer Gesundheitsbemühungen stellen, führt das oft zu drastischeren Veränderungen als jede Diät.

Wie können wir also die Luftmenge regulieren, die wir einatmen, um unsere Fitness und unsere sportliche Leistungsfähigkeit zu optimieren? Wie Sie inzwischen wissen, ist Kohlendioxid der Schlüssel.

CO_2: Mehr als ein gasförmiges Abfallprodukt

Die Konzentration von Kohlendioxid in der Erdatmosphäre ist ausgesprochen gering, sodass wir es beim Atmen nicht in die Lunge aufnehmen. Stattdessen produzieren wir es beim Umwandlungsprozess von Nahrung und Sauerstoff in Energie. Das geschieht in den Zellen unserer Körpergewebe. Die Aufrechterhaltung eines angemessenen Atemzugvolumens stellt sicher, dass die optimale Menge an Kohlendioxid in Lunge, Blut, Gewebe und Zellen verbleibt.

Kohlendioxid erfüllt im menschlichen Körper eine Reihe lebenswichtiger Funktionen, darunter:

- Abgabe von Sauerstoff aus dem Blut, damit er den Zellen zur Verfügung steht
- Dehnung der glatten Muskulatur in den Wänden der Atemwege und Blutgefäße
- Regulierung des pH-Wertes im Blut

Sauerstoffversorgung der Muskeln und Organe

Der Blutbestandteil Hämoglobin ist ein Protein, dessen Aufgabe es ist, Sauerstoff aus der Lunge zu den Geweben und Zellen zu transportieren. Eine wichtige Basis für die in diesem Buch beschriebenen Übungen ist es, den Bohr-Effekt zu verstehen – also die Art und Weise, wie Sauerstoff aus Hämoglobin freigesetzt und an Muskeln und Organe abgegeben wird. Dieser Prozess ist der Schlüssel zur Freisetzung Ihres Fitnesspotenzials. Er ermöglicht es Ihnen, höher gesteckte Ziele zu erreichen.

Der Bohr-Effekt wurde 1904 vom dänischen Physiologen Christian Bohr entdeckt, dem Vater des Nobelpreisträgers, Physikers und passionierten Fußballspielers Niels Bohr. Christian Bohr beschrieb den nach ihm benannten Effekt folgendermaßen: »Der Kohlendioxidpartialdruck des Blutes ist als wichtiger Faktor im inneren Atmungsstoffwechsel anzusehen. Nimmt man Kohlendioxid in ausreichender Menge zu sich, kann der aufgenommene Sauerstoff im ganzen Körper effektiver genutzt werden.«[2]

Der springende Punkt daran ist, dass Hämoglobin Sauerstoff freisetzt, wenn die Kohlendioxidkonzentration stimmt. Wenn wir überatmen, wird zu viel Kohlendioxid aus der Lunge, dem Blut, dem Gewebe und den Zellen abgegeben. Diesen Zustand bezeichnet man als Hypokapnie: Das Hämoglobin »hält den Sauerstoff fest«, was zu einer verminderten Sauerstoffabgabe an Gewebe und Organe führt. Wenn weniger Sauerstoff an die Muskeln abgegeben wird, können diese nicht so effektiv arbeiten, wie wir es uns wünschen.

Auch wenn es jeder Intuition widersprechen mag: Indem wir dem Drang nachgeben, beim Training längere und tiefere Atemzüge zu machen, wenn wir an die Grenze unserer Leistungsfähigkeit stoßen, bekommen unsere Muskeln nicht mehr Sauerstoff, sondern die Sauerstoffversorgung wird noch weiter eingeschränkt. Im Gegensatz dazu ist der Kohlendioxidpartialdruck im Blut höher, wenn das Atemzugvolumen näher am richtigen Niveau bleibt. Dadurch wird die Bindung von Sauerstoff an Hämoglobin gelockert und die Sauerstoffversorgung der Muskeln und Organe wird erleichtert. John West, Autor des Buches *Respiratory Physiology*, beschreibt den Vorgang wie folgt: »Ein trainierender Muskel ist heiß und erzeugt Kohlendioxid. Er profitiert von einer erhöhten Abgabe von O_2 (Sauerstoff) aus seinen Kapillaren.«[3] Je besser wir unsere Muskeln während der Aktivität mit Sauerstoff versorgen können, desto länger und härter können sie arbeiten. Aufgrund des Bohr-Effekts begrenzt die Überatmung jedoch die Sauerstofffreisetzung aus dem Blut und beeinflusst so wiederum die Leistungsfähigkeit der Muskulatur.

Erweiterung und Verengung der Atemwege und Blutgefäße

Zu viel Atmung kann darüber hinaus zu einer verminderten Durchblutung führen. Bei der überwiegenden Mehrheit der Menschen reichen zwei Minuten schweren Atmens aus, um die Blutzirkulation im gesamten Körper, einschließlich des Gehirns, zu reduzieren. Daraus können

Schwindelgefühle und Benommenheit resultieren. Im Allgemeinen verringert sich die Durchblutung des Gehirns proportional zur Reduktion von Kohlendioxid.[4] Eine Studie von Dr. Daniel M. Gibbs, die im American Journal of Psychiatry veröffentlicht wurde und sich der Untersuchung durch übermäßige Atmung verursachter arterieller Gefäßverengung widmete, ergab, dass der Durchmesser der Blutgefäße bei einigen Personen um bis zu fünfzig Prozent abnahm.[5] Basierend auf der Formel $A = r^2 \times \pi$, die die Fläche eines Kreises misst, verringert sich die Durchblutung dadurch um den Faktor vier. Dies zeigt, wie extrem Überatmung Ihren Blutfluss beeinträchtigen kann.

In den meisten Fällen ist eine eingeschränkte Blutversorgung des Gehirns auf Überatmung zurückzuführen. Es dauert nicht lange, bis einem schwindelig wird, wenn man einige Male tief durch den Mund ein- und ausatmet. Entsprechend können viele Menschen, die mit offenem Mund schlafen, Schwierigkeiten haben, morgens in die Gänge zu kommen. Unabhängig davon, wie lange sie schlafen, sind sie in den ersten Stunden nach dem Aufwachen müde und erschöpft. Es ist durch zahlreiche Untersuchungen belegt, dass gewohnheitsmäßige Mundatmung in den Wach- und Schlafstunden zu Müdigkeit, Konzentrationsschwäche, verminderter Leistungsfähigkeit und Stimmungstiefs führt.[6] Damit ist Mundatmung wohl alles andere als ein Erfolgsrezept für eine hohe Lebensqualität oder ein produktives Training.

Dasselbe kann auch auf Personen, die im Beruf viel sprechen müssen, zutreffen – etwa auf Lehrer oder Verkäufer. Den in diesen und ähnlichen Berufen tätigen Menschen ist oft schmerzlich bewusst, wie müde sie sich am Ende eines Arbeitstages fühlen. Aber die Erschöpfung, die auf endlose Geschäftsbesprechungen folgt, ist nicht notwendigerweise auf die geistige oder körperliche Anstrengung zurückzuführen. Es ist normal, dass die Atmung während körperlicher Belastung zunimmt, da der Körper dann mehr Sauerstoff benötigt, um Nahrung in notwendige Energie umzuwandeln. Beim Sprechen nimmt die Atmung jedoch zu, ohne dass tatsächlich mehr Sauerstoff benötigt wird, was die Blutgase durcheinanderbringt und die Durchblutung beeinträchtigt.

Abhängig von der genetischen Veranlagung für Asthma kann der Rückgang des Kohlendioxidgehalts im Blut auch dazu führen, dass sich die glatte Muskulatur der Atemwege verengt, was zu Kurzatmigkeit und Atemnot führt. Ein Anstieg des Kohlendioxids öffnet hingegen die Atemwege, ermöglicht einen besseren Sauerstofftransfer und verbessert nachweislich die Atmung von Personen, bei denen Asthma diagnostiziert wurde.[7] Aber letzten Endes bewegen wir uns alle im selben Spektrum, das an einem Ende von gesunden Atemgewohnheiten und am anderen von ungünstigen Atemmustern begrenzt wird. Nicht nur Asthmatiker profitieren von weniger stark verengten Atemwegen. Auch viele Sportler ohne Asthma in ihrer Vorgeschichte kennen Gefühle von Enge in der Brust, Atemnot und Husten. Sie kennen die Unfähigkeit, einen Atemzug zu nehmen, der ihren Bedarf optimal abdeckt. All diese Probleme lassen sich einfach durch die Verbesserung der Art und Weise, wie Sie atmen, beseitigen.

Die Regulation des Blut-pH-Wertes

Neben dem Einfluss auf die Menge des Sauerstoffs, der an die Gewebe und Zellen abgegeben wird, spielt Kohlendioxid eine zentrale Rolle bei der Regulierung des pH-Wertes im Blut – also dabei, wie sauer oder alkalisch Ihr Blut ist. Bei Gesunden beträgt der pH-Wert des Blutes 7 365. Dieser Wert muss innerhalb eines eng definierten Bereiches bleiben; andernfalls ist der Körper gezwungen, ihn auszugleichen. Wenn der pH-Wert zum Beispiel zum Alkalischen tendiert, reduziert sich die Atmung, um den Kohlendioxidspiegel zu erhöhen und den pH-Wert wieder richtig einzustellen. Umgekehrt nimmt die Atmung zu, wenn der pH-Wert des Blutes zu weit im sauren Bereich liegt, um Kohlendioxid loszuwerden und den pH-Wert zu normalisieren. (Ähnlich ist es, wenn Sie zu viele industriell stark verarbeitete Lebensmittel und Fertiggerichte zu sich nehmen.) Ein normaler pH-Wert des Blutes ist für unser Überleben unabdingbar. Wenn das Blut zu sauer ist und der pH-Wert unter 6,8 abfällt oder wenn das Blut zu alkalisch ist und der pH-Wert über 7,8 ansteigt, kann das tödlich sein.[8] Denn der pH-Wert beeinflusst unmittelbar die Funktionsfähigkeit unserer inneren Organe und den Stoffwechsel.

Der Zusammenhang zwischen pH-Wert und CO_2

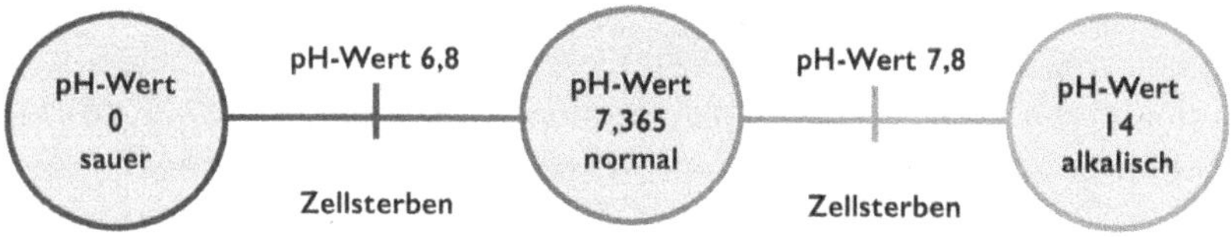

Es ist eindeutig wissenschaftlich belegt, dass Kohlendioxid ein wesentliches Element nicht nur für die Atemregulation, die Blutflussoptimierung und die Sauerstoffversorgung der Muskulatur ist, sondern auch für die Aufrechterhaltung eines korrekten Blut-pH-Wertes. Kurzum: Das Verhältnis unseres Körpers zum Kohlendioxid bestimmt, wie gesund wir sind. Es beeinflusst fast alle Aspekte unserer Körperfunktionen. Bei korrekter Atmung stellt das Kohlendioxid sicher, dass alle Teile unseres Organismus harmonisch zusammenwirken, sodass wir unser maximales Potenzial an sportlicher Leistungsfähigkeit, Ausdauer und Kraft ausschöpfen können.

Ohne die notwendige Menge an CO_2 im Blut verengen sich die Blutgefäße und das Hämoglobin wird bei seiner Sauerstoffabgabe ins Blut behindert; ohne die notwendige Menge an Sauerstoff wiederum arbeiten die beanspruchten Muskeln nicht so effektiv, wie sie sollten. Wir kommen außer Atem oder stoßen an unsere Leistungsgrenze. Es entsteht ein Teufelskreis: Die atemlose körperliche Anstrengung bringt uns zum Keuchen, das Keuchen raubt uns den für die Anstrengung nötigen Atem. In den folgenden Kapiteln lernen Sie, wie Sie diesen Kreislauf durchbrechen und einen neuen, positiven Zyklus in Gang setzen.

Das Vermeiden von Überatmung ist der Schlüssel, um das Potenzial des CO_2 zu nutzen – und Sie tragen diesen Schlüssel bereits in sich.

Zu verstehen, wie Ihr Atemapparat funktioniert, ist der erste Schritt in diesem kraftvollen Prozess. So erging es auch Alison, einer begeisterten Amateur-Radsportlerin.

Ich lernte Alison kennen, als sie siebenunddreißig Jahre alt war. Sie hatte seit dem späten Teenageralter ein Faible für das Radfahren. Mindestens zwei- bis dreimal pro Woche trainierte sie und fuhr bis zu sechzig Kilometer pro Trainingseinheit. Beim Radfahren hatte Alison Zeit für sich und konnte ihre Gedanken und Sorgen hinter sich lassen. Sie war draußen in der Natur und spürte den Wind auf ihrem Gesicht. Trotz des jahrelangen regelmäßigen Trainings verspürte Alison extreme Atemnot und rang selbst, wenn sie mit gemäßigtem Tempo unterwegs war, nach Luft. Während ihrer langen Touren überkamen sie oft Schwindel und Übelkeit. Das zwang sie, vom Rad zu steigen und ein paar Minuten am Straßenrand auszuharren, bis sie sich erholt hatte. Manchmal waren diese Gefühle so heftig, dass sie sich fühlte, als müsse sie sich übergeben oder als würde sie gleich in Ohnmacht fallen. Da sie mit vollem Einsatz trainierte, war es ihr unverständlich, warum sie keine so gute Kondition hatte wie ihre fitteren Begleiter.

Die Schwindelanfälle setzten sich fort, daher konsultierte Alison ihren Hausarzt und schließlich einen Spezialisten. Beide schlossen Asthma und Herzprobleme aus und bestätigten ihr, dass sie absolut gesund war. Aber das Problem bestand weiterhin und Alison machte sich zunehmend Sorgen. Sie wusste, dass etwas nicht stimmte, obwohl die medizinischen Tests und Untersuchungen nichts ergeben hatten.

Ein Trainer stellte für Alison den Kontakt zu mir her und ich erkannte bei ihr sofort alle Anzeichen der gewohnheitsmäßigen Mundatmung, einschließlich zu starker Atembewegungen im oberen Brustkorb. Sie seufzte häufig und verspürte oft Luftmangel. Sie atmete nicht nur während des Trainings falsch, sondern auch in ihrem täglichen Leben, sodass sie in einem Kreislauf gefangen war, der ihre Leistungsfähigkeit immer stärker einschränkte. Während die meisten Gesundheitsexperten keinen Gedanken an Alisons Atem verschwendeten, war ich mir sicher, dass ein gesünderes Atemmuster die Lösung für ihr Problem war.

Alison war enorm erleichtert, als ich sie auf ihre Überatmung und den Ursprung ihrer Symptome aufmerksam machte. Sie begriff sofort, dass, wenn sie bei alltäglichen Tätigkeiten zu viel atmete, es naheliegend war, dass ihre Atmung beim Sport proportional zunahm, was zu schwerer Atemnot führte. Wie bei vielen Menschen – nicht nur bei Sportlern wie Alison – hatte das Überatmen ihren gesamten Organismus aus dem Gleichgewicht gebracht. Durch den Verlust von Kohlendioxid, das ihr Körper so dringend benötigte, um Sauerstoff zu ihrem Herz und ihren übrigen Muskeln, ihrer Lunge und ihrem Kopf zu transportieren, hatte sie ihr eigenes System lahmgelegt. Die durch die Mundatmung verursachte Kurzatmigkeit hatte einen Teufelskreis geschaffen, in dem Alison das Bedürfnis verspürte, tiefere Atemzüge zu nehmen, was zu einem noch größeren Atemzugvolumen führte. Nachdem sie die verschiedenen Übungen in diesem Buch zwei Wochen lang absolviert hatte, reduzierte sich Alisons Kurzatmigkeit, und die Anfälle von Übelkeit und Schwindel hörten auf. Ihr Fitnesslevel und ihre Gesundheit verbesserten sich spürbar. Sie fühlte sich ruhiger, schlief besser und hatte den ganzen Tag über mehr Energie.

Natürlich ist nicht jeder, der chronisch hyperventiliert, von Blackouts betroffen, da die Auswirkungen der Überatmung von der genetischen Veranlagung abhängen (näheres dazu auf Seite 321). Doch in allen Fällen treten wie bei Alison Symptome auf, die Ärzte und Spezialisten häufig nicht erklären können. Wie der verstorbene Kardiologe Claude Lum erläuterte, geht Hyperventilation mit »einer Ansammlung bizarrer und oft scheinbar unzusammenhängender Symptomen einher, die jeden Teil des Körpers und jedes Organ oder System betreffen können.«[9] Entscheidend ist es, die Überatmung so schnell wie möglich zu erkennen, um nicht die extremen Symptome entstehen zu lassen, mit denen Allison zu kämpfen hatte.

Im nächsten Kapitel werden wir uns mit einer sehr einfachen Methode beschäftigen, um unsere Kohlendioxidtoleranz und das relative Atemzugvolumen zu bestimmen. Sie werden erfahren, was das Ergebnis für Ihre Gesundheit und sportliche Leistungsfähigkeit bedeutet. Schließlich – und noch wichtiger – werden Sie die ersten Schritte zur Verbesserung der Sauerstoffversorgung Ihres Körpers kennenlernen.

KAPITEL 2

Wie fit sind Sie wirklich? Der BOLT-Test

Wenn Sie in moderater Geschwindigkeit an der Seite eines Spitzensportlers joggen würden, würden Sie vermutlich erwarten, dass er leicht, rhythmisch und mühelos atmet. Sie würden sicher nicht annehmen, dass er wie eine Dampflok keucht. Tatsächlich haben Studien gezeigt, dass Sportler bis zu sechzig Prozent weniger unter Atemnot leiden als Untrainierte, wenn sie das gleiche Trainingspensum absolvieren.[10]

Es ist meist dieses Gefühl intensiver Atemnot während des Trainings, das uns daran hindert, uns zu steigern oder schneller zu werden. Eine leichtere Atmung kann sich extrem vorteilhaft auf Ihre Leistungsfähigkeit auswirken. In der Lage zu sein, körperlichen Belastungen mit leichtem, langsamem Atmen standzuhalten, ist nicht nur ein Zeichen für einen guten Trainingszustand, es ist auch gesünder und sicherer. Bei fordernder Bewegung steigt der Sauerstoffverbrauch, was zu einer leicht reduzierten Sauerstoffkonzentration im Blut führt. Gleichzeitig produziert der Körper durch die erhöhte Muskelaktivität und den intensivierten Stoffwechsel mehr Kohlendioxid, was zu einer erhöhten CO_2-Konzentration im Blut führt.

Wie ich bereits dargelegt habe, wird jeder Atemzug, den wir nehmen, durch den anhaltenden Kohlendioxidpartialdruck (und in geringerem Maße durch den Sauerstoffpartialdruck) innerhalb der arteriellen Blutgefäße beeinflusst. Beim Anstieg des Kohlendioxidgehalts und der Abnahme des Sauerstoffgehalts wird die Atmung stimuliert.

Eine sehr einfache Art und Weise, die Wirkung von Kohlendioxid auf unseren Atemreiz zu erleben, ist die folgende: Atmen Sie sanft durch die Nase aus und halten Sie sich mit den Fingern die Nase zu, um den Atem anzuhalten. Während Sie den Atem anhalten, sammelt sich Kohlendioxid im Blut und schon nach kurzer Zeit signalisieren die Rezeptoren im Gehirn und Nacken den Atemmuskeln, wieder zu atmen, um den Überschuss loszuwerden.

Sie beginnen, diese Signale in Form von Kontraktionen der Muskeln in Ihrem Nacken und Ihrem Magen zu spüren, und das Verlangen, Luft zu holen, überkommt Sie. Lassen Sie Ihre Nase los und setzen Sie die Atmung durch die Nase fort, wenn Sie wahrnehmen, dass Ihr Körper Sie zum Atmen auffordert. Es ist wichtig, an dieser Stelle zu bedenken, dass das Ziel der Atmung ist, nicht so viel Kohlendioxid wie möglich loszuwerden, sondern nur den überschüssigen Anteil. Tage- und wochenlanges Hyperventilieren führt jedoch dazu, dass mehr Kohlendioxid abgegeben wird, als notwendig ist, was die Empfindlichkeit der Rezeptoren des Gehirns erhöht.

Die Sensitivität Ihrer Rezeptoren gegenüber Kohlendioxid und Sauerstoff hat Auswirkungen auf die Art und Weise, wie Ihr Körper mit körperlicher Belastung zurechtkommt. Wenn Ihre Atemrezeptoren eine starke Reaktion auf das Kohlendioxid und den verminderten Sauerstoffpartialdruck im Blut zeigen, wird Ihre Atmung intensiv und schwer sein. Ihr Körper muss viel härter arbeiten, um dieses erhöhte Atemzugvolumen aufrechtzuerhalten, aber weil das Überatmen gleichzeitig den Kohlendioxidanteil sinken lässt, wird letztlich weniger Sauerstoff zu den arbeitenden Muskeln transportiert. Das Ergebnis: Überanstrengung, eine niederschmetternd geringe Leistungsfähigkeit und ein erhöhtes Verletzungsrisiko.

Umgekehrt verringert eine höhere Toleranz gegenüber Kohlendioxid nicht nur die Atemnot, sondern ermöglicht auch eine viel effektivere Sauerstoffversorgung der Muskeln im Training. Wenn die Atemrezeptoren weniger empfindlich auf den Kohlendioxidspiegel reagieren, werden Sie den Luftmangel weniger ausgeprägt erleben. Ihr Körper ist dann in der Lage, bei weit weniger Anstrengung härter zu arbeiten. Die Atmung wird sowohl im Ruhezustand als auch bei körperlicher Anstrengung leichter sein. Effiziente Atmung bedeutet außerdem, dass weniger freie Radikale produziert werden, was das Risiko von Entzündungen, Gewebeschäden und Verletzungen reduziert.

Freie Radikale (oder Oxidanzien) entstehen bei der Umwandlung des über die Atmung aufgenommenen Sauerstoffs in Energie. Während des Trainings nimmt die Atmung deutlich zu, was zu einer vermehrten Produktion freier Radikale führt. Freie Radikale entstehen bei den normalen körperlichen Prozessen. Sie sind nur bedenklich, wenn es ein Ungleichgewicht zwischen diesen Oxidanzien und den Antioxidanzien gibt, die sie neutralisieren. Oxidativer Stress tritt auf, wenn es zu viele freie Radikale in Ihrem Körper gibt. Werden diese nicht durch Antioxidanzien eingedämmt, können freie Radikale Zellstrukturen angreifen und zu Entzündungen, Muskelermüdung und Überlastungsreaktionen führen.[11]

Es heißt, dass einer der Hauptunterschiede zwischen Ausdauersportlern und Nichtsportlern ihre Reaktion auf einen niedrigen Sauerstoffpartialdruck (Hypoxie) und einen erhöhten Kohlendioxidgehalt im Blut (Hyperkapnie) ist.[12] Mit anderen Worten: Ausdauersportler kommen während des Trainings mit höheren Konzentrationen von Kohlendioxid und geringeren Konzentrationen von Sauerstoff im Blut zurecht. Intensives Training führt zu erhöhtem Sauerstoffverbrauch und vermehrter Kohlendioxidproduktion, sodass es für den Sportler von entscheidender Bedeutung ist, dass sein Körper diese Blutgasveränderungen gut zu bewältigen imstande ist.

Um beim Sport herausragende Leistungen zu erzielen, ist es wichtig, dass Ihre Atmung nicht zu stark auf erhöhte Kohlendioxid- und verminderte Sauerstoffkonzentrationen reagiert. Über einen längeren Zeitraum betrachtet hilft intensives körperliches Training, den Körper so zu konditionieren, dass er mit diesen Veränderungen besser umgehen kann. Doch dieses Buch zeigt Ihnen eine effektivere Methode auf. Die Atemübungen, die Ihnen in dem Programm aufgezeigt werden, können problemlos in jedes Training integriert werden, unabhängig von Ihrem Trainingszustand und selbst wenn Sie wegen einer Verletzung flachliegen. Sogar mit einer einfachen zehnminütigen Übung im Sitzen können Sie Ihre Fitness verbessern.

Die maximale Sauerstoffkapazität erhöhen

Ein Begriff, den Sie im Zusammenhang mit körperlicher Leistungsfähigkeit kennen sollten, ist die maximale Sauerstoffkapazität beziehungsweise -aufnahme (VO_2max). Er gibt an, wieviel Sauerstoff Ihr Körper in einer Minute ausbelastenden Trainings transportieren und verwerten kann. Damit ist VO_2max ein Faktor, der darüber entscheidet, welcher körperlichen Belastung beim Training ein Sportler standhalten kann. Es ist der wichtigste Indikator für die kardiorespiratorische Ausdauer und die aerobe Leistungsfähigkeit. Bei Sportarten, die besondere Ausdauer erfordern, wie Radfahren, Rudern, Schwimmen und Laufen, haben Weltklassesportler typischerweise eine hohe VO_2max. Das Ziel der meisten Ausdauerprogramme ist die Steigerung der VO_2max.

Studien haben gezeigt, dass die Fähigkeit zu athletischen Leistungen bei erhöhtem Kohlendioxid- und reduziertem Sauerstoffpartialdruck mit einer maximalen Sauerstoffaufnahme korrespondiert.[13] Mit anderen Worten: Durch die Fähigkeit, höhere Konzentrationen von Kohlendioxid im Blut zu tolerieren, kann eine höhere VO_2max erreicht werden. Und das führt zu einer besseren Sauerstoffversorgung und -nutzung in den arbeitenden Muskeln.

Zweifellos trägt ein regelmäßiges, korrekt durchgeführtes Training dazu bei, das Ansprechen des Körpers auf Kohlendioxid zu reduzieren, was eine höhere Trainingsintensität und eine VO_2max-Verbesserung ermöglicht. Während des Trainings wird durch die erhöhte Stoffwechselaktivität mehr Kohlendioxid produziert. Im Laufe der Zeit konditionieren diese erhöhten CO_2-Werte die Atemrezeptoren, was zu einer leichteren Atmung während des Trainings und zu einer besseren Sauerstoffversorgung der Muskeln führt. Die Fähigkeit, Sauerstoff während intensiven Trainings effizienter zu transportieren, führt zu einer höheren VO_2max – und genau das streben die meisten Sportler mit ihrem regelmäßigen Training an.

In Kapitel 7 (ab Seite 147) erfahren Sie, wie Sie ein Höhentraining simulieren. Wenn wir den Atem anhalten, nimmt die Sauerstoffsättigung im Blut ab, was zu einer vermehrten Produktion roter Blutkörperchen führt, um die Abnahme auszugleichen. Da rote Blutkörperchen Sauerstoff transportieren, führt eine größere Menge roter Blutkörperchen im Blut auch zu einer Erhöhung der Leistungsfähigkeit und der VO_2max. Ein weiteres Kriterium, das Trainer neben der VO_2max häufig zur Leistungsbeurteilung heranziehen, ist die Laufökonomie. Diese wird bestimmt durch den Energie- oder Sauerstoffverbrauch während des Laufens mit einer Geschwindigkeit unterhalb des Maximums. Je weniger Energie benötigt wird, um ein bestimmtes Tempo zu bewältigen, desto besser – wenn Ihr Körper in der Lage ist, Sauerstoff effizient zu nutzen, ist dies ein Indiz für eine hohe Laufökonomie.

Es besteht ein enger Zusammenhang zwischen Laufökonomie und der Distanzlaufleistung bei Spitzenläufern, wobei die Laufökonomie als ein besserer Indikator für die Leistung angesehen wird als VO_2max.[14] Aus diesem Grund sind Sportwissenschaftler, Trainer und Sportler an Techniken interessiert, mit denen sich die Laufökonomie verbessern lässt, wie Krafttraining und Höhentraining.[15] Eine dritte und weitverbreitete Methode zur Steigerung der Laufökonomie ist jedoch das Einüben von Atemanhaltetechniken, die erwiesenermaßen die Stärke und Ausdauer der Atemmuskulatur verbessern. Forscher, die sich mit Atemreduktion beschäftigten, fanden heraus, dass sich die Laufökonomie durch ein kurzes Atemanhaltetraining um beachtliche sechs Prozent verbessern kann.[16]

An dieser Stelle möchten Sie vielleicht einwenden, warum man sich die Mühe machen soll, mein Programm zu praktizieren, wenn sich der Körper durch normales Training dahin bringen lässt, dass er höhere Konzentrationen von Kohlendioxid und niedrigere von Sauerstoff toleriert? Das ist eine gute Frage – aber in unserer modernen Welt ist es so gut wie unmöglich, uns von den Faktoren, die unsere Atmung negativ beeinflussen, abzugrenzen. Selbst viele toptrainierte Sportler atmen im Ruhen zu intensiv. Ihre Ein- und Ausatmung ist auffällig stark und geht oft vom oberen Brustkorb aus. Sie sind in der Lage, hervorragende Leistungen zu erbringen, aber sie könnten noch besser sein.

Es wäre abwegig zu erwarten, dass die Atmung während des Sports effizient ist, wenn sie im Ruhezustand ineffizient ist. Wenn sie während

Ihrer normalen Alltagsroutine falsch atmen, wie sollten Sie dann während der einen oder zwei Stunden Sport plötzlich richtig atmen? Leider funktioniert das so nicht. Das Programm dieses Buches legt den Fokus darauf, wieder ein gesundes Atemmuster zu trainieren, sowohl im Ruhezustand als auch bei geringer körperlicher Belastung, bei mäßiger und bei hochintensiver Aktivität. Diese Methode verhilft Ihnen zu guten Atemgewohnheiten, von denen Sie Ihr Leben lang profitieren werden, unabhängig von Ihrem Trainingszustand oder Ihrer bevorzugten Sportart.

Im nächsten Abschnitt lernen Sie, mit dem Body-Oxygen-Level-Test (BOLT) Ihre Reaktion auf Kohlendioxid zu bestimmen. Dieser Test misst, wie lange Sie die Luft anhalten können, ohne dass es für Sie unangenehm ist. Zuerst stellen Sie fest, wie es aktuell um Ihre Kondition bestimmt ist. Dann erfahren Sie, wie das Programm Ihnen zu einer besseren Schlafqualität, mehr Konzentration und Gelassenheit und zu einem höheren Energielevel verhilft, die Kurzatmigkeit bei körperlicher Belastung reduziert und Ihre VO_2max erhöht.

Der Body-Oxygen-Level-Test (BOLT)

Bereits 1975 stellten Forscher fest, dass man daran, wie lange eine Person ohne Anstrengung die Luft anhalten kann, ganz einfach das relative Atemzugvolumen im Ruhezustand und das Ausmaß der Kurzatmigkeit bei körperlicher Anstrengung ablesen kann.[17] Der Body-Oxygen-Level-Test (BOLT) zur Messung der Sauerstoffversorgung des Körpers ist ein sehr nützliches und präzises Hilfsmittel, um dieses individuelle Atemzugvolumen herauszufinden. Der BOLT lässt sich einfach, sicher, ohne aufwendige Ausrüstung und jederzeit durchführen. Er unterscheidet sich von anderen Atemanhaltetests, denn er misst die Zeitspanne nur bis zum Bedürfnis, wieder zu atmen. Indem Sie den Atem anhalten, bis Sie das natürliche Verlangen zu atmen spüren, erhalten Sie nützliche Informationen darüber, wie schnell bei ihnen die ersten Anzeichen von Atemnot auftreten. Gleichzeitig ist der Test ein sehr nützliches Instrument zur Beurteilung von Atemproblemen. Andere Atemanhaltetests widmen sich der maximalen Zeitspanne, für die Sie den Atem anhalten können, aber sie ermöglichen keine objektive Messung, da das Ergebnis durch Willenskraft und Zielstrebigkeit beeinflusst werden kann.

Sportler besitzen meist ein hohes Maß an Willenskraft und Zielstrebigkeit, sodass bei vielen die Versuchung groß sein wird, den BOLT-Wert zu messen, indem sie den Atem so lange wie möglich anhalten. Doch wenn Sie Ihre Atemeffizienz und ihre VO_2max mit den Atemhalteübungen in diesem Buch ernsthaft verbessern wollen, dann empfehle ich Ihnen, alle Anweisungen sorgfältig zu befolgen und Ihren BOLT korrekt zu messen. Halten Sie den Atem also nur an, bis der erste eindeutige Drang zum Atmen spürbar wird.

Kurz gesagt, ist Ihr Atemzugvolumen umso größer, je niedriger Ihr BOLT-Wert ist, und je größer Ihr Atemzugvolumen ist, desto schneller geht Ihnen beim Training die Luft aus.

Um einen genauen Messwert zu erhalten, sollten Sie sich zehn Minuten ausruhen, bevor Sie Ihren BOLT-Wert messen. Lesen Sie zuerst die Anleitung sorgfältig durch und halten Sie eine Stoppuhr bereit. Anschließend können Sie mit dem BOLT beginnen:

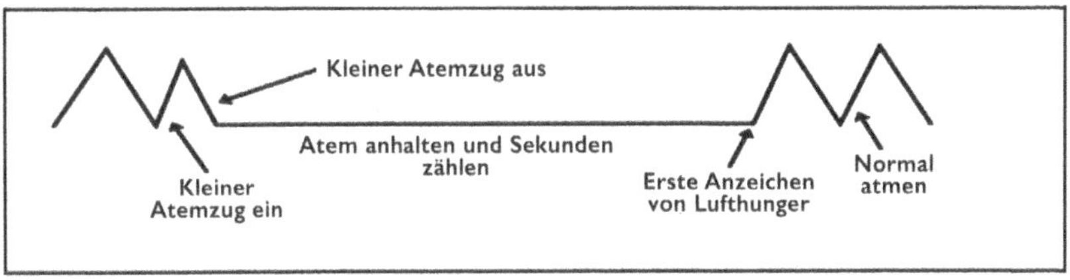

Atmen Sie normal durch die Nase ein und lassen Sie die Luft normal durch die Nase ausströmen.

1. Halten Sie die Nase mit den Fingern zu, um zu verhindern, dass Luft in die Lunge gelangt.
2. Stoppen Sie die Sekunden, bis Sie den ersten deutlichen Drang zum Atmen verspüren oder bis Sie eine körperliche Anspannung fühlen, die Sie zum Atmen zwingt. Diese Empfindungen können sich in einem Bedürfnis zu schlucken oder in einer Verengung der

Atemwege ausdrücken. Möglicherweise spüren Sie auch unwillkürliche Kontraktionen Ihrer Atemmuskulatur im Bauch oder Hals, während der Körper Ihnen signalisiert, das Atmen wiederaufzumehmen. (Beachten Sie, dass der BOLT nicht misst, wie lange Sie den Atem anhalten können, sondern einfach die Zeitspanne, die Ihr Körper braucht, um auf Luftmangel zu reagieren.)

3. Öffnen Sie die Nase, betätigen Sie die Stoppuhr und atmen Sie durch die Nase ein. Die Einatmung sollte auch am Ende des Atemzuges noch ruhig sein.
4. Lassen Sie den Atem wie gewohnt fließen.

Bitte beachten Sie bei der Messung Ihres BOLT-Wertes folgende wichtige Hinweise:

- Das Luftanhalten erfolgt nach einer sanften Ausatmung.
- Der Atem wird angehalten, bis sich die Atemmuskulatur das erste Mal bemerkbar macht. Sie messen nicht die maximale Zeitspanne, über die Sie Ihren Atem anhalten können.
- Sollten Sie die ersten unwillkürlichen Bewegungen Ihrer Atemmuskulatur nicht spüren, dann hören Sie auf, sich die Nase zuzuhalten, wenn Sie den ersten eindeutigen Drang spüren wieder zu atmen bzw. sich das erste deutliche Belastungszeichen bemerkbar macht.
- Der BOLT ist ein Test, keine Übung, um Ihre Atmung zu korrigieren.
- Denken Sie daran, dass es beim Messen Ihres BOLT-Wertes darum geht, die Luft nur so lange anzuhalten, bis Sie die ersten unwillkürlichen Bewegungen Ihrer Atemmuskulatur spüren. Wenn Sie im Anschluss einen tiefen Atemzug machen müssen, dann haben Sie den Atem zu lange angehalten.

Wie der BOLT funktioniert

Wenn Sie den Atem anhalten, verhindern Sie, dass Sauerstoff in Ihre Lunge und überschüssiges Kohlendioxid aus Ihrem Körper in die Umgebung gelangt. Während Sie den Atem anhalten, sammelt sich Kohlendioxid in den Lungen und im Blut, und der Sauerstoffgehalt nimmt leicht ab. Da der Kohlendioxidgehalt der primäre Stimulus für die Atmung ist, hängt die Länge der Zeit, für die Sie den Atem problemlos anhalten können, davon ab, welche Menge an Kohlendioxid Ihr Körper toleriert, bzw. von Ihrer Atemantwort auf Kohlendioxid.

Eine starke Reaktion auf Kohlendioxid bedeutet, dass Sie Ihren persönlichen Schwellenwert früher erreichen, was zu einer kürzeren Atemhaltedauer führt. Umgekehrt führt eine gute Verträglichkeit und eine verminderte Atemantwort auf Kohlendioxid zu einer höheren Atemhaltezeit.

Wenn Ihr BOLT-Wert sehr niedrig ist, reagieren Ihre Atemrezeptoren besonders empfindlich auf Kohlendioxid. Ihr Atemzugvolumen wird dann größer sein, da die Lungen bemüht sind, alles Kohlendioxid über dem Schwellenwert aus dem Körper zu transportieren. Wenn Sie jedoch eine normale Toleranz gegenüber Kohlendioxid und einen höheren BOLT-Wert haben, sind Sie in der Lage, im Ruhezustand ruhig zu atmen, und atmen dann auch bei körperlicher Anstrengung leichter.

Wenn Sie Ihren BOLT-Wert zum ersten Mal messen, sind Sie vielleicht überrascht, wenn Ihre Werte niedriger sind als erwartet. Bedenken Sie, dass auch Spitzensportler einen niedrigen BOLT-Wert haben können! Die gute Nachricht ist, dass Sie Ihren BOLT-Wert mit einer Reihe einfacher Atemübungen, die Sie in Ihren Alltag oder Ihr bestehendes Trainingsprogramm integrieren, ganz einfach verbessern können. Der durchschnittliche Anfangswert für eine Person, die regelmäßig bei mittlerer Intensität trainiert, liegt bei 20 Sekunden. Wenn Ihr BOLT-Wert aufgrund Ihrer genetischen Veranlagung weniger als 20 Sekunden beträgt, werden Sie wahrscheinlich mit einer verstopften Nase zu kämpfen haben, mit Husten oder keuchendem Atem, Schlafstörungen, Schnarchen, Müdigkeit oder übermäßiger Atemnot bei körperlicher Aktivität. Wenn Ihr BOLT-Wert sich um fünf Sekunden erhöht, werden Sie feststellen, dass Sie sich besser und energiegeladener fühlen und bei physischer Anstrengung weniger schnell außer Atem kommen. Das Ziel des Programms ist es, den BOLT-Wert auf 40 Sekunden zu erhöhen, was durchaus machbar ist.

Die Verbesserung Ihres BOLT-Wertes ist ein wichtiger Schlüssel auf dem Weg zur verbesserten körperlichen Ausdauer. Wie Sie jetzt wissen, können Sie mit einer verbesserten Toleranz gegenüber Kohlendioxid eine höhere VO_2max und eine bessere Leistungsfähigkeit erreichen. Bei dem Programm dieses Buches geht es genau darum: Ihren BOLT-Wert zu erhöhen und Ihr Potenzial zu maximieren!

BOLT-Wert und Atemnot beim Sport

Der ideale BOLT-Wert für einen gesunden Menschen beträgt 40 Sekunden. In ihrem Buch *Exercise Physiology: Nutrition, Energy, and Human Performance* stellen William McArdle und seine Mitautoren fest: »Wenn ein Mensch nach einem normalen Ausatmen den Atem anhält, dauert es ungefähr vierzig Sekunden, bis der Atemdrang so stark wird, dass er das Einatmen einleitet.«[18]

Doch was theoretisch möglich ist, sieht in der Praxis häufig anders aus. Die Wahrheit ist, dass die überwiegende Mehrheit der Menschen, einschließlich Sportler, nur über eine Zeitspanne von etwa zwanzig Sekunden den Atem problemlos anhalten kann – oft sogar kürzer. Aber um Ihr volles Potenzial auszuschöpfen, sollten Sie auf jeden Fall einen BOLT-Wert von 40 Sekunden anstreben.

Messungen der Atemanhaltefähigkeit werden auch eingesetzt, um das Auftreten und die Dauer von Atemnot (Dyspnoe) und von Asthmasymptomen zu untersuchen.[19] Das Ergebnis, zu dem wir immer wieder kommen, ist, dass die Wahrscheinlichkeit von Atemnot, Husten und Schnaufen im Ruhezustand und beim Training umso höher ist, je kürzer die Atemanhaltezeit ausfällt.

In den letzten zwölf Jahren habe ich mit Tausenden von Kindern und Erwachsenen gearbeitet, die an Asthma leiden. Zwar nutzen Ärzte die Messung der Atemanhaltezeit nicht grundsätzlich, um den Schweregrad der Erkrankung zu beurteilen; dennoch bietet sie eine ausgezeichnete Grundlage zur Beurteilung des Atemwegszustandes und zur Einschätzung der Symptome wie Husten, pfeifender Atmung, Engegefühlen in der Brust, Atemnot und Belastungsasthma. Wenn auch

Sie von Atemnot oder Asthmasymptomen bei sportlicher Betätigung betroffen sind, ist Ihnen sicher aufgefallen, dass Ihre sportliche Leistungsfähigkeit durch Ihren Zustand eingeschränkt und beeinträchtigt ist. Indem Sie das Programm dieses Buches praktizieren und Ihre Fortschritte hinsichtlich Ihres BOLT-Wertes verfolgen, können Sie Ihre Leistungen schnell und einfach verbessern und die Symptome von Belastungsasthma beseitigen. Das übergeordnete Ziel des Programms ist es, den BOLT-Wert auf über 40 Sekunden zu erhöhen. Doch schon wenn Sie Ihren BOLT-Wert um fünf Sekunden verbessert haben, werden Sie feststellen, dass Symptome wie Husten, keuchender Atem, Engegefühle in der Brust und Atemnot drastisch zurückgehen. Weitere Informationen darüber, wie man Belastungsasthma verhindern kann, finden Sie in Kapitel 12.

BOLT-Wert und Atemzugvolumen

An dieser Stelle kann es sinnvoll sein, folgendes Experiment durchzuführen:

- Setzen Sie sich hin und nehmen Sie einen Stift und Papier zur Hand.
- Lenken Sie Ihre Aufmerksamkeit auf Ihre Atmung und beobachten Sie sowohl die Atemfrequenz als auch die Tiefe jedes einzelnen Atemzuges.
- Während Sie Ihren Atem beobachten, versuchen Sie die Frequenz und Tiefe mit dem Stift darzustellen.
- Führen Sie diese Beobachtungsübung etwa eine halbe Minute lang durch und vergleichen Sie dann Ihren BOLT-Wert und die nachfolgenden Abbildungen mit Ihrer Zeichnung.

Die folgende Grafik ist eine beispielhafte Darstellung des Zusammenhangs zwischen Atemzugvolumen und einem BOLT-Wert von 10 Sekunden.

BOLT-Wert 10 Sekunden

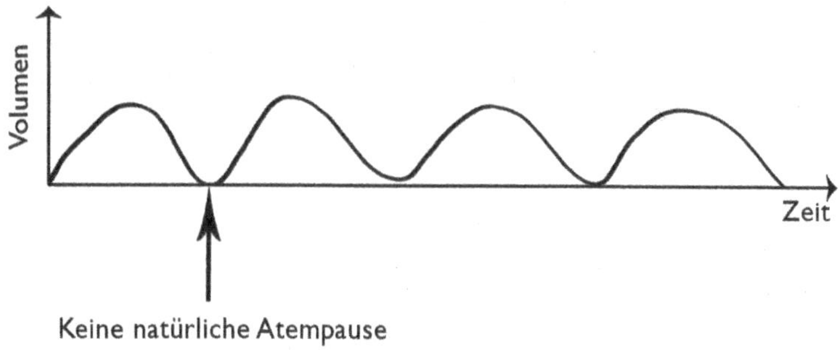

Wenn der BOLT-Wert bei 10 Sekunden liegt, ist die Atmung geräuschvoll, laut, unregelmäßig, stark, tief, unruhig und schwerfällig. Die natürlichen Atempausen zwischen den Atemzügen fehlen. Wenn Ihr BOLT-Wert 10 Sekunden oder weniger beträgt, werden Sie häufig außer Atem sein, selbst wenn Sie sich einfach hinsetzen. Sehr wahrscheinlich atmen Sie durch den Mund und schwerpunktmäßig im oberen Brustbereich. Die Anzahl der Atemzüge liegt im Ruhezustand zwischen fünfzehn und dreißig pro Minute.

BOLT-Wert 20 Sekunden

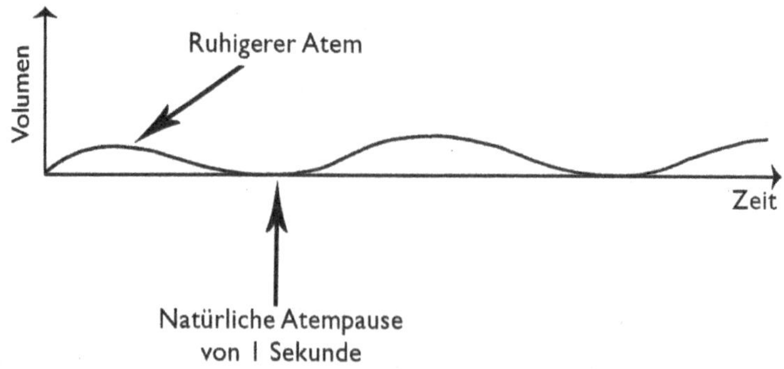

Wenn der BOLT-Wert 20 Sekunden beträgt, ist der Atem für Gewöhnlich schwer, aber regelmäßig. Sowohl die Frequenz als auch die Tiefe der einzelnen Atemzüge ist geringer als bei einem BOLT-Wert von 10 Sekunden. Am Ende jedes Ausatmens tritt eine natürliche Pause ein, die zwischen einer und zwei Sekunden andauert. Die Anzahl der Atemzüge pro Minute im Ruhezustand variiert zwischen fünfzehn und zwanzig Atemzügen mittlerer Intensität.

BOLT-Wert 30 Sekunden

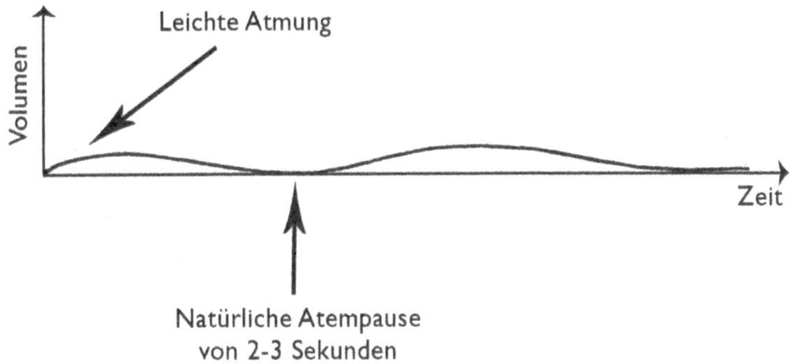

Beträgt der BOLT-Wert 30 Sekunden, ist die Atmung ruhig, sanft, weich, mühelos und leise. Die Frequenz und Tiefe der einzelnen Atemzüge nimmt mit zunehmendem BOLT-Wert weiter ab. Die natürliche Atempause zwischen jedem Atemzug verlängert sich. Die Anzahl der Atemzüge pro Minute im Ruhezustand beträgt etwa zehn bis fünfzehn sehr leichte Atemzüge.

BOLT-Wert 40 Sekunden

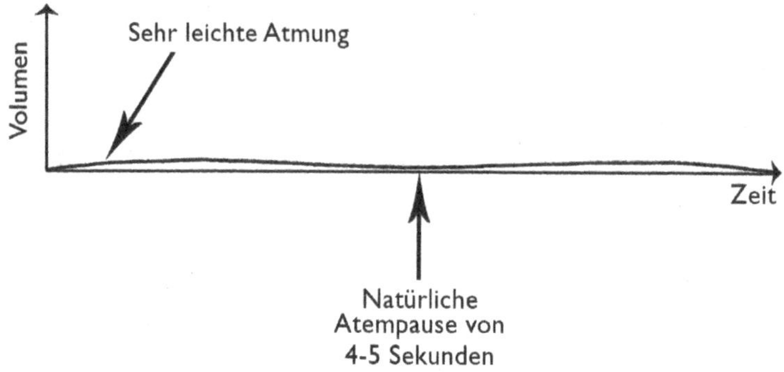

Wird ein BOLT-Wert von 40 Sekunden erreicht, ist die Atmung mühelos, ruhig, sanft, leise, weich und minimal. Bei einem BOLT-Wert von 40 Sekunden sind die Atembewegungen kaum sichtbar. Die natürliche Atempause zwischen jedem Atemzug beträgt in der Regel etwa drei bis vier Sekunden. Die Anzahl der Atemzüge pro Minute im Ruhezustand variiert zwischen sechs und zehn minimalen Atemzügen.

Der BOLT-Wert und die sportliche Leistungsfähigkeit

Während körperlicher Belastung steigt das Atemzugvolumen, aber auch die Produktion von Kohlendioxid. Wenn Ihr BOLT-Wert höher als 30 Sekunden ist, befinden sich Kohlendioxidproduktion durch vermehrte Muskelaktivität und Kohlendioxidabgabe über die Atmung in einem sinnvollen Gleichgewicht. Ein BOLT-Wert zwischen 20 und 30 Sekunden weist auf ein Verbesserungspotenzial hin. Problematisch wird es, wenn Ihr BOLT-Wert bei unter 20 Sekunden liegt. In diesem Fall führt Ihre übermäßige Atmung mehr Kohlendioxid ab als durch Bewegung produziert wird, was zu einem Verlust an CO_2, damit zu einer reduzierten Sauerstoffversorgung und zur Verengung von Blutgefäßen und Atemwegen führt. Die Folge sind mangelnde sportliche

Leistungsfähigkeit und eine Vielzahl negativer gesundheitlicher Auswirkungen.

Grundsätzlich gilt für das Verhältnis zwischen BOLT-Wert und Atemzugvolumen: Je niedriger der BOLT-Wert, desto schlechter ist die Passung zwischen Atemzugvolumen und Stoffwechselaktivität. Je näher der BOLT-Wert an 40 Sekunden herankommt, desto besser sind Atemzugvolumen und Stoffwechsel aufeinander abgestimmt. Wenn Ihr Atemzugvolumen der erzeugten Menge an Kohlendioxid entspricht, wird es viel einfacher, mit höherer Intensität zu trainieren und gleichzeitig ein ruhiges und gleichmäßiges Atemmuster beizubehalten.

Da es für Kinder und Jugendliche schwierig sein kann, den BOLT richtig durchzuführen, kann bei ihnen der Fortschritt gemessen werden, indem man zählt, wie viele Schritte sie beim Gehen den Atem anhalten können. Näheres dazu erfahren Sie in der Programmvariante für Kinder und Jugendliche ab Seite 317.

Zu Beginn dieses Kapitels habe ich Ihnen gesagt, dass die Atemübungen aus dem Programm dieses Buches – auch dann, wenn sie im Sitzen praktiziert werden – garantiert Ihren BOLT-Wert erhöhen. Personen mit einem BOLT-Wert von unter 15 Sekunden hält ihre starke Kurzatmigkeit in vielen Fällen von körperlicher Anstrengung ab. Indem sie mit sanften Übungen zur Atemreduktion beginnen, die im Sitzen oder beim langsamen Gehen ausgeführt werden können, können auch Personen mit niedrigen BOLT-Werten ihre Ausdauer und Atemeffizienz innerhalb weniger Wochen deutlich verbessern. Sobald Sie einen BOLT-Wert von über 20 Sekunden erreicht haben, können Sie Sport treiben und Ihren Wert mit fortgeschritteneren Atemübungen weiter verbessern.

Jeder Sportler kann sich das Instrumentarium aneignen, mit dem er die natürlichen Ressourcen seines Körpers nutzen kann, um schneller und intensiver zu trainieren und seine Gesundheit zu verbessern. Trainer erhalten über die BOLT-Werte eines Sportlers Aufschluss über seine Leistungsfähigkeit. Und dieses Wissen ist Macht: Wenn Sie Ihre körperlichen und sportlichen Ressourcen kennen, versetzt Sie das in die Lage, sich stärker zu fordern, an Wettbewerben teilzunehmen und das Beste aus sich herauszuholen.

In drei Schritten zu einem höheren BOLT-Wert

Die Übungen in diesem Buch begleiten Sie sicher auf Ihrer Reise zu einer besseren Atmung, einem besseren Trainingszustand und mehr Ausdauer. Im Folgenden finden Sie eine kurze Anleitung zu den drei Schritten, die nötig sind, um Ihren BOLT-Wert zu erhöhen:

Stoppen Sie Kohlendioxideinbußen

- Atmen Sie Tag und Nacht durch die Nase.
- Vermeiden Sie es zu seufzen. Ein Seufzer alle paar Minuten reicht aus, um eine chronische Hyperventilation aufrechtzuerhalten. Daher ist es wichtig, dass Sie Seufzer unterdrücken oder ihnen entgegenwirken, indem Sie schlucken oder die Luft anhalten. Wenn Ihnen erst im Nachhinein auffällt, dass Sie geseufzt haben, halten Sie Ihren Atem zehn bis fünfzehn Sekunden lang an, um den Verlust an Kohlendioxid auszugleichen.
- Vermeiden Sie tiefe Atemzüge beim Gähnen oder wenn Sie sprechen. Personen mit einem niedrigen BOLT-Wert sind oft müde und gähnen häufig. Versuchen Sie, während des Gähnens nicht tief Luft zu holen. Menschen, die viel im Beruf sprechen, sollten darauf achten, dass ihre Atmung beim Sprechen nicht zu hören ist. Wenn Sie bemerken, dass Sie beim Sprechen hörbar atmen, sprechen Sie langsamer und in kürzeren Sätzen und atmen Sie zwischen einzelnen Sätzen ruhig durch die Nase.
- Beobachten Sie Ihre Atmung den ganzen Tag über. Eine gute Atmung im Ruhezustand sollte weder sichtbar sein noch Geräusche machen.

Verbessern Sie Ihre Kohlendioxidtoleranz

Indem Sie Übungen praktizieren, um Ihr Atemzugvolumen in den Normbereich zu bringen, werden Sie einen Zustand körperlicher Entspannung herbeiführen. Ihre Atmung wird langsamer und ruhiger werden. Ziel ist es, einen Lufthunger herbeizuführen, der für Ihren

Körper gut tolerierbar ist. Ein über eine Dauer von zehn bis zwölf Minuten anhaltender Luftmangel stellt die Rezeptoren im Gehirn neu ein, sodass sie eine höhere Kohlendioxidkonzentration tolerieren. Die Schritte 1 und 2 sind notwendig, um den BOLT-Wert von 10 auf 20 Sekunden zu erhöhen.

Simulieren Sie Höhentraining

Wie bereits erwähnt, erhöht sich das Atemzugvolumen bei körperlicher Anstrengung; das geht einher mit einer gesteigerten Stoffwechselaktivität, bei der Kohlendioxid erzeugt wird. Während des Trainings weniger zu atmen, als Sie glauben, atmen zu müssen, ist eine hervorragende Methode, um den Körper an einen erhöhten Kohlendioxidgehalt zu gewöhnen und ihn gleichzeitig einer reduzierten Sauerstoffkonzentration auszusetzen.

Der Nutzen der Anwendung von Atemtechniken aus dem Programm dieses Buches während körperlicher Aktivität liegt darin, dass auf diese Weise ein stärkerer Lufthunger als im Ruhezustand herbeigeführt wird. Und dieser starke Lufthunger ist notwendig, um den BOLT-Wert von 20 auf 40 Sekunden zu erhöhen.

Bitte beachten Sie die folgenden wichtigen Punkte zur Erhöhung des BOLT-Wertes:

- Sie werden sich jedes Mal, wenn Ihr BOLT-Wert um fünf Sekunden steigt, merklich besser fühlen.
- Durchschnittlich erhöht sich der BOLT-Wert in den ersten zwei bis drei Wochen durch dieses Programm um drei bis vier Sekunden. Wenn Sie einen BOLT-Wert von 20 Sekunden erreicht haben, verlangsamt sich die Steigerung. Es ist nicht ungewöhnlich, dass ein BOLT-Wert acht bis zehn Wochen lang bei 20 Sekunden stehen bleibt. Um den BOLT-Wert von 20 auf 40 Sekunden zu erhöhen, ist es notwendig, regelmäßig Sport zu treiben und dabei die Techniken aus diesem Buch zu nutzen. Bleiben Sie dran und verlieren Sie nicht den Mut, wenn Ihr BOLT-Ergebnis sich vorübergehend widerspenstig zeigt oder sogar

sinkt. Genießen Sie auch während solcher Durststrecken die Resultate, die Sie bereits mit der Steigerung auf 20 Sekunden erreicht haben.

- Ursachen für einen langsamen Fortschritt bei den BOLT-Werten können u. a. Lebensumstände wie Stress, zu viel Reden oder Krankheiten sein. Der Grad und die Dauer Ihrer gesundheitlichen Einschränkung beeinflussen Ihre Fortschritte im Hinblick auf den BOLT-Wert. Aber wie auch immer es momentan um Ihre Gesundheit bestellt ist: Es gibt immer Übungen, die Sie durchführen können, um weiterzukommen. Es lohnt sich dranzubleiben, denn schon mit einer geringen Erhöhung des BOLT-Wertes gehen viele positive gesundheitliche Effekte einher.
- Am exaktesten lässt sich der BOLT-Wert gleich nach dem Aufwachen ermitteln. Diese BOLT-Messung ist genauer, weil Sie Ihre Atmung während des Schlafes nicht bewusst beeinflussen können, deshalb basiert ein Testdurchlauf am frühen Morgen auf dem Atemzugvolumen, das Ihr Atemzentrum vorgibt.
- Ihr Ziel ist es, über einen Zeitraum von sechs Monaten einen morgendlichen BOLT-Wert von 40 Sekunden beizubehalten. Da unser moderner Lebensstil die BOLT-Werte negativ beeinflussen kann, ist es notwendig, dass sie den ganzen Tag über auf Ihre Atmung achten, um sicherzustellen, dass sie leicht und durch die Nase atmen. Integrieren Sie das Programm dieses Buches konsequent in Ihr Training und Ihren Alltag. Dies wird Ihnen helfen, einen hohen BOLT-Wert zu halten.

Nachfolgend finden Sie einige Übungsvorschläge, die sich für Ihren jeweiligen BOLT-Wert eignen (ein detaillierteres Programm finden Sie ab Seite 293).

BOLT-Wert bis 10 Sekunden:

- Übung zum Freimachen der Nase
- Konsequente Nasenatmung
- Seufzen und tiefe Atemzüge vermeiden

- Übung »Reduziert und richtig atmen« im Ruhezustand absolvieren
- Atemregeneration

BOLT-Wert zwischen 10 und 20 Sekunden:

- Atemregeneration, Übung zum Freimachen der Nase
- Konsequente Nasenatmung
- Seufzen und tiefe Atemzüge vermeiden
- Übung »Reduziert und richtig atmen« im Ruhezustand und beim Training absolvieren

BOLT-Wert zwischen 20 und 30 Sekunden:

- Atemregeneration, Übung zum Freimachen der Nase
- Konsequente Nasenatmung
- Übung »Reduziert und richtig atmen« im Ruhezustand und beim Training absolvieren
- Während eines schnellen Spaziergangs oder beim Joggen Höhentraining simulieren

BOLT-Wert ab 30 Sekunden:

- Konsequente Nasenatmung
- Übung »Reduziert und richtig atmen« im Ruhezustand und beim Training absolvieren
- Beim Joggen oder bei Sprints Höhentraining simulieren
- Simuliertes Höhentraining für Fortgeschrittene

Um es noch einmal zu wiederholen: Wenn Sie gesundheitliche Probleme oder einen BOLT-Wert von unter 10 Sekunden haben, versuchen Sie bitte nicht, den Atem anzuhalten, bis es nicht mehr geht. Der daraus folgende Kontrollverlust Ihrer Atmung könnte Ihren Zustand verschlimmern. Versuchen Sie bitte nicht, die Übung zum Freimachen der Nase oder eine Simulation von Höhentraining anzuwenden, es sei denn, Sie haben einen höheren BOLT-Wert als 10 Sekunden. Es wird auch empfohlen, einen BOLT-Wert von mindestens 20 Sekunden zu haben, bevor Sie beim Joggen oder Laufen versuchen, den Atem anzuhalten.

Den Körper entgiften

Wenn Sie das Programm dieses Buches absolvieren, ist es möglich, dass Sie eine Entgiftung Ihres Körpers herbeiführen. Der Grad der Entgiftung hängt von Ihrem BOLT-Wert und von Ihrem anfänglichen Gesundheitszustand ab. Generell gilt: Je höher Ihr BOLT-Wert und je gesünder Sie sind, desto weniger wahrscheinlich ist es, dass Sie einen Entgiftungsprozess wahrnehmen. Wenn Sie hingegen einen niedrigen BOLT-Wert haben und sich seit Jahren krank fühlen, wird sehr wahrscheinlich eine Entgiftung einsetzen. Denken Sie daran, dass eine Änderung des Atemzugvolumens in Richtung Normalzustand die Durchblutung und Sauerstoffversorgung Ihrer gesamten Körpergewebe verbessert – und ein besser funktionierender Organismus stößt Abfallprodukte leichter ab.

Es ist eine gute Sache, wenn eine Entgiftung stattfindet, denn es zeigt, dass sich Ihre Gesundheit verbessert und die positiven Auswirkungen spürbar werden. In der Regel verlaufen die Entgiftungsreaktionen mild und dauern zwischen mehreren Stunden und ein bis zwei Tagen.

Typische Entgiftungssymptome können sein:

- Erhöhter Wasserbedarf
- Appetitlosigkeit
- Schlechter Geschmack im Mund
- Vermehrte Stimmungsschwankungen
- Plötzliche Kopfschmerzen
- Erhöhte Schleimabsonderung aus der Lunge bei Asthmatikern
- Schnupfen mit laufender Nase, besonders bei körperlicher Anstrengung
- Durchfall

Ein wichtiges Element der Entgiftung ist der verminderte Appetit; deshalb ist es wichtig, nur zu essen, wenn man hungrig ist. Um die Intensität und Dauer der Entgiftungsprozesse zu verringern, sollten Sie während des Tages regelmäßig warmes Wasser trinken und mit den Atemreduktionsübungen fortfahren.

Im nächsten Abschnitt beginnen wir mit dem ersten Schritt zur Verbesserung Ihres BOLT-Wertes: der Nasenatmung. Wir werden uns mit den Funktionen der Nase beschäftigen, wie man sie frei bekommt, was die Nasenatmung für Ihre Gesundheit, beim Sport und in Ihrem Schlafzimmer bewirken kann.

KAPITEL 3

Die Nase ist zum Atmen da, der Mund zum Essen

Der erste Schritt, um das Atemzugvolumen zu verbessern und den BOLT-Wert zu erhöhen, besteht darin, sich auf das Wesentliche zu besinnen und zu lernen, wieder durch die Nase zu atmen – und zwar Tag und Nacht. Jedes Kind weiß, dass unsere Nase zum Atmen da ist und der Mund zum Essen. Wir sind gemacht, um durch die Nase zu atmen, und daran hat sich seit Hunderttausenden von Jahren nichts geändert.

Nur wenn unsere frühzeitlichen Vorfahren in gefährlichen Situationen waren, setzten sie die Mundatmung ein. So konnten sie größere Luftmengen aufnehmen und bereiteten so den Organismus auf intensive körperliche Aktivität vor.

Aus diesem Grund signalisiert die Mundatmung dem Organismus stets eine Notfallsituation, bei der die gleichen Kampf- oder Fluchtreaktionen ausgelöst werden wie bei unseren Vorfahren. Allerdings fehlt in der Folge die körperliche Anstrengung, durch die sich unser Betriebssystem wieder normalisieren könnte. Aus atemphysiologischer Sicht wird durch die Mundatmung die Brustatmung aktiviert, während die Nasenatmung zur Bauchatmung führt. Sie können den Unterschied wahrnehmen, wenn Sie sich vor einem Spiegel setzen und eine Hand auf Ihre Brust und die andere über Ihren Nabel legen. Sobald Sie bequem sitzen, atmen Sie durch den Mund ein und beobachten die Bewegungen Ihrer Hände. Als Nächstes vergleichen Sie Ihre Atembewegungen bei einem Atemzug durch Ihre Nase.

Die Brustatmung simuliert tendenziell eine Stressreaktion, während die Nasenatmung eine regelmäßige, ruhige und gleichmäßige Atmung unter Einsatz des Zwerchfells ermöglicht. Ein verbreiteter Irrglaube ist, für einen tiefen, korrekten Atemzug müsse man die Brust aufblähen und die Schultern anheben. Dies führt jedoch weder zu einer Tiefenatmung noch verbessert es die Sauerstoffversorgung des Körpers. Tatsächlich ist die Tiefenatmung bei Stress hilfreich, aber sie geht vom Bauch aus und ist sanft und leise – damit ist sie das genaue Gegenteil von den tiefen Atemzügen, die die meisten machen, um sich zu beruhigen.

Die Atmung durch den Mund aktiviert die Brustatmung, führt zu tieferen Atemzügen und kann zu einer verminderten Sauerstoffaufnahme des Blutes führen.[20] Es ist kein Wunder, dass gewohnheitsmäßige Mundatmer oft unter Energiemangel, Konzentrationsschwäche und Stimmungsschwankungen leiden. Falls Sie der Auffassung sind, dass ich zu negativ bin: Ich habe selbst mehr als zwanzig Jahre lang überwiegend durch den Mund geatmet und kenne die Auswirkungen nur zu gut. Außerdem sehe ich immer noch jedes Mal, wenn ich in den Spiegel schaue, das Resultat meiner jahrelangen falschen Atmung. Auch Zahnärzte und Kieferorthopäden haben die tiefgreifenden Veränderungen des Gesichts infolge gewohnheitsmäßiger Mundatmung dokumentiert: schmale Kiefer, schiefe Zähne, eingefallene Wangenknochen und eine Verkleinerung der Nasenhöhle.[21] Während die kieferorthopädische Behandlung und das Tragen von Zahnspangen unter Teenagern heute gang und gäbe ist, war es für unsere Vorfahren normal, breite Gesichter mit perfekt geformten Zähnen zu haben.

In den 1930er-Jahren untersuchte ein Zahnarzt namens Dr. Weston Price in verschiedenen Ländern und Zivilisationen die Ursache von Gesichtsveränderungen und schiefen Zähnen. Eine seiner Beobachtungen beim Besuch gälischer Menschen, die auf den Hebriden vor der Küste Schottlands lebten, war, dass Kinder zu Mundatmern wurden, nachdem die Eltern die traditionelle Ernährung mit Meeresfrüchten und Hafermehl auf die moderne Ernährung mit Weißmehlprodukten, Marmelade, Dosengemüse, gesüßten Fruchtsäften, Gelees und Süßspeisen umgestellt hatten.[22]

Die Entdeckung von Dr. Price unterstreicht den Zusammenhang zwischen moderner Ernährung und chronischer Überatmung. Stark industriell verarbeitete Lebensmittel sind schleim- und säurebildend. Über die gesamte Evolution hinweg bestand unsere Ernährung zu fünfundneunzig Prozent aus basenbildenden und zu fünf Prozent aus säurebildenden Lebensmitteln. Heute hat sich das Verhältnis umgekehrt: Unsere Ernährung besteht zu fünfundneunzig Prozent aus säure- und zu fünf Prozent aus basenbildenden Lebensmitteln.

Säurebildende Lebensmittel wie industriell verarbeitete Lebensmittel, Milchprodukte, Fleisch, Brot, Zucker, Kaffee und Tee stimulieren die Atmung. Eine natürliche Reaktion auf den erhöhten Atembedarf ist das Öffnen des Mundes, um mehr Luft aufzunehmen. Mit der Zeit passt sich das Gehirn an diese größere Luftzufuhr an, und das Überatmen wird zur Gewohnheit.

Auf der anderen Seite sind basenbildende Lebensmittel wie Obst und Gemüse sowie reines Wasser für den Körper leicht zu verwerten; es sind sozusagen »atemfreundliche« Lebensmittel. Doch obwohl diese Nahrungsmittel äußerst vorteilhaft sind, sage ich nicht, dass Sie Vegetarier werden müssen. Eiweiß ist ein wesentlicher Bestandteil einer gesunden Ernährung, und Fleisch eine natürliche, nährstoffreiche Eiweißquelle. Der wichtigste Aspekt bei der Umstellung Ihrer Ernährung ist es, industriell verarbeitete Lebensmittel und Fertigprodukte vom Speiseplan zu streichen. Sie nehmen in den Supermarktregalen zwar am meisten Platz ein, tun aber niemandem gut.

Die Nase ist eines der wichtigsten Organe des menschlichen Körpers. Als im 19. Jahrhundert der Künstler George Catlin durch Nordamerika reiste, bemerkte er, dass die indianischen Mütter der Atmung ihrer Kinder viel Aufmerksamkeit widmeten. Wenn das Baby zu irgendeinem Zeitpunkt den Mund öffnete, um zu atmen, drückte die Mutter sanft die Lippen des Babys zusammen, um die Atmung durch die Nase aufrechtzuerhalten. Catlin bemerkte auch, dass die Krankheitsquote unter den Indianern im Vergleich zu den europäischen Einwanderern sehr niedrig war. In seinem Buch *Shut Your Mouth and Save Your Life* schrieb Catlin: »Wenn ich eine arme Indianerin in der Wildnis sah, die ihr Kind von der Brust nahm und seine Lippen zusammendrückte, während es einschlief, dachte ich: Was für eine wunderbare Erziehung! So eine Mutter verdient es, das Kindermädchen eines Kaisers zu sein.« Im Kontrast dazu beschrieb Catlin, wie die Babys der europäischen Einwanderer in stickigen, heißen und unbelüfteten Räumen mit offenem Mund schliefen und nach Luft rangen.[23]

Die nasale Atmung ist bei vielen Tieren ein wesentlicher Bestandteil Ihrer Überlebens- oder Jagdtechniken. Der Gepard, der als schnellstes Landtier der Erde gilt, beschleunigt in nur drei Sekunden von null auf sechzig Meilen pro Stunde. Die meisten sportlichen, leistungsstarken Wagen können nicht so schnell beschleunigen, mit der bemerkenswerten Ausnahme des Supersportwagens Bugatti Veyron – allerdings kostet es Sie eine Million Dollar, in diesem Wagen das natürliche Beschleunigungsvermögen eines Geparden zu erleben.[24] Bei dieser unglaublichen Effizienz und Geschwindigkeit dauert es nicht lange, bis der Gepard seine Beute eingeholt hat, aber insbesondere bei der Jagd erweist sich die Aufrechterhaltung der Atmung durch die Nase als extrem vorteilhaft, da so den Gejagten als erstes die Luft ausgeht.

Der Hund ist wahrscheinlich das bekannteste Beispiel für ein Tier, das zeitweise durch den Mund atmet – Hunde hecheln an heißen Tagen oder nach einem langen Spaziergang, um sich Kühlung zu verschaffen. Aber zu allen anderen Zeiten atmet ein Hund durch die Nase und benutzt seinen Mund nur zum Fressen, Trinken und Bellen. Die Natur hat dafür gesorgt, dass die überwiegende Mehrheit der Landsäugetiere durch ihre Nase atmet, indem sie die Luftröhre so positioniert hat, dass der Nasenrachenraum direkt zur Lunge führt. Mit anderen Worten: Es ist für die meisten Tiere gar nicht so einfach, durch den Mund zu atmen.

Ähnlich ist es bei Säuglingen, aber nach einigen Monaten senkt sich die Luftröhre bis knapp unter den Zungenrücken ab, damit das Kind sowohl durch den Mund als auch durch die Nase atmen kann. Charles Darwin war von dieser Anpassung beim Menschen erstaunt; im Gegensatz zu den meisten Tieren sind beim Menschen die Öffnungen für den Transport der Nahrung zum Magen und der Luft zur Lunge nebeneinander angeordnet.[25] Diese parallele Position scheint ziemlich unpraktisch zu sein, da sie das Risiko erhöht, dass Lebensmittel in die falsche Röhre gelangen. Um das zu verhindern, ist ein komplizierter Schluckmechanismus erforderlich. Die Ursache dafür liegt wahrscheinlich in unserer Fähigkeit zu sprechen und zu schwimmen, da beide Handlungen eine bewusste Kontrolle über die Atmung erfordern. Hätte Darwin die negativen Auswirkungen der Mundatmung auf den Menschen untersucht, hätte er diese Fähigkeit zweifellos als einen viel schlimmeren Fehler in der Evolution unserer Spezies angesehen als das Risiko, beim Essen zu ersticken.

Der Rest des Tierreichs verlässt sich auf die Nasenatmung; Mundatmung tritt in der Regel nur als Anpassung innerhalb einer Spezies auf. Vögel zum Beispiel sind überwiegend Nasenatmer, abgesehen von Tauchvögeln wie Pinguinen, Pelikanen oder Tölpeln.[26] Im Normallfall weist es auf eine Krankheit oder Verletzung hin oder ist Ausdruck einer Notlage, wenn ein Tier durch den Mund atmet. Meerschweinchen und Kaninchen atmen auch bei starker Anstrengung durch die Nase und nur dann durch den Mund, wenn sie eine Atemstörung entwickelt haben.[27] Dasselbe gilt für alle Nutztiere, einschließlich Kuh, Schaf, Esel, Ziege und Pferd. Die Mundatmung dieser Tiere wäre ein klares Signal für einen Landwirt oder Tierhalter, dass etwas nicht stimmt. Die Erfahrung sagt dem Landwirt, dass eine Kuh oder ein Schaf, das bewegungslos mit ausgestrecktem Hals und offenem Mund dasteht, krank ist und es höchste Zeit ist, den Tierarzt anzurufen.[28]

Beim Nasenatmen gibt es keinen Unterschied zwischen Beutetier und Raubtier. Die nasale Atmung ist für Pferde und Rehe besonders vorteilhaft, da sie damit gleichzeitig weiden und atmen können, während ihr Geruchssinn sie auf herannahende Fressfeinde aufmerksam macht. Als gewohnheitsmäßiger Mundatmer wurde ich dagegen als Kind ermahnt, wenn ich zum Entsetzen meiner gut erzogenen Tischgenossen mit offenem Mund kaute. Im Gegensatz zum Pferd konnte ich nicht gleichzeitig durch die Nase atmen und essen. Und, anders als das Pferd, brachte mich schon ein leichtes Training vollkommen aus der Puste; gehen Sie hingegen einmal einen Tag auf die Pferderennbahn und werden Sie Zeuge, wie diese majestätischen Tiere mit Geschwindigkeiten von bis zu 50 Kilometern pro Stunde rennen und dabei durch die Nase atmen.

Um sich eine Vorstellung davon zu machen, wie groß unsere Nasenhöhle ist, fahren Sie mit der Zunge am Gaumen entlang nach hinten, bis es nicht mehr weiter geht. Sie werden überrascht sein zu hören, dass der Gaumen eigentlich unser Nasenboden ist. Was als Nase aus Ihrem Gesicht ragt, umfasst nur etwa dreißig Prozent des Nasenvolumens. Sie ist sozusagen die Spitze des Eisbergs: Die restlichen siebzig Prozent der Nasenhöhle ziehen sich tief in den Schädel hinein. Die Natur ist ausgesprochen intelligent und verschwendet keinen Platz; die Evolution hat durch den großen Anteil der Nasenhöhle in unserem Schädel die Bedeutung dieses Organs festgeschrieben.

Wenn Luft durch die Nase eintritt, wirbelt sie durch verschlungene Knochen mit schwammartiger Struktur, die sogenannten Nasenmuscheln. Hier wird die eingeatmete Luft zu einem gleichmäßigen Strom geformt und gesteuert. Die innere Nase mit ihren Höhlen, Gängen und Nasenmuscheln reguliert die Richtung und die Geschwindigkeit der Luft, sodass die Berührungsfläche maximiert wird, die mit einem ganzen Netz kleiner Arterien und Venen sowie der Schleimdecke besteht. Auf diese Weise wird die Einatemluft erwärmt, befeuchtet und sterilisiert, bevor sie in die Lunge gelangt. Dr. Maurice Cottle, der 1954 die American Rhinologic Society gründete, erklärte, dass die Nase mindestens dreißig Funktionen erfülle, und jede einzelne davon sei eine wichtige Ergänzung zu den Funktionen der Lunge, des Herzens und anderer Organe.[29] Dass die Nasenhöhle im Schädel so viel Raum einnimmt, zeigt, wie wichtig die Funktionen der Nase sind.

Um einen höheren BOLT-Wert zu erreichen und die sportliche Leistungsfähigkeit zu verbessern, ist es zwingend erforderlich, im Ruhezustand durchgängig die Nasenatmung zu praktizieren. Wenn Ihr BOLT-Wert unter 20 Sekunden liegt, ist die einzige Möglichkeit, eine Überatmung während des Trainings zu vermeiden, stets durch die Nase zu atmen. Eine Ausnahme kann lediglich in kurzen Phasen intensiver körperlicher Anstrengung gemacht werden. Ein derart intensives Training sollten Sie nur in Angriff nehmen, wenn Ihr BOLT-Wert über 20 Sekunden liegt.

Die Nase – ein wichtiges Organ

Im Yoga-Buch *The Science of Breath* von Yogi Ramacharaka, das vor mehr als hundert Jahren verfasst wurde, schreibt der Autor Folgendes über den Unterschied zwischen Nasen- und Mundatmung: »Eine der ersten Lektionen in der Yoga-Wissenschaft des Atems ist es zu lernen, wie man durch die Nasenlöcher atmet und die gängige Praxis des Mundatmens überwindet.«[30] Es scheint, dass sich in den letzten hundert Jahren wenig verändert hat – außer dass die Verbreitung der Mundatmung womöglich sogar zugenommen hat. Yogi Ramacharaka hebt die Vorteile der Nasenatmung hervor und mutmaßt, dass »viele der Krankheiten, denen der zivilisierte Mensch ausgesetzt ist, zweifellos auf diese verbreitete Gewohnheit der Mundatmung zurückzuführen sind«.

Hier eine kurze Zusammenfassung der Wirkungsweise der Nasenatmung:

- Die Nasenatmung setzt dem Luftstrom bei normalen Menschen etwa fünfzig Prozent mehr Widerstand entgegen als die Mundatmung, was zu einer um zehn bis zwanzig Prozent höheren Sauerstoffaufnahme führt.
- Das Atmen durch die Nase wärmt und befeuchtet die einströmende Luft. Ein Beispiel: 6 °C kalte Luft, die in die Nase eindringt, ist auf 30 °C erwärmt, wenn sie den hinteren Rachenraum erreicht. Wenn sie ihr Ziel – die Lunge – erreicht hat, hat sie eine angenehme Körpertemperatur von 37 °C.[31]
- Die Nasenatmung beseitigt eine beträchtliche Menge an Keimen und Bakterien aus der Atemluft.[32]
- Nasenatmung während des Trainings ermöglicht eine ausreichende Belastungsintensität, um einen aeroben Trainingseffekt zu erzeugen – gestützt auf die prozentuale Auslastung der Herzfrequenz und den prozentualen Anteil der VO_2max.
- Wie im nächsten Abschnitt besprochen, ist die innere Nase ein Reservoir für Stickstoffmonoxid (NO), ein wichtiges Gas zur Erhaltung unserer Gesundheit.[33]

Vergleichen Sie nun die oben genannten Vorteile mit den Auswirkungen der Mundatmung:

- Durch den Mund atmende Kinder haben ein größeres Risiko, eine vorgestreckte Kopfhaltung und eine Atemkapazitätsreduktion zu entwickeln.[34]

- Die Atmung durch den Mund trägt zur allgemeinen Dehydratation bei.
- Mundatmung während des Schlafes lässt uns mit einem trockenen Mund aufwachen. Ein trockener Mund steigert auch die Übersäuerung des Mundes und dies führt wiederum zu mehr Karies und Zahnfleischerkrankungen.[35]
- Mundatmung verursacht Mundgeruch durch eine veränderte Bakterienflora.[36]
- Die Atmung durch den Mund führt nachweislich zu einer deutlichen Zunahme des Schnarchens und der obstruktiven Schlafapnoe.[37]

Die Nase als Stickstoffmonoxidproduzent

Bis in die 1980er-Jahre wurde das Gas Stickstoffmonoxid (NO) ausschließlich als giftiger Stoff betrachtet, der Smog verursacht und schädlich für die Umwelt ist. Als dann der erste Artikel über die bedeutsame Rolle von Stickstoffmonoxid veröffentlicht wurde, fiel es der wissenschaftlichen Gemeinschaft schwer, sich vorzustellen, dass ein in der Außenwelt derart giftiges Gas im Körperinnern eine so wichtige Rolle spielen könnte.[38] Und obwohl sich die Medizin noch nicht besonders lange mit Stickstoffmonoxid befasst, gibt es mittlerweile mehr als Hunderttausend Forschungsarbeiten, die diesem Gas gewidmet sind. Diese hohe Zahl zeugt davon, wie NO die Aufmerksamkeit von Ärzten und Wissenschaftlern gleichermaßen auf sich gezogen hat.[39]

1992 wurde Stickstoffmonoxid von der Zeitschrift *Science* zum »Molekül des Jahres« gekürt. Es wurde als ein verblüffend schlichtes Molekül beschrieben, das Neurowissenschaft, Physiologie und Immunologie verbindet und der Wissenschaft hilft, die Kommunikation und die Abwehrstrategien der Zellen besser zu verstehen.[40]

1998 erhielten Robert F. Furchgott, Louis J. Ignarro und Ferid Murad den Nobelpreis für ihre Entdeckung, dass das Gas Stickstoffmonoxid als wichtiges Signalmolekül im Herz-Kreislauf-System dient.[41] Als ich in der Literatur das erste Mal auf die Vorteile von Stickstoffmonoxid stieß, war ich erstaunt angesichts der Tatsache, dass ein schlichtes Gas alle wichtigen Systeme und Organe beeinflussen, uns vor Krankheiten wie Krebs bewahren, die Lebenszeit verlängern und sogar die sexuelle Leistungsfähigkeit steigern konnte.[42]

Seltsamerweise scheint es, dass trotz seiner lebensverändernden Eigenschaften nur wenige Menschen außerhalb der Medizin dieses Gas und seinen enormen Nutzen für die Gesundheit kennen. Von den Hunderten von Menschen mit hohem Blutdruck, Herz-Kreislauf-Problemen, mit Asthma und anderen Krankheiten, mit denen ich gesprochen habe, war sich keiner der bedeutsamen Rolle von Stickstoffmonoxid bewusst.

Im Zusammenhang mit Nasenatmung und Atemübungen spielt Stickstoffmonoxid eine wichtige Rolle. Stickstoffmonoxid wird in der Nasenhöhle und in den Tausende Kilometer langen feinen Blutgefäßen im ganzen Körper produziert.

Wissenschaftliche Untersuchungen haben gezeigt, dass dieses außergewöhnliche Molekül in den Nasenatmungswegen freigesetzt wird und durch Nasenatmung in die unteren Atemwege und Lungen weitergeleitet wird.[43] In der renommierten Fachzeitschrift *Thorax* beschreiben das die Forscher J.M. Lundberg und E. Weitzberg vom schwedischen Karolinska-Institut: »Stickstoffmonoxid (NO) wird in den Nasenatmungswegen des Menschen freigesetzt. Während der Einatmung durch die Nase folgt dieses NO dem Luftstrom zu den unteren Atemwegen und den Lungen.«[44]

Die positiven Effekte von Stickstoffmonoxid auf unser Gefäßsystem sind weitgehend erforscht, sie haben durch prominente Vertreter der Medizin wie Dr. Mehmet Oz einige Popularität erfahren. Als Herz-Thorax-Gefäß-Chirurg vertritt Dr. Oz einen ganzheitlichen Gesundheitsansatz auf der Basis von gesunder Ernährung und Fitnesstraining. Da Dr. Oz die Bedeutung von Stickstoffmonoxid bei der Sauerstoffsättigung des Körpers kennt, empfiehlt er, vom Zwerchfell ausgehend einzuatmen, da das »Stickstoffmonoxid vom Nasenrachenraum und den Nasennebenhöhlen in die Lunge bringt. Dieses kurzlebige Gas weitet die unteren Atemwege und tut dasselbe mit den Blutgefäßen«.[45]

Die Atmung durch die Nase ist zwingend erforderlich, um die Vorteile von Stickstoffmonoxid zu nutzen, mit der Bauchatmung zu arbeiten und die Sauerstoffversorgung des Körpers zu maximieren. Stellen Sie sich die Nase als Speicher vor: Jedes Mal, wenn wir sanft und langsam durch die Nase atmen, tragen wir dieses wirkmächtige Molekül in die Lunge und in unser Blut, sodass es seine Arbeit im ganzen Körper verrichten kann. Bei der Mundatmung spielt dieses spezielle Gas keine Rolle, sodass uns die wichtigen positiven Effekte von Stickstoffmonoxid auf unser allgemeines Wohlbefinden entgehen.

Stickstoffmonoxid spielt eine wichtige Rolle bei der Gefäßregulation, also beim Engstellen und Weiten der Blutgefäße, bei der Homöostase (das ist die Art und Weise, wie der Körper ein stabiles physiologisches Gleichgewicht aufrechterhält, um am Leben zu bleiben), bei der Neurotransmission (Informationsübertragung) im Gehirn, der Immunabwehr und der Atmung. Es beugt hohem Blutdruck vor, senkt den Cholesterinspiegel, hält die Arterien jung und flexibel und verhindert ihr Verstopfen durch Ablagerungen und Gerinnsel. All dies reduziert das Risiko für Herzinfarkte und Schlaganfälle und damit für zwei der drei häufigsten Todesursachen in den USA.

Mit zunehmendem Alter verlieren die Blutgefäße ihre Elastizität und die Durchblutung im Körper nimmt ab. Es ist daher kein Zufall, dass mit zunehmendem Alter Zustände, die auf eine verminderte Durchblutung zurückzuführen sind – dazu gehört bei Männern auch die erektile Dysfunktion –, häufiger auftreten. Die Bedeutung von Stickstoffmonoxid für die Weitung der Blutgefäße wird deutlich, wenn man sich klar macht, dass dieses einfache Gas eine wichtige Rolle bei der Erektion des Penis spielt. Die Entdeckung dieses Zusammenhangs führte 1998 zur Produktion von Viagra, einem beliebten Medikament, das überall in den Medien thematisiert wurde und dem Hersteller einen Umsatz von Milliarden Dollar generierte.

Es gibt viele Gründe, um sich die Mundatmung anzugewöhnen, etwa die Wucherung der Nasenschleimhaut zu Nasenpolypen. Im Rahmen einer Studie an dreiundreißig Männern mit Nasenpolypen fanden die Wissenschaftler heraus, dass die erektile Dysfunktionen in dieser Gruppe signifikant häufiger auftraten.[46] Als die Männer operiert wurden, um die Polypen zu entfernen, und damit die Voraussetzungen für die Nasenatmung wieder geschaffen waren, ging die Störung zurück. Frauen profitieren in ähnlicher Weise von Stickstoffmonoxid, da das Gas eine vergleichbare Rolle in den weiblichen Genitalien spielt und hilft, die Libido zu erhöhen.[47] Könnte es sein, dass Nasenatmer mehr sexuelle Lust verspüren und ein erfüllteres Sexualleben haben als Mundatmer?

Neben dem positiven Effekt auf Ihr Sexualleben dient dieses einzigartige Gas durch seine viren- und bakterienabtötende Wirkung auch als Abwehrstoff gegen Mikroorganismen. Dadurch werden Krankheitsrisiken reduziert und der allgemeine Gesundheitszustand wird verbessert.[48]

Für Sportler, die ihre Leistungsfähigkeit optimieren wollen, ist besonders die Tatsache interessant, dass Stickstoffmonoxid eine zentrale Rolle bei der Weitung der in den Atemwegen eingebetteten glatten Muskelschicht spielt.[49] Offene Atemwege ermöglichen einen besseren Sauerstofftransfer von der und zur Lunge beim Training, während verengte Atemwege die sportliche Aktivität unangenehm und uneffizient machen – was letzten Endes die Leistung beeinträchtigt.

Die Produktion von Stickstoffmonoxid in den Nasennebenhöhlen kann durch einfaches Summen gesteigert werden. In einem Artikel, der im *American Journal of Respiratory and Critical Care Medicine* veröffentlicht wurde, beschrieben die Mediziner Weitzberg und Lundberg, wie das Summen die Stickstoffmonoxidkonzentration im Vergleich zur geräuschlosen Ausatmung um das Fünffache steigerte. Sie kamen zu dem Schluss, dass das Summen die Nebenhöhlenbelüftung und die Freisetzung von Stickstoffmonoxid in der Nase deutlich erhöht.[50]

Vor diesem Hintergrund verwundert es nicht, dass das Summen auch in bestimmten Meditationstechniken praktiziert wird. Bei der Bhramari (Bienenatmung) genannten Atemtechnik im Yoga nimmt man langsame, tiefe Atemzüge durch die Nase und summt bei jedem Ausatmen, um einen Klang zu erzeugen, der dem Summen einer Biene ähnelt. Auch wenn der naturwissenschaftliche Hintergrund für die Schöpfer dieser Atemtechnik ein Mysterium gewesen sein mag, ist das Gefühl der Gelassenheit, das sie erzeugt, ein deutlicher Beleg für ihre Wirksamkeit.

Übung zum Freimachen der Nase

Durch die Mundatmung werden die Blutgefäße in der Nase gereizt und vergrößert. Zusammen mit einer verstärkten Schleimabsonderung entsteht so das unangenehme Gefühl einer verstopften Nase. Dann ist es viel schwieriger, durch sie zu atmen, und damit wird die Gewohnheit, durch den Mund zu atmen, weiter verstärkt. Die fortdauernde Mundatmung führt zu einer dauerhaften Verstopfung der Nase – so schließt sich der Teufelskreis.

Nasale Obstruktion (behinderte Nasenatmung) ist eines der Hauptsymptome der allergischen Rhinitis; unzählige Menschen in der westlichen Welt sind täglich davon betroffen. Die bekanntesten Behandlungsmethoden sind die Vermeidung der Allergene (z. B. Pollen) und die Verwendung abschwellender Mittel, steroidhaltiger Nasensprays, von Antihistaminika oder Allergiespritzen, die zwar die Symptome ausschalten, aber nur so lange wirken, wie die Behandlung andauert.

Vor einigen Jahren interessierte sich der Hals-Nasen-Ohren-Arzt Professor John Fenton von der Universität Limerick für meine Arbeit, nachdem seine Patienten nach dem Besuch einer meiner Kurse von einem erheblichen Rückgang ihrer nasalen Beschwerden berichteten. Auf seine Veranlassung hin wurde eine Studie in Auftrag gegeben, um die Auswirkungen einer Atemreduktion tiefergehend zu untersuchen. Sie ergab eine Verringerung der Symptome (z. B. verstopfte Nase, eingeschränkter Geruchssinn, Schnarchen, erschwerte Nasenatmung, Schlafstörungen und Mundgeruch) um erstaunliche siebzig Prozent.[279]

Nun folgt eine der Übungen, die ich den Teilnehmern der Studie beigebracht habe. Bitte führen Sie diese Übung nicht aus, wenn Ihr BOLT-Wert unter 10 Sekunden liegt, oder wenn Sie einen hohen Blutdruck oder andere Herz-Kreislauf-Probleme haben, an Diabetes oder anderen ernsten gesundheitlichen Einschränkungen leiden oder wenn eine Schwangerschaft besteht. Wie alle Atemübungen sollte auch die Übung zum Freimachen der Nase nicht direkt nach dem Essen durchgeführt werden.

- Nehmen Sie einen kleinen, geräuschlosen Atemzug durch die Nase und atmen Sie ebenso geräuschlos und leicht durch die Nase aus.
- Halten Sie die Nase mit den Fingern zu, um die Luft anzuhalten.
- Gehen Sie so viele Schritte wie möglich mit angehaltenem Atem. Versuchen Sie, einen mittleren bis starken Luftmangel aufzubauen, ohne es zu übertreiben.
- Wenn Sie die Atmung wieder aufnehmen, tun Sie dies nur durch Ihre Nase. Versuchen Sie, Ihren Atem sofort wieder zu beruhigen.
- Nach der Wiederaufnahme der Atmung wird Ihr erster Atemzug wahrscheinlich volumenreicher als normal sein. Achten Sie darauf, dass Sie Ihre Atmung so schnell wie möglich beruhigen, indem Sie den zweiten und dritten Atemzug unterdrücken.
- Sie sollten in der Lage sein, die normale Atmung innerhalb von zwei oder drei Atemzügen wiederherzustellen. Wenn Ihr Atem unregelmäßig oder schwerer als üblich ist, haben Sie die Luft zu lange angehalten.
- Warten Sie ein oder zwei Minuten, bevor Sie den Atem erneut anhalten.
- Um sich auf das längere Atemanhalten vorzubereiten, gehen Sie die ersten Wiederholungen locker an und erhöhen Sie die Anzahl Ihrer Schritte bei jedem Durchgang etwas.
- Wiederholen Sie die Übung insgesamt sechsmal. Sie werden im Anschluss ein relativ starkes Verlangen nach Luft verspüren.

In der Regel macht diese Übung die Nase sogar dann frei, wenn Sie Schnupfen haben. Allerdings wird sich die Nase sehr wahrscheinlich wieder verstopft anfühlen, sobald die Wirkung der Atempause wieder nachlässt. Indem Sie die Anzahl der Schritte, die Sie mit angehaltenem Atem gehen können, nach und nach erhöhen, werden Sie feststellen, dass sich das Resultat verbessert. Wenn Sie in der Lage sind, insgesamt achtzig Schritte mit angehaltenem Atem zu gehen, wird Ihre Nase frei bleiben. Achtzig Schritte sind ein realistisches Ziel, und Sie können davon ausgehen, dass Sie jede Woche zehn Schritte mehr gehen können.

Jede Woche unterrichte ich diese Übung in Gruppen mit fünf- bis zehnjährigen Kindern, von denen viele gravierende Atembeschwerden haben. Innerhalb von zwei bis drei Wochen sind die meisten Kinder in der Lage, sechzig Schritte mit angehaltenem Atem zu gehen, einige Kinder schaffen schnell bis zu achtzig Schritte. Probieren Sie es aus und sehen Sie selbst, wie Sie vorankommen.

Wenn Ihre Nase regelmäßig verstopft ist, werden Sie bald feststellen, dass es Ihnen leichterfällt, durch die Nase zu atmen, wenn Sie diese Übung anwenden. Sie werden keine rezeptfreien Nasensprays, Antihistaminika oder steroidhaltigen Präparate mehr benötigen!

Indem Sie den Atem anhalten, erhöhen Sie die Konzentration von Stickstoffmonoxid in Ihren Nasennebenhöhlen stark, was eine Erweiterung der Nasengänge und eine ruhige, leichte Atmung durch die Nase ermöglicht.

Die Atemübungen im nächsten Kapitel werden Ihre Fähigkeit, den Atem anzuhalten, weiter verbessern. Das wird Sie noch freier durch die Nase atmen lassen.

Nächtliche Nasenatmung

Der Schlafbedarf pro Nacht variiert von Person zu Person. Die britische Premierministerin Margaret Thatcher soll mit nur vier Stunden Schlaf ausgekommen sein, aber die meisten von uns brauchen sieben bis acht Stunden guten Schlafes, um für den Tag gerüstet zu sein. Wenn wir Mühe haben einzuschlafen oder wenn der Schlaf durch Schnarchen oder Schlafapnoe gestört wird, kommen wir morgens schlecht aus dem Bett – und Schlafmangel beeinträchtigt die Konzentration, trübt die Stimmung und kann selbst die einfachsten Aktivitäten erschweren. Selbst wenn wir die ganze Nacht hindurch ruhig schlafen, kann die Schlafqualität durch Mundatmung und schwere Atmung gemindert werden. Dann wachen wir trotzdem abgeschlagen und mit einem trockenen Mund auf.

Die fünfzigjährige Annette schilderte mir, dass sie kaum jemals acht Stunden ohne Unterbrechung durchschlief. Seit ihre Kinder klein waren, sah ihr Schlafmuster folgendermaßen aus: Zunächst lag sie mehrere Stunden lang wach und versuchte einzuschlafen. Es folgten ein paar Stunden leichten Schlafes, und gegen drei Uhr morgens wachte sie wieder auf. Die nächsten zwei Stunden verbrachte sie erneut mit dem Versuch einzuschlafen, bis sie schließlich aufstehen musste, um ihrer täglichen Arbeit nachzugehen – frustriert und erschöpft.

Wie Annette bin auch ich viele Jahre lang müde und mit einem Gefühl der Abgeschlagenheit aufgewacht und konnte mich den ganzen Tag über schlecht konzentrieren. Der Schlüssel zur Verbesserung meiner Schlafqualität war unglaublich einfach: Ich musste nur lernen, meinen Mund während des Schlafes geschlossen zu halten. Da wir uns nicht bewusst sind, wie wir nachts atmen, ist der einzige sichere Weg, durch die Nase zu atmen, ein dünnes Papierklebeband über den Lippen zu tragen, das verhindert, dass der Mund aufklappt. Und genau das habe ich Annette empfohlen. Wenn Sie kein Klebeband verwenden möchten, weil sie sich damit unwohl fühlen, kann ein Anti-Schnarchgurt eine gute Alternative sein; er verhindert, dass der Unterkiefer im Schlaf nach unten klappt. Anti-Schnarchgurte werden häufig bei obstruktiver Schlafapnoe eingesetzt.

Der auf die eine oder andere Weise verschlossene Mund stellt sicher, dass Sie in den Genuss der positiven Effekte der richtigen Atmung während des Schlafes kommen. Sie können schneller einschlafen, länger durchschlafen und wachen energiegeladen auf. Auf der Grundlage meiner eigenen Erfahrung kann ich die Verwendung von speziellem medizinischen Klebeband empfehlen – es ist einfach zu handhaben, hypoallergen, leicht, atmungsaktiv und problemlos erhältlich. Damit sich das Klebeband am Morgen leichter entfernen lässt, drücken Sie es vor dem Aufbringen ein paar Male leicht gegen den Handrücken, um einen Teil des Klebers zu entfernen. Reißen Sie ein etwa zehn Zentimeter langes Stück Klebeband ab, formen Sie an beiden Enden eine Lasche, trocknen Sie Ihre Lippen, schließen Sie Ihren Mund und platzieren Sie das Klebeband horizontal über die Lippen.

Anfangs hatte Annette Vorbehalte gegen die Verwendung des Klebebandes, obwohl sie eigentlich bereit war, alles zu versuchen, was ihren Schlaf verbessern und ihr ihre Energie zurückgeben könnte. Zunächst fand sie es unangenehm, ihren Mund mit Klebeband zuzukleben. Sie bemerkte, dass sie aufgrund dieser negativen Gefühle sogar begann, stärker zu atmen, wenn sie es benutzte. Deshalb trug sie das Klebeband zunächst ein paar Tage lang für kurze Zeiträume von zwanzig Minuten bei normalen häuslichen Tätigkeiten. Dies half ihr, sich zu daran zu gewöhnen, durch die Nase zu atmen und ihre Befürchtungen angesichts des Schlafens mit dem Klebeband auf dem Mund zu überwinden.

Nach dieser kurzen Eingewöhnungsphase war Annette entschlossen, die Technik anzuwenden, um ihre Schlafqualität zu verbessern. Sie ging zu ihrer gewohnten Zeit zu Bett und war überrascht, festzustellen, dass sie das Tragen des Klebebandes sogar als angenehm empfand. Sobald sie das Klebeband auf dem Mund fixierte, war es fast wie ein Signal zum Einschlafen. In dieser Nacht schlief Annette tiefer als üblich, und obwohl sie an den ersten beiden Tagen ohne das Klebeband aufwachte, fühlte sie sich ausgeruhter. Am dritten Tag ging sie um 22:00 Uhr zu Bett, dem Mund mit dem Klebeband verschlossen, und schlief wie ein Baby bis 9:53 Uhr. Annette erzählte mir aufgeregt, dass es das erste Mal seit Jahren war, dass sie richtig fest geschlafen hatte, und sie war erstaunt darüber, so munter und energiegeladen aufzuwachen.

Im Laufe der Jahre habe ich Tausende von Menschen dazu gebracht, die Klebebandmethode anzuwenden – mit unglaublichen Resultaten. Solange man nachts nicht ruhig und entspannt durch die Nase atmet, hat man keine Ahnung, wie sich guter Schlaf anfühlt. Nachts den Mund mit Klebeband zuzukleben ist eine einfache, aber sehr wirkungsvolle Technik – und auch, wenn es Ihnen anfangs vielleicht etwas merkwürdig erscheint: Es lohnt sich, sich daran zu gewöhnen.

Tragen Sie das Band so lange, bis Sie es ohne Hilfestellung schaffen, nachts durch die Nase zu atmen. Wie lange das dauert, ist bei jedem Menschen unterschiedlich, aber im Allgemeinen reicht es aus, das Klebegand über einen Zeitraum von etwa drei Monaten zu tragen, um zur Nasenatmung während des Schlafes zurückzukehren. Wenn Sie durch die Nase atmen, ist Ihr Mund beim Aufwachen natürlich befeuchtet. Ist Ihr Mund nach dem Erwachen trocken, wissen Sie, dass er während des Schlafes geöffnet war. Wenn ein Kind auf einem Auge schwächer sieht, wird oft empfohlen, das gute Auge vorübergehend mit einem Pflaster abzudecken. Das trainiert das Gehirn dabei, das schwächere Auge zu stärken und das normale Sehen wiederherzustellen. Auf die gleiche Weise wird Ihr Körper durch das Tragen des Klebebands über den Lippen allmählich trainiert, tagsüber wie nachts durch die Nase zu atmen. Wenn Sie auf diese Weise sicherstellen, dass Sie im Schlaf acht Stunden lang durch die Nase atmen, wird sich Ihr Atemzentrum bald problemlos umgewöhnen und ihre Atmung so regulieren, dass Sie zu einem gesünderen Atemzugvolumen gelangen.

KAPITEL 4

Reduziert und richtig atmen

Seit Jahrtausenden betonen die Meister der alten Künste des Yoga, Tai-Chi und Qigong die Bedeutung der geräuschlosen, sanften und leichten Atmung. Vor Kurzem hatte ich das Vergnügen, die Tai-Chi-Meisterin Jennifer Lee in London zu treffen. Jennifer Lee hat den siebten Dan erreicht und wurde bei den internationalen Wushu-Meisterschaften 2009 in Hongkong und Hainan, China, in zehn Kategorien mit Gold ausgezeichnet. Im Rahmen unseres Austausches kam Jennifer Lee auf die Ähnlichkeiten unserer Arbeit zu sprechen. Sie erklärte, dass die Juroren bei Tai-Chi-Turnieren besonders darauf achten, ob sie die Atmung bei den Wettkämpfern wahrnehmen können; wenn die Atmung deutlich sichtbar ist, erfolgt ein Punktabzug. Ohne die Hintergrunde zu kennen – nur auf der Grundlage der Tatsache, dass das Wissen von Generation zu Generation weitergegeben wurde – praktiziert Jennifer Lee eine Atemübung, die unserer Atemreduktionsübung, die ich Ihnen im Folgenden detailliert vorstellen werden, sehr ähnlich ist. Es ist kein Zufall, dass Jennifer Lees Atmung mustergültig war. Sie atmete aus dem Bauch, fein und mühelos und für das Auge nahezu unsichtbar. Ich habe vielen Menschen beim Atmen zugesehen –Tausenden –, und ohne jeden Zweifel verfügt die Tai-Chi-Meisterin Jennifer Lee über die vollkommenste Atmung, die ich je gesehen habe.

Der angesehene Qi-Gong- und Tai-Chi-Meister Chris Pei erklärt, dass die Atmung im Zentrum des chinesischen Chi- oder Qi-Konzepts stehe:

»Im Grunde gibt es drei Stufen der Atmung. Die erste ist es, so fein zu atmen, dass eine Person, die neben dir steht, dich nicht atmen hört. Die zweite Stufe ist es, so fein zu atmen, dass du dich selbst nicht atmen hörst. Und die dritte Stufe ist es, so fein zu atmen, damit du nicht fühlst, dass du atmest.«[51]

Diese Philosophie des anstrengungslosen Atmens findet sich auch bei traditionellen Lehrern des indischen Yoga und der traditionellen chinesischen Medizin wieder. Ich benutze den Begriff »traditionell«, um Praktizierende, die eine tiefe Kenntnis über die Atmung und ihren Einfluss auf die Physiologie haben, von denen zu unterscheiden, die nicht über dieses Wissen verfügen. Anders als viele moderne westliche Yogalehrer, die die Schüler anweisen, tief und schwer zu atmen, um Giftstoffe aus dem Körper auszuleiten, wissen traditionelle Lehrer, dass weniger mehr ist, wenn es um die Atmung geht. Die traditionelle chinesische Lehre des Taoismus beschreibt die ideale Atmung treffend als »so sanft, dass die feinen Haare in den Nasenlöchern unbewegt bleiben«[52]. Nachhaltige Gesundheit und innere Ruhe erreichen Sie, wenn Ihre Atmung ruhig, mühelos, rhythmisch und weich ist, durch die Nase und aus dem Bauch heraus erfolgt und nach der Ausatmung sanft pausiert. Diese Art der Atmung war für uns Menschen vollkommen natürlich, bis das moderne Leben alles veränderte.

Der amerikanische Comedian Lavell Crawford – ein ziemlich großer und damals darüber hinaus auch noch beleibter Mann – erntete viel Gelächter von seinem Publikum, als er die Geschichte eines kleinen Jungen erzählte, der ihn auf der Straße ansprach und fragte: »Du bist so dick – wie viele Mägen hast du?« Darauf folgte schnell die nächste Frage: »Warum schnaufst du so, hast du Asthma oder so?« Während die Manieren des Kindes sicher zu wünschen übrig ließen (ein Umstand, dem sich Crawford bei diesem Auftritt widmete), lag es im Hinblick auf die Problematik des schweren, sichtbaren Atmens absolut richtig.[53]

Dass so viele Menschen so tief Luft holen, beruht auf dem Irrglauben, dass mehr Atemluft den Sauerstoffgehalt des Blutes erhöhe. Da arterielles Blut bei normaler, gesunder Atmung jedoch bereits fast vollständig mit Sauerstoff gesättigt ist (zwischen fünfundneunzig und neunundneunzig Prozent), ist dieses tiefe Luftholen absolut überflüssig.

Traditionelle Lehrer schaffen nichts wesentlich Neues. Aber sie leisten einen wichtigen Beitrag zur Überwindung der negativen Einflüsse, denen unsere Atmung durch industriell verarbeitete Nahrungsmittel, Stress, übermäßiges Reden, stickige Luft und den Irrglauben an die Vorzüge tiefer Atemzüge ausgesetzt ist. Traditionelle Yogalehrer haben durch ihre Praxis eine hohe Toleranz gegenüber Kohlendioxid entwickelt – manche zu einem so hohen Grad, dass sie eine ganze Stunde lang mit einem ruhigen Atemzug pro Minute auskommen![54] Diese beeindruckende Effizienz der Atmung erfordert ruhiges, sanftes Atmen und einen hohen BOLT-Wert. Und genau darauf zielt das Programm dieses Buches ab, um Ihre Atmung wieder zu ihren natürlichen Grundlagen zurückzuführen. Es nutzt dabei die Weisheit und die altbewährten Prinzipien unserer Vorfahren, die auch von diesen traditionellen Lehrern bewahrt werden.

Was ist tiefes Atmen?

Manchmal hat ein- und dasselbe Wort für verschiedene Menschen unterschiedliche Bedeutungen. Nehmen wir als Beispiel das Wort »tief«: Tief kann als ein Maß verstanden werden, das »weit von oben entfernt« ist. Aber der Begriff ist nicht immer eindeutig. Der Boden des tiefen Endes eines Schwimmbeckens ist ganz offensichtlich weiter von der Wasseroberfläche entfernt als der Boden des flachen Endes. Doch wenn das Wort »tief« im Zusammenhang mit dem Einatmen verwendet wird, kann das sehr unterschiedlich interpretiert werden. Die Anweisung zum tiefen Atmen wird normalerweise von Stressberatern, Yogalehrern und Sporttrainern gegeben, was dazu führt, dass der Kursteilnehmer einen großen Atemzug nimmt, häufig durch den offenen Mund und mit geweitetem Brustkorb. Eine solche Atmung ist sowohl volumenreich als auch flach, aber nicht tief. Diese Art der Atmung ist das absolut Verkehrteste, was Sie tun können, wenn Sie das Ziel verfolgen, ihren Körper besser mit Sauerstoff zu versorgen.

Wenn wir im Zusammenhang mit tiefer Atmung jedoch die Definition »von weit oben hinunter« verwenden, bezieht sich das »oben« auf die obere Lunge oder den oberen Brustkorb. Ein tiefer Atemzug würde dann also bedeuten, in die ganze Tiefe der Lunge zu atmen. Dazu gehört der Einsatz des wichtigsten Atemmuskels, des Zwerchfells, das den Brustkorb vom Bauchraum trennt. Im Ruhezustand atmen gesunde Tiere und Babys von Natur aus tief und lautlos. Bei jedem Ein- und Ausatmen dehnt sich der Bauchraum sanft aus und zieht sich zusammen. Der Vorgang erfolgt ohne jede Anstrengung, der Atem ist ruhig, regelmäßig und, was noch wichtiger ist, er strömt durch die Nase. Wenn Sie wissen möchten, was gutes Atmen ausmacht, beobachten Sie die Atmung eines Säuglings oder eines gesunden Haustieres, dessen Atmung durch die Auswirkungen unserer modernen Lebensweise noch nicht beeinträchtigt wurde.

Um Luft tief in die Lunge aufzunehmen, ist es gar nicht nötig, einen großen, volumenreichen Atemzug zu machen, da selbst die leisesten, feinsten Atemzüge das Zwerchfell aktivieren. Wenn Sie im Ruhezustand durch die Nase in den Bauchraum atmen, sollte der Atem weder hörbar noch sichtbar sein. Im Gegensatz dazu ist das »tiefe« Überatmen durch den Mund deutlich zu hören und veranlasst den Brustkorb, sich sichtbar zu heben und zu senken. Tief in die Lungen kommt die Luft dabei jedoch nicht.

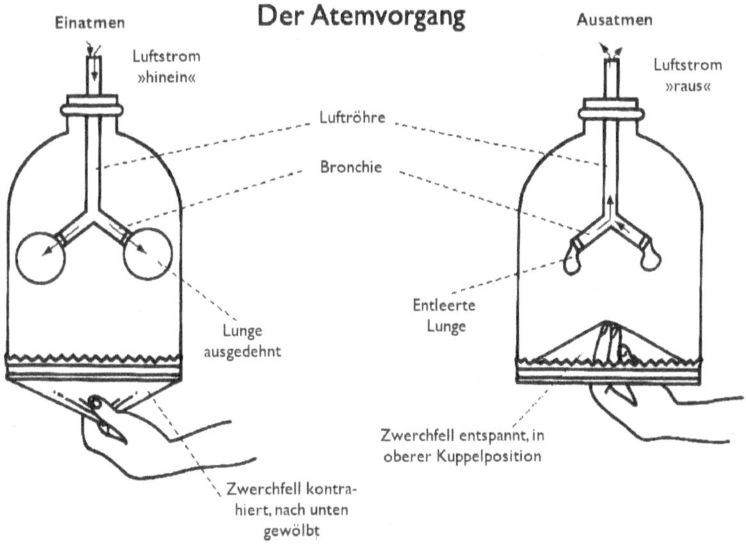

Glasglocken-Experiment »Wie wir atmen«

Das Zwerchfell

Das Zwerchfell ist eine kuppelförmige Muskelschicht, das den Brustraum samt Lunge und Herz vom Bauchraum mit den übrigen Organen wie Darm, Magen, Leber und Nieren trennt. Das Zwerchfell ist unser Hauptatemmuskel und ermöglicht es uns bei korrekter Atmung, tief und effizient zu atmen. Bei schlechten Atemgewohnheiten nutzen wir die Möglichkeiten des Zwerchfells nicht aus, sondern atmen ineffizient und zu intensiv im oberen Brustbereich. Um das Zwerchfell zu lokalisieren, legen Sie Ihre Hände unterhalb des Brustkorbs auf Ihren Bauch und bewegen Sie die Hände an den Rippen entlang etwas zu den Körperseiten. Als Daumenregel kann man sagen, das Zwerchfell befindet sich etwa auf Höhe des vierten Hemdknopfes von oben.

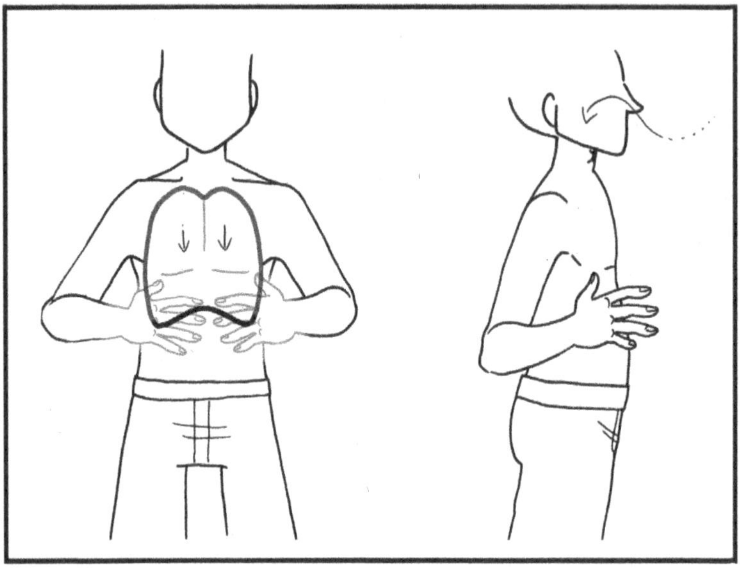

Einatmen – der Bauch wölbt sich sanft nach außen

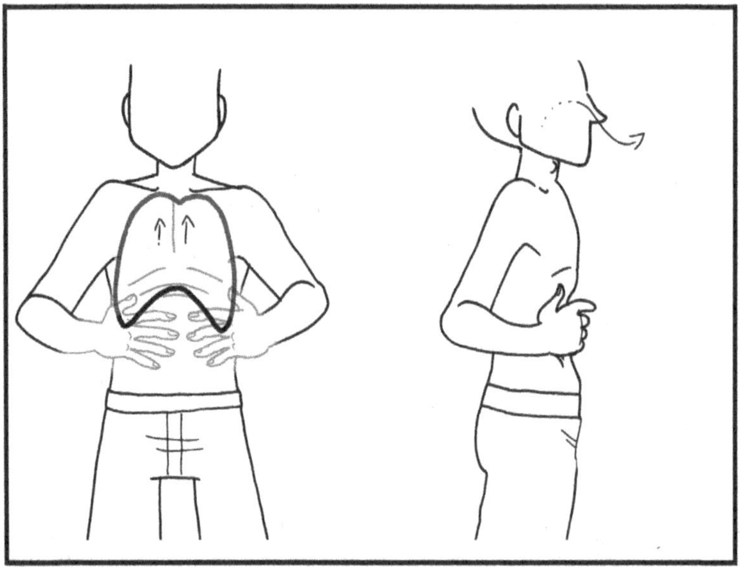

Ausatmen – der Bauch bewegt sich sanft nach innen

Die Bauchatmung ist schon allein aufgrund der Form unserer Lungen effizienter. Da sie oben schmal sind und sich nach unten verbreitern, sind die unteren Lungenlappen stärker durchblutet als die oberen. Bei der schnellen Brustatmung von Menschen, die chronisch hyperventilieren, gelangt die Luft nicht in die unteren Lungenpartien. Das begrenzt die Sauerstoffmenge, die ins Blut abgegeben werden kann, stark – ein größerer CO_2-Verlust ist die Folge. Darüber hinaus aktiviert die Brustatmung unseren Kampf- oder Fluchtreflex, sodass das Stresslevel steigt und wir beginnen, noch heftiger zu atmen.

Beobachten Sie einmal Ihre eigene Atmung, wenn Sie gestresst sind, oder die Atmung von Verwandten, Freunden oder Kollegen, wenn diese unruhig sind. Sie werden sehen, dass diese Art der Atmung in der Regel im Brustkorb stattfindet und mit einer höheren Frequenz einhergeht als normal. Unter Stress neigen wir zum Hyperventilieren und gehen dazu über, durch den Mund zu atmen. In gestresstem Zustand ist unser Atem beschleunigt, deutlich zu hören und erzeugt sichtbare Bewegungen; außerdem neigen wir unter Stress zu vermehrtem Seufzen. Viele Menschen atmen aus Gewohnheit auf diese Weise, in jeder Minute und jeder Stunde des Tages, sodass sie in einem ständigen Kampf-oder-Flucht-Zustand sind und einen hohen Adrenalinspiegel haben. Solange sie ihren Patienten nicht zuallererst helfen, ihre dysfunktionale Atmung in den Griff zu bekommen, wird auch die Arbeit der besten Stressberater, Psychologen und Psychotherapeuten schnell an ihre Grenzen stoßen. Gestresste und ängstliche Patienten können nur dann Fortschritte machen, wenn sie ihre ungünstigen Atemgewohnheiten verändern.

Hingegen finden wir bei gesunden Menschen, die entspannt und relativ stressfrei sind, eine Atmung, die im Bauch stattfindet: Sie erfolgt langsam, sanft, ruhig, regelmäßig, relativ unauffällig, leise und durch die Nase. Um diese Art der Atmung zu erreichen und die negativen Auswirkungen gestressten Hyperventilierens zu reduzieren, ist es wichtig, das parasympathische Nervensystem unseres Körpers zu aktivieren. Damit kommen wir in einen Zustand der Entspannung. Dazu ist es notwendig, dass Sie Ihre Atemgewohnheiten verändern und das Zwerchfell korrekt nutzen. Vermeiden Sie Seufzen, schnelles, hechelndes Atmen und Mundatmung und gewöhnen Sie sich an, langsam, sanft, entspannt, ruhig und leise durch die Nase zu atmen. So sollten Sie im Ruhezustand zu jeder Tages- und Nachtzeit atmen. Innerhalb kürzester Zeit werden Sie feststellen, dass Sie sich gelassener und energiegeladener fühlen und besser schlafen können. Die positiven Auswirkungen der Bauchatmung werden Ihre Gesundheit, einschließlich Ihrer sportlichen Leistungsfähigkeit, von Grund auf verändern.

Ein weiterer Vorteil der Bauchatmung ist, dass sie das Lymphsystem unterstützt. Das lymphatische System ist, vereinfacht gesagt, eine Art Kanalisationssystem des Körpers und sorgt für den Abtransport von Abfällen und überschüssiger Flüssigkeit. Da das Lymphsystem keinen Motor hat, um diese Stoffe aus dem Körper zu pumpen, ist es auf die Bewegungen der Muskeln einschließlich des Zwerchfells angewiesen. Während der Bauchatmung wird Lymphflüssigkeit durch die Blutbahn gesogen. Das neutralisiert und zerstört abgestorbene Zellen, reduziert Flüssigkeitseinlagerungen und regt die Entgiftung des Körpers an.

Durch die Bauchatmung verbessert sich die Durchblutung, die Sauerstoffzufuhr zu den arbeitenden Muskeln wird erhöht, und durch Hyperventilieren entstandene Angstsymptome werden gelindert. Die Rückkehr zu dem natürlichen und effizienten Atemmuster, mit dem Sie zur Welt kamen, verbessert Ihren gesundheitlichen Zustand und maximiert Ihr sportliches Potenzial. Nutzen Sie die folgende Übung, um die Bauchatmung im Ruhezustand und während körperlicher Anstrengung zu trainieren, bis sie Ihnen in Fleisch und Blut übergeht. Da das Ziel des Programms dieses Buches darin liegt, Sie zu einer leichten, anstrengungslosen Bauchatmung mit einem hohen BOLT-Wert zurückzuführen, bildet die nachfolgende Übung das Fundament, auf dem alle weiteren Übungen aufbauen.

Reduziert und richtig atmen

(Eine Version dieser Übung für Fortgeschrittene finden Sie auf Seite 281, dieses Buches.)

Während des Atemprozesses wird Sauerstoff in die Lunge gesogen und überschüssiges Kohlendioxid ausgeatmet. Das Atemzentrum im Gehirn überwacht kontinuierlich den pH-Wert des Blutes, den Kohlendioxid- und (mit nachgeordneter Priorität) den Sauerstoffgehalt. Wenn der Anteil an Kohlendioxid im Blut den Soll-Wert übersteigt, übermittelt das Atemzentrum an die Atemmuskulatur den Impuls zu atmen, um das überschüssige Gas loszuwerden. Wenn wir über Stunden oder Tage hinweg hyperventilieren, wie das bei chronischem Stress der Fall ist, stellt sich das Atemzentrum allerdings auf eine geringere Toleranz gegenüber Kohlendioxid ein. Dies führt dazu, dass das Atemzentrum die Atemfrequenz steigert – mit dem Ergebnis, dass wir uns das Hyperventilieren angewöhnen und bei körperlicher Anstrengung Atemnot verspüren. Sie führen diese Übung richtig durch, wenn Sie Ihre Atmung verlangsamen und so weit reduzieren, dass ein noch gut erträglicher Lufthunger entsteht. Dieser Lufthunger ist ein Zeichen für die Ansammlung von Kohlendioxid im Blut. Ziel der Übung ist es, das Atemzentrum so neu einzustellen, dass die CO_2-Toleranzschwelle sich wieder normalisiert. Um den Vorgang zu unterstützen, ist es hilfreich, mit den Händen sanften Druck auf Brust und Bauch auszuüben. Versuchen Sie, den Lufthunger über eine Dauer von vier bis fünf Minuten aufrechtzuerhalten.

Um diese Übung durchzuführen, kann es sehr hilfreich sein, sich vor einen Spiegel zu setzen, in dem Sie Ihre Atembewegungen beobachten können.

- Setzen Sie sich aufrecht und mit entspannten Schultern hin. Stellen Sie sich eine Schnur vor, die an ihrem Hinterkopf befestigt ist und ihn sanft nach oben zieht. Dabei spüren Sie, wie sich der Abstand zwischen Ihren Rippen allmählich vergrößert.

- Legen Sie die eine Hand auf Ihre Brust und die andere direkt über Ihren Bauchnabel.
- Fühlen Sie, wie sich Ihr Bauch beim Einatmen sanft nach außen wölbt und beim Ausatmen leicht nach innen.
- Üben Sie, während Sie atmen, mit den Händen sanften Druck auf Bauch und Brust aus, um einen Widerstand herzustellen.
- Atmen Sie gegen den Druck der Hände und konzentrieren Sie sich darauf, die Tiefe der einzelnen Atemzüge nach und nach zu verringern.
- Nehmen Sie mit jedem Atemzug weniger Luft auf, als Sie das Gefühl haben, aufnehmen zu müssen. Lassen Sie das Einatmen leichter und kürzer werden.
- Verlangsamen und reduzieren Sie sanft und schonend Ihre Atembewegungen, bis Sie einen deutlichen Atemdrang verspüren.
- Atmen Sie entspannt aus. Lassen Sie bei jedem Ausatmen die natürliche Elastizität Ihrer Lunge und Ihres Zwerchfells wirken. Stellen Sie sich einen Ballon vor, aus dem die Luft langsam und sanft von selbst entweicht.
- Wenn das Einatmen reduziert und das Ausatmen entspannt ist, werden die Atembewegungen weniger sichtbar. Dies können Sie im Spiegel beobachten.

Durch diese einfache Übung können Sie Ihre Atembewegungen um zwanzig bis dreißig Prozent reduzieren. Wenn sich Ihre Bauchmuskulatur zusammenzieht, anspannt oder zu zucken beginnt, Ihr Atemrhythmus unruhig wird oder außer Kontrolle gerät, dann ist der Luftmangel zu groß. Setzen Sie die Übung für etwa fünfzehn Sekunden aus und fahren Sie fort, sobald der Luftmangel sich gelegt hat.

Zunächst können Sie den Luftmangel vielleicht nur zwanzig Sekunden lang aufrechterhalten, bevor der Drang zum Atmen zu stark wird. Mit etwas Übung werden Sie bald in der Lage sein, einen Luftmangel über längere Zeitspannen aufrechtzuerhalten. Versuchen Sie, einen Luftmangel zu erzeugen, der erträglich, aber nicht belastend ist. Halten Sie diesen erträglichen Lufthunger jeweils drei bis fünf Minuten lang aufrecht.

Wenn Sie diese Übung in zwei jeweils fünfminütigen Durchgängen durchführen, trägt das bereits dazu bei, das Atemzentrum in seinen Grundzustand zurückzusetzen und die Toleranz Ihres Körpers gegenüber Kohlendioxid zu verbessern.

Wenn Sie die Übung »Reduziert und richtig atmen« praktizieren, wird die Anreicherung von Kohlendioxid im Blut zu bestimmten physiologischen Veränderungen im Körper führen. Dazu gehören:

- Ein Gefühl ansteigender Körperwärme infolge der Erweiterung der Blutgefäße.
- Das Gesicht färbt sich rosig.
- Im Mund wird vermehrt wässriger Speichel produziert. Das ist ein Zeichen dafür, dass Ihr Körper in den Entspannungsmodus geht und das parasympathische Nervensystem aktiviert.

Alle diese Veränderungen sind normal und sollten Ihnen keine Probleme bereiten. Wenn Sie jedoch Schwindel oder Angstzustände spüren, während Sie eine Übung aus dem Programm dieses Buches praktizieren, dann ist es besser, diese Übung wegzulassen. Wenden Sie sich dann an einen Atemtherapeuten, der feststellen kann, ob Sie die Übung korrekt durchführen.

Wichtig: keine Zeitvorgaben

Möglicherweise haben Sie bemerkt, dass wir zwar versuchen, das Atemzugvolumen auf ein gesundes Normalmaß zurückzusetzen, dass es aber hinsichtlich der Anzahl der Atemzüge pro Minute oder der Dauer der einzelnen Atemzüge keine Vorgaben gibt. Das ist beabsichtigt – Zeitvorgaben zur Bestimmung der richtigen Atemintensität wären ein fundamentaler Fehler. Die moderne westliche Gesellschaft versucht, alles in Zahlenwerten zu erfassen, sogar unsere Atmung. Aber wenn es darum geht, sich schlechte Atemgewohnheiten abzutrainieren, ist es nicht die Zeitmessung, auf die man sich konzentrieren muss. Die Anzahl der Atemzüge pro Minute zu ändern oder die Dauer jedes einzelnen Atemzuges in Sekunden zu zählen, hat sich zwar in vielen Atemtechniken eingebürgert, aber es hat kaum einen bis gar keinen positiven Effekt auf schlechte Atemgewohnheiten.

Jemandem zum Beispiel zu sagen, er solle zwei Sekunden lang einatmen und drei Sekunden lang ausatmen, gibt ihm keinen Hinweis darauf, ob er einen ruhigen Atemzug machen oder möglichst viel Luft aufnehmen soll. Das Volumen eines sanften Atemzugs wäre weit geringer als das Volumen eines »tiefen« Atemzugs, und da es uns vorrangig darum geht, das Atemzugvolumen auf ein normales Maß zu reduzieren, kann das Messen der Länge eines Atemzugs in Sekunden gar nicht funktionieren.

Ebensowenig ist es möglich, schlechte Atemgewohnheiten über die Änderung der Anzahl der Atemzüge pro Minute in den Griff zu bekommen. Nehmen wir zum Beispiel einen Menschen, der zwanzig Atemzüge pro Minute macht, wobei jeder Atemzug ein Volumen von fünfhundert Millilitern Luft hat. Dieses Atemmuster liefert ein Gesamtvolumen von zehn Litern pro Minute. Da zehn Liter Luft in der Minute zu viel sind, kann es passieren, dass diese Person angewiesen wird, Abhilfe zu schaffen, indem sie die Anzahl der Atemzüge pro Minute von zwanzig auf zehn reduziert. Eine Änderung der Anzahl der Atemzüge auf diese Weise führt jedoch nur dazu, dass sich das Volumen jedes einzelnen Atemzuges verdoppelt, um die Verringerung der Atemfrequenz auszugleichen. Das Atemzugvolumen ändert sich nicht, und die Symptome der Person bleiben bestehen.

Es gibt also nur einen Weg, um Ihr Atemzugvolumen und Ihre Atemfrequenz zu ändern, und zwar durch Verlangsamung und Verflachung der einzelnen Atemzüge, um einen Luftmangel zu erzeugen. Mit der Zeit, wenn sich das Atemzugvolumen dem Normbereich nähert, erhöht sich der BOLT-Wert, und die Anzahl der Atemzüge pro Minute verringert sich automatisch. Um es noch einmal zu sagen: Es ist unmöglich, das Atemzugvolumen durch Veränderung der Atemfrequenz zu ändern! Der beste Weg, die Atemfrequenz auf natürliche Weise zu verändern, ist es, das Atemzugvolumen zu reduzieren. Mit steigendem BOLT-Wert werden die Atemzüge nicht nur kleiner und feiner, sondern auch die Anzahl pro Minute geht zurück.

Es hat keinen Sinn, ein schönes Gebäude auf einem schwachen Fundament zu errichten. Das wäre zwecklos, denn das Gebäude würde bald nach dem Bau einstürzen. Das Erlernen und die Anwendung der oben beschriebenen Alltags-Atemübung bietet eine hervorragende Grundlage, um auch während des Trainings zu einer effizienteren Atemtechnik zu gelangen. Wenn Sie Ihr Traumhaus bauen, ist der wesentliche Aspekt das Fundament. Dasselbe gilt auch für das Hinarbeiten auf Ihr gesundes Atemzugvolumen. Die Übung »Reduziert und richtig atmen« ist die Grundlage, auf der wir das Höhentraining bei vielen sportlichen Aktivitäten simulieren, wie Sie in den folgenden Kapiteln sehen werden. Nehmen Sie sich Zeit, um sich mit den Techniken der Bauchatmung und der Atemreduktion vertraut zu machen, bevor Sie fortfahren.

KAPITEL 5

Das Wissen unserer Vorfahren

Im Jahr 1974 besuchte der einundzwanzigjährige Tom Piszkin die University of California in Berkeley. Er war Läufer und arbeitete nebenberuflich in der Sportartikelabteilung eines Versandhandelsunternehmens in Oakland. Am 24. Oktober machte er sich nach der Arbeit auf den Weg zu einer Bushaltestelle in der Nähe des Stadions von Oakland, die in einem der raueren Viertel der Stadt lag. Bald darauf gesellten sich vier junge Männer zu Tom, die ihn aufforderten, alles herauszurücken, was er bei sich hatte. Drei der vier Jugendlichen zogen Pistolen und pressten sie gegen Toms Kopf, Brust und Bein. Als er aufstand, um seinen Geldbeutel aus der Tasche zu ziehen, wurde er mit einer .38 Smith & Wesson Special mitten in die Brust getroffen. Die Kugel bohrte sich durch Toms Brustbein und trat in seine linke Lunge ein. Tom erinnert sich bis heute an sein Erstaunen darüber, dass ihm der Schuss keine großen Schmerzen bereitete.

Nach einer Operation zur Entfernung des Bleis aus seinem Körper wurde Tom einen Monat später aus dem Krankenhaus entlassen. Sich von einer derart traumatischen Erfahrung zu erholen, ging langsam und war mühsam. Toms Anstrengungen zur Verbesserung seiner Lungenkapazität währten über ein Jahrzehnt, und das Ergebnis blieb trotz seines harten Fitnesstrainings weit hinter seinen Erwartungen zurück. Vor allem ging es Tom darum, die sportliche Leistungsfähigkeit wiederzuerlangen, die er vor dem Raubüberfall gehabt hatte. Er war entschlossen, einen Weg zu finden, seine Herzfrequenz während seiner Trainingseinheiten zu senken. Intuitiv ging er davon aus, dass er seine allgemeine Fitness und Ausdauer verbessern könne, wenn er die Belastung seines Körpers während des Trainings reduzieren würde. Er entwickelte die Theorie, dass ihm eine Atemreduktion dabei helfen könnte, eine gleichmäßige und verkraftbare Trainingsintensität aufrechtzuerhalten. Er stellte sich das so ähnlich vor wie beim Drehzahlregler eines Rasenmähermotors. Diese Lösung war darüber hinaus viel billiger als der Kauf eines Herzfrequenzmessgeräts.[55]

Tom erkannte bald, dass es ein Zeichen für eine zu hohe Trainingsintensität und zu schnelles Laufen war, wenn er ausschließlich durch die Nase atmete und während des Trainings damit sein Tempo nicht halten konnte. Zunächst fand er die Nasenatmung während des Trainings etwas gewöhnungsbedürftig. Bald jedoch stellte er fest, dass es ihm leichter fiel, wenn er den Mund mit einem Streifen medizinischen Klebebands verschloss. Das Klebeband benutzte er auch nachts um sicherzustellen, dass er auch im Schlaf durch die Nase atmete. Ein Jahr nach Beginn des Atemreduktionstrainings ließ Tom sein Lungenvolumen testen. Die Ergebnisse zeigten, dass er eine Kapazität von hundertdreißig Prozent des für sein Gewicht und Alter normalen Wertes erreichte.[56]

Seither widmet Tom sein Leben seinen beiden großen Leidenschaften: Sport und Erfindungen. Er gründete eine innovative Fahrradmarke und arbeitet daneben zurzeit als Triathlon-Trainer an der University of California in San Diego. Außerdem ist er als Trainer für olympischen Triathlon in den USA zertifiziert. Nachdem er sich dreizehn Jahre lang auf Führungsebene im Triathlon Club von San Diego engagiert hatte, wurde er in die Hall of Fame des Vereins aufgenommen.

Der Wechsel zur Nasenatmung nach jahrelanger Mundatmung erfordert Mut und Disziplin. Aber wie Toms Beispiel zeigt, ist es manchmal notwendig, einen Schritt zurückzugehen, um voranzukommen und die eigene Leistung wirklich zu verbessern.

Beobachten Sie Ihre Sportlerkollegen oder Teammitglieder während des Trainings. Sie werden zweifellos feststellen, dass die meisten durch den Mund atmen. Eine Frage, die ich oft höre, ist: »Wenn die Nasenatmung so gut ist, warum atmen dann die meisten Elitesportler durch den Mund statt durch die Nase?« Die einfache Antwort ist, dass unsere westlichen Atemgewohnheiten so weit weg sind von dem, was die Natur für uns vorgesehen hat, dass die Mundatmung zur Norm geworden ist.

Unsere Vorfahren benutzten ihre Nase, um bei körperlicher Anstrengung zu atmen. Indigene Stämme, die sich ihre traditionelle Lebensweise bis heute bewahren konnten, tun das ebenfalls. Zu ihnen gehören zum Beispiel die Tarahumara, das berühmte Läufervolk im Norden Mexikos. Als Forscher Angehörige des nasal atmenden Tarahumara-Stammes bei einem 42-Kilometer-Lauf beobachteten, waren sie über deren überraschend niedrige durchschnittliche Herzfrequenz von nur hundertdreißig Schlägen pro Minute überrascht.[57] Im Vergleich zu der normalen durchschnittlichen Herzfrequenz eines westlichen Marathonläufers, die zwischen hundertsechzig und hundertachtzig Schlägen pro Minute liegt, wird deutlich, dass die Nasenatmung auch bei intensiver körperlicher Anstrengung ein ruhiges und gleichmäßiges Atemmuster ermöglicht (mehr dazu in Kapitel 11). Das Einatmen durch den Mund ist ein relativ modernes Phänomen, das nicht zur Leistungssteigerung beiträgt, sondern die Leistungsfähigkeit sogar beschränkt.

Der in Harvard ausgebildete Anthropologe Edmund Wade Davis hat einen großen Teil seines Lebens der Erforschung indigener Kulturen gewidmet, vor allem in Nord- und Südamerika. Bislang hat er bereits mit fünfzehn Gruppen indigener Völker zusammengelebt, darunter Angehörige eines Jägerstammes im Amazonasgebiet, deren Sinne so fein zusammenarbeiten, dass sie den Urin eines Tieres aus vierzig Schritten Entfernung riechen und feststellen können, ob es männlich oder weiblich ist.[58]

Während seines Aufenthalts bei diesem Stamm durfte Davis, der auch Triathlet ist, sie bei der Jagd begleiten. Die Jagd begann am Morgen mit einer Laufgeschwindigkeit, die zwischen Joggen und Rennen wechselte. Sobald sie die Fährte eines Tieres aufgenommen hatten, begannen die Jäger zu rennen, um es einzuholen. Wenn das Tier die Jäger bemerkte, versuchte es zu fliehen, aber der Stamm folgte ihm weiter dicht auf den Fersen. Die Jäger waren ausdauernd und steigerten ihr Tempo, um ihrer Beute keine Zeit zur Erholung zu geben. Auch wenn sie es aus den Augen verloren, setzten sie die Jagd beharrlich fort, bis sie es wieder aufgespürt hatten. Dieser Vorgang konnte über viele Stunden, sogar tagelang andauern. Die Hartnäckigkeit der Jäger zahlte sich am Ende aus: Das Tier brach vor Erschöpfung zusammen, sodass es aus nächster Nähe erlegt werden konnte. Davis hatte große Mühe, mit dem Tempo der Jäger Schritt zu halten. Doch am meisten beeindruckte ihn die Tatsache, dass sie nie den Mund öffneten, um zu atmen. Genau wie unsere Vorfahren sind auch die heutigen indigenen Stämme in der Lage, sich über einen relativ langen Zeitraum hinweg mit geschlossenem Mund und hoher Intensität fortzubewegen – eine Fähigkeit, die bei uns zivilisierten Menschen offenbar in Vergessenheit geraten ist.[59] Es ist an der Zeit, zu unseren Ursprüngen zurückzukehren.

Zunächst kann sich das Atmen durch die Nase während des Trainings eigenartig anfühlen, insbesondere, wenn Sie daran gewöhnt sind, durch den Mund zu atmen. Machen Sie sich bewusst, dass unsere Nase zum Atmen gemacht ist und die Nasenatmung eine ganze Reihe von Vorteilen mit sich bringt, die nicht nur für Ihre Gesundheit, sondern auch für eine bessere sportliche Leistungsfähigkeit essenziell sind. Dazu gehören insbesondere folgende Aspekte:

- Filterung, Erwärmung und Anfeuchten der Luft, bevor sie in die Lunge gelangt
- Reduktion der Herzfrequenz
- Transport von Stickstoffmonoxid in die Lunge, um Atemwege und Blutgefäße weitzustellen
- Verbesserte Sauerstoffversorgung des gesamten Körpers
- Reduktion der Milchsäureproduktion, da die aktiven Muskeln mit mehr Sauerstoff versorgt werden

Das Tempo, in dem Sie eine halbe Stunde lang trainieren können, während Sie durch die Nase atmen, hängt von Ihrem BOLT-Wert ab. Nachfolgend finden Sie einige Anhaltspunkte, die von Ihrer Nasenlochgröße und vom Volumen Ihrer Atemwege beeinflusst werden können. Ein Sportler mit großen Nasenlöchern hat z. B. weniger Atemwiderstand und kann mit geschlossenem Mund mit höherer Intensität trainieren. Anbei eine grobe Richtlinie zur Leistungsfähigkeit mit geschlossenem Mund entsprechend dem BOLT-Wert:

- Wenn Ihr BOLT-Wert 5 Sekunden beträgt, ist Ihre Fähigkeit zum normalen Gehen ernsthaft beeinträchtigt. Treppensteigen ist für Sie eine Herausforderung – Sie müssen alle drei bis vier Schritte anhalten, um sich auszuruhen.
- Wenn Ihr BOLT-Wert 10 Sekunden beträgt, sind Sie in der Lage, langsam zu gehen.
- Wenn Ihr BOLT-Wert 20 Sekunden beträgt, sind Sie in der Lage, schnell zu gehen oder leicht zu joggen.
- Wenn Ihr BOLT-Wert 30 Sekunden beträgt, können Sie in mittlerem bis schnellem Tempo laufen.
- Wenn Ihr BOLT-Wert 40 Sekunden beträgt, sind Sie in der Lage, schnell zu rennen.

Die Erhöhung Ihres BOLT-Wertes macht Ihre Atmung unabhängig vom Volumen Ihrer Atemwege leichter. Das ermöglicht es Ihnen, über längere Strecken und mit höherem Tempo zu trainieren, während Sie durch die Nase atmen. Ihr Fitness-Level wird den jetzigen Stand bald deutlich übersteigen, und die Nasenatmung während des Trainings wird Ihnen wesentlich leichter fallen. Innerhalb von sechs bis acht Wochen sollte sich Ihr BOLT-Wert um 10 bis 15 Sekunden erhöhen, was eine immense Verbesserung Ihrer Leistungsfähigkeit zur Folge hat.

Dr. Bill Hang ist ein kalifornischer Kieferorthopäde. In den letzten Jahrzehnten hat er die Münder und Atemwege Tausender Patienten untersucht. Was Dr. Hang von vielen anderen Kieferorthopäden unterscheidet, ist, dass er nicht nur die Zahnstellung prüft, sondern bei der Untersuchung seiner Patienten auch deren Auswirkungen auf den Kiefer, die Gesichtsbreite und das Atemwegsvolumen berücksichtigt. Ich habe noch nie einen Menschen getroffen, der sich derart für den Umfang unserer Atemwege interessiert.

Eine effiziente Sauerstoffnutzung im Körper ist wichtig. Doch unsere Atemwege müssen auch so beschaffen sein, dass sie einen ungehinderten Luftstrom von und zur Lunge ermöglichen. Wenn Kinder und Jugendliche fünf oder zehn Jahre mit geöffnetem Mund und hängendem Unterkiefer verbringen, wird ihr Gesicht schmaler, ihre Kiefer entwickeln sich nicht richtig, und ihre Atemwege sind kleiner. Die Nasenatmung während der Jahre des Heranwachsens ist eine unerlässliche Voraussetzung für die angemessene Entwicklung von Gesicht, Kiefer und Atemwegen. In Kapitel 13 gehe ich näher auf die Rolle der Atmung bei der Entwicklung des Gesichts und auf die Notwendigkeit kieferorthopädischer Behandlung ein.

Ich traf Dr. Hang das erste Mal im Jahr 2009, als wir beide für einen Vortrag vor einer Arbeitsgruppe myofunktioneller Therapeuten gebucht waren. Wie sich herausstellte, hatten wir das gleiche Ziel: zu erforschen, wie sich die Atmung und die Zungenhaltung im Ruhezustand auf Schlaf, Fitness und Gesundheit auswirken. Ich sprach über die Vorteile der Nasenatmung, während Dr. Hang über die Größe der Atemwege und die Vorteile einer guten Gesichtsstruktur im Hinblick auf die sportliche Leistungsfähigkeit referierte. Wenn die Atemwege zu eng sind, wird unsere Fähigkeit zur körperlichen Aktivität eingeschränkt. Stellen Sie sich vor, Sie müssten einen Marathon laufen und hätten Atemwege mit dem Durchmesser eines engen Strohhalms. Egal, wie gut trainiert und wie fit Sie sein mögen und wie groß Ihre Willenskraft ist: Wenn Ihre Atemwege verengt sind, können Sie nicht genügend Luft aufnehmen, um Ihren Körper ausreichend mit Sauerstoff zu versorgen.

An diesem Tag erzählte mir Dr. Hang, dass er bereits zweiundvierzig Jahre lang lief und an neunzehn Marathons teilgenommen hatte – »mit geöffnetem Mund wie ein Hund«. Nach unserer Begegnung wechselte er zur Nasenatmung während des Trainings und klebte sich jeden Abend den Mund zu, um sicherzustellen, dass er auch im Schlaf durch die Nase atmete. Anfangs stellte er fest, dass ihm während des Trainings ständig die Nase lief, was ihn dazu zwang, alle paar hundert Meter ein Taschentuch zu benutzen. So geht es vielen Menschen beim Versuch, sich die Nasenatmung anzugewöhnen, wenn die Atemwege frei werden und das Atemzugvolumen steigt. Das ist aber nur eine kleine Unannehmlichkeit, die innerhalb weniger Wochen verschwindet. Wie jedes Organ und jeder Muskel muss sich auch die Nase erst an den neuen Zustand – dass sie beim Sport mehr benutzt wird – gewöhnen.

Sechs Monate später belegte Bill beim Pasadena-Marathon Platz zwei in seiner Altersklasse. Bis auf ein paar hügelige Streckenabschnitte, bei denen er den Mund ausnahmsweise öffnete, war er konsequent mit geschlossenen Lippen gelaufen. Das ist für einen Sechzigjährigen eine schier unglaubliche Leistung! Nun absolviert er jeden Sonntag einen zweistündigen Lauf und atmet weiter nasal, um seine Leistungsfähigkeit zu erhalten und möglicherweise noch zu verbessern. Nach zwanzig Minuten, wenn er sich warm gelaufen hat, ist er in der Lage, eine relativ hohe Geschwindigkeit zu erreichen und dennoch ein langsames, gleichmäßiges Atemmuster beizubehalten – eine deutliche Verbesserung gegenüber dem Laufen mit Mundatmung, bei der so viel Energie verpufft war.

Mehr Trainingserfolg mit weniger Aufwand

Um den maximalen Nutzen aus Ihrem Training zu ziehen, müssen Sie Ihren Körper trainieren und dabei die Luftaufnahme reduzieren. Die Integration dieses Konzepts in Ihr Training führt zu einer verbesserten Atemökonomie und einer Steigerung Ihrer sportlichen Leistungsfähigkeit; Sie werden bei Wettkämpfen seltener mit Atemnot zu kämpfen haben, und Ihr Körper produziert weniger Milchsäure.[60] Und was noch wichtiger ist: Sie brauchen Ihren Körper nicht über seine Grenzen hinauszutreiben und vermeiden auf diese Weise ein erhöhtes Verletzungsrisiko sowie Herz-Kreislauf-Beschwerden, Atemprobleme und andere gesundheitliche Beeinträchtigungen. Die nasale Atmung während des Trainings sorgt dafür, dass Sie nicht über Ihre eigene Leistungsgrenze hinausgehen.

Bei körperlicher Anstrengung gibt es drei Möglichkeiten, die Luftaufnahme zu reduzieren:

1. Entspannen Sie Ihren Körper und nehmen Sie weniger Luft in die Lungen auf.
2. Atmen Sie durch die Nase und erhöhen Sie die Trainingsintensität.
3. Üben Sie, den Atem während des Trainings anzuhalten.

Wenn Sie zum ersten Mal zur Nasenatmung wechseln, werden Sie feststellen, dass Ihre Fähigkeit, mit maximaler Geschwindigkeit zu trainieren, beeinträchtigt ist. Das Atmen durch die Nasenlöcher schafft einen zusätzlichen Widerstand und fügt eine Trainingsbelastung hinzu, die Ihre Leistung in den ersten Wochen wahrscheinlich reduzieren wird. Allerdings werden Sie feststellen, dass Sie mit anhaltender Übung und durch die Erhöhung Ihres BOLT-Wertes bald Ihr früheres Leistungsniveau übertreffen.

Leistungssportler, die regelmäßig Hochintensitätstraining absolvieren, müssen zwischen Nasen- und Mundatmung wechseln, um ihr Atemmuster im Ganzen zu verbessern. Hochintensitätstraining hilft beim Muskelaufbau und erfordert, dass ein Sportler zeitweise durch den Mund atmet. In diesem Fall kann die Mundatmung mit der Nasenatmung kombiniert werden, um die besten Ergebnisse zu erzielen. Zu allen anderen Zeiten und wenn Sie beim Hochintensitätstraining unterhalb der maximalen Belastungsgrenze bleiben, sollten Sie jedoch durch die Nase atmen. Beispielsweise können Leistungssportler siebzig Prozent ihres Trainings mit geschlossenem Mund absolvieren, um von den Vorteilen der Nasenatmung zu profitieren, die Trainingslast zu steigern und auf diese Weise den BOLT-Wert zu erhöhen. Es spricht nichts dagegen, in kürzeren Trainingsintervallen, bei denen Sie mit vollem Einsatz trainieren um Ihre Muskulatur aufzubauen, vorübergehend durch den Mund zu atmen.

Während des Wettkampfes hingegen ist es weder notwendig, willentlich größere Atemzüge zu machen, noch die Atmung zu reduzieren. Stattdessen sollten Sie den Körper in einen möglichst entspannten Zustand versetzen und ganz nach Bedarf atmen. Atemübungen während des Aufwärmens können jedoch sehr vorteilhaft sein, ebenso wie das Praktizieren der Atemregulierung während des Aufwärmens. Ein Wettkampf ist nicht der ideale Zeitpunkt, um sich damit zu befassen, wie gut oder schlecht Sie atmen – konzentrieren Sie sich ganz auf das Ziel, das Sie erreichen wollen. Der beste Weg, um die Atmung für die Wettkampfteilnahme zu optimieren, ist die Verbesserung der Atmung im Alltag – und der Schlüssel dazu ist ein höherer BOLT-Wert.

Bei Freizeitsportlern hingegen, die nicht an Wettkämpfen teilnehmen und keine sportlichen Höchstleistungen anstreben, spricht rein gar nichts dagegen, die Nasenatmung die ganze Zeit über aufrechtzuerhalten. Übertreiben Sie es jedoch beim Versuch, die Atmung während der körperlichen Anstrengung zu reduzieren, nicht. Wenn Sie feststellen, dass Ihr Luftbedarf so groß ist, dass Sie Ihren Mund öffnen müssen, reduzieren Sie die Trainingsintensität und geben Sie Ihrer Atmung Gelegenheit, sich zu beruhigen.

Plädoyer für das Aufwärmen

Die überwiegende Mehrheit der Trainer ist sich einig, dass das Aufwärmen vor dem Training unerlässlich ist.[61] Während des Sports muss eine stärkere Durchblutung des Gewebes und der Muskeln sichergestellt sein als im Ruhezustand. Ziel des Warm-ups ist es, die Durchblutung zu erhöhen und den Körper auf eine intensivere Belastung vorzubereiten, um so das Risiko sportbedingter Verletzungen zu reduzieren und die allgemeine Leistungsfähigkeit zu erhöhen.

Während des Trainings dauert es einige Zeit, bis der Körper aufgewärmt ist, aber wenn er warm ist, kann er beim Training effektiver arbeiten. Indem Sie Ihren Körper vor dem Training aufwärmen, profitieren Sie in idealer Weise von folgenden Vorteilen:

- Produktion von mehr Kohlendioxid
- Verbesserung der Sauerstoffabgabe aus dem Blut an Gewebe und Organe
- Erhöhung der VO_2max
- Verbesserung der Ausdauer
- Verringerung des Verletzungsrisikos
- Weitstellung von Blutgefäßen und Atemwegen, dadurch verbesserte Durchblutung und leichtere Atmung

In der Praxis wärmen sich viele Sportler jedoch nicht ausreichend auf. Viele verbringen maximal zwei bis drei Minuten mit leichtem Joggen, bevor sie in ihr Training starten. Das ist schlicht und einfach zu schnell und zu früh.

Aisling spielt Fußball für eine der gehobenen Amateur-Fußballmannschaften in Irland. Sie hat ein hohes Fitness-Niveau erreicht und hat gerade erst mit den Übungen dieses Buches angefangen. Trotz ihrer hervorragenden Leistungsfähigkeit fühlt sie sich in den ersten zehn bis zwanzig Minuten eines Spiels oft ziemlich außer Atem, während sie am Ende des Spiels das Gefühl hat, als könnte sie für immer weiterspielen. Dieses ist eine weit verbreitete Beschwerde innerhalb der Sportwelt, die normalerweise auf mangelndes Aufwärmen zurückzuführen ist. Der beste Weg, frühzeitige Atemnot während des Trainings zu vermeiden, ist es, den BOLT-Wert zu erhöhen und dem Aufwärmen – natürlich mit Nasenatmung – mehr Zeit zu widmen.

Menschen wie Aisling, die sich schwertun zu Beginn der sportlichen Aktivität in Schwung zu kommen, sollten sich mindestens zehn Minuten vor der eigentlichen Anstrengung aufwärmen, besonders bei kaltem Wetter, da der Körper bis zu dreißig Minuten brauchen kann, bis er optimal funktioniert. Um beim Sport Ihre ganze Energie zu nutzen, sollte Ihr Körper sein Maximum bereits zu einem frühen Zeitpunkt der Aktivität erreichen, und nicht erst in der zweiten Hälfte der Trainingszeit oder des Spiels. Wenn Sie das Aufwärmen überspringen oder verkürzen – entweder aus Ungeduld oder weil Sie glauben, dass es überflüssig ist –, betrügen Sie sich selbst um Ihre volle Leistungsfähigkeit.

Um den Nutzen des Aufwärmens zu maximieren, kombinieren Sie Bewegung mit Entspannungstechniken und Atemübungen. Wie das geht, wird unten beschrieben.

Aufwärmen

- Gehen Sie zunächst in einem für Sie angenehmen Tempo.
- Versuchen Sie während des Aufwärmens, regelmäßig und ruhig durch die Nase zu atmen, und nutzen Sie Ihr Zwerchfell, um eine sanfte und entspannte Atmung aufrechtzuerhalten.
- Spüren Sie, wie sich Ihr Bauch beim Einatmen sanft nach außen bewegt und sich beim Ausatmen sanft nach innen.
- Lassen Sie beim Gehen ein Gefühl der Entspannung im ganzen Körper entstehen. Laden Sie in Gedanken den Bereich um Ihre

Brust und Ihren Bauch ein, sich zu entspannen. (Sie werden feststellen, dass sich jede Anspannung löst, indem man dem betroffenen Bereich innerlich sagt, er solle sich entspannen.) Spüren Sie, wie Ihr Körper sich entspannt und weich wird. Ein Zustand körperlicher Entspannung während des Trainings hilft, eine durchgängige, ruhige und regelmäßige Atmung zu erreichen.

- Nachdem Sie etwa eine Minute in einem recht flotten Tempo gegangen sind, atmen Sie normal durch die Nase aus und halten sich dann die Nase zu, um die Luft anzuhalten. (Wenn Sie an einem öffentlichen Ort sind, können Sie den Atem auch anhalten, ohne die Nase zuzuhalten.)
- Halten Sie den Atem an, gehen Sie zehn bis dreißig Schritte oder bis Sie einen mäßig starken Atemdrang verspüren. Wenn Sie diesen Lufthunger spüren, lassen Sie die Nase los und atmen Sie wieder durch die Nase.
- Gehen Sie zehn Minuten lang weiter und halten Sie pro Minute einmal den Atem auf diese Weise an.

Der Luftmangel, den Sie erzeugen, indem Sie den Atem beim Aufwärmen anhalten, bewirkt eine Anreicherung von Kohlendioxid im Blut, bevor das Training beginnt.

Ihre Atmung wird natürlich zunehmen, wenn die Anstrengung zunimmt, aber ohne eine entsprechende Erhöhung der CO_2-Produktion wird es zu einem Nettoverlust an Kohlendioxid kommen. Dieser Verlust kann zu einer verminderten Sauerstoffversorgung der aktiven Muskulatur und zur Verengung der Atemwege und Blutgefäße führen. Es überrascht nicht, dass die meisten Asthmaanfälle und Atembeschwerden in den ersten zehn Minuten körperlicher Belastung auftreten.

Um durch Sport verursachtes Anstrengungsasthma zu vermeiden, gibt es drei einfache Richtlinien:

1. Streben Sie einen hohen BOLT-Wert an.
2. Atmen Sie durch die Nase.
3. Wärmen Sie sich auf.

Richtig atmen beim Sport

Nach einer zehnminütigen Aufwärmphase inklusive Entspannung und Atempausen können Sie Ihr Tempo vom Gehen zum Joggen oder Rennen steigern. Fangen Sie locker an und lassen Sie, weiterhin durch die Nase atmend, Ihren Atem frei fließen. Es ist wichtig, dass Sie auch bei schnellerem Tempo regelmäßig und kontrolliert atmen. Wenn Sie es zu schwierig finden, mit geschlossenem Mund zu laufen, bedeutet das einfach, dass Ihr Tempo in diesem Moment zu schnell ist. Reduzieren Sie die Geschwindigkeit oder gehen Sie sogar ein wenig, bis Sie sich erholt haben; atmen Sie dabei immer durch die Nase ein und aus, insbesondere wenn Ihr BOLT-Wert unter 20 Sekunden liegt.

Sie können überprüfen, ob Sie sich beim Training zu stark fordern, indem Sie normal ausatmen und fünf Sekunden lang den Atem anhalten. Wenn Sie die Atmung durch die Nase wieder aufnehmen, sollte Ihre Atmung kontrolliert bleiben. Wenn Sie feststellen, dass Sie die Kontrolle über Ihre Atmung verlieren, fordern Sie sich zu stark.

Egal, welche Sportart Sie bevorzugen: Beobachten Sie Ihren Atem und lenken Sie Ihr Bewusstsein ganz auf Ihren Körper, weg von den Vorgängen in Ihrem Geist. Sagen Sie zu sich immer wieder in Gedanken das Wort »Entspannung«, um eventuelle Spannung in der Bauchgegend zu lösen. Werden Sie eins mit der Übung oder dem Training, das Sie gerade absolvieren, lassen Sie Körper, Geist und Bewegung miteinander verschmelzen. Bewegen Sie sich mit jeder Zelle Ihres Körpers, vom Scheitel bis zu den Zehenspitzen. Auf diese Weise schenken Sie Ihrem Training, Ihrem Spiel oder Ihrem Wettkampf die Aufmerksamkeit, die diese verdienen. Wenn man eine Aktivität ausübt, ist es nicht sinnvoll, einfach nur die zugehörigen Bewegungen auszuführen. Man muss eins werden mit dieser Aktivität.

Versuchen Sie, beim Laufen jeden Kontakt zwischen Ihren Füßen und dem Boden zu spüren, während Sie sich vorwärtsbewegen. Vermeiden Sie es, zu hart auf dem Asphalt zu landen, da dies zu Schmerzen in den Hüften und Gelenken und zu Verletzungen führen kann. Bringen Sie stattdessen ein Gefühl von Leichtigkeit in Ihren Körper, als würden Sie kaum den Boden berühren. Stellen Sie sich vor, Sie laufen über dünne Zweige und treten so sanft auf, dass sie nicht brechen – ganz nach dem Motto des chinesischen Philosophen Lao Tse: »Ein guter Läufer hinterlässt keine Spuren.« Denken Sie daran: leichte Schritte, ein entspannter Körper und ein steter, gleichmäßiger Atem.

Zehn oder fünfzehn Minuten nach dem Start Ihrer sportlichen Aktivität werden Sie wahrscheinlich eine hohe Endorphinausschüttung durch Ihr Training erleben. Erlauben Sie Ihrem Körper, seinen perfekten Rhythmus zu finden, indem Sie konstant und regelmäßig durch Ihre Nase atmen. Es ist nicht nötig, Ihre Trainingsintensität mit einem Pulsmesser zu beurteilen. Ihre Nase, Ihr Atemrhythmus und Ihr Körpergefühl geben Ihnen die optimale Trainingsintensität vor. Steigern Sie Ihr Tempo bis zu einem Punkt, bei dem Sie noch stetig und regelmäßig durch die Nase atmen können. Wenn Ihr Atemrhythmus durcheinandergerät oder Sie Ihren Mund zum Atmen öffnen müssen, ist Ihre Trainingsintensität zu hoch. Ist das der Fall, verlangsamen Sie Ihre Geschwindigkeit und gehen Sie zwei bis drei Minuten lang in normalem Tempo, damit sich Ihre Atmung erholen kann. Sobald Sie in der Lage sind, wieder ruhig durch die Nase zu atmen, können Sie Ihre eigentliche Aktivität wieder aufnehmen.

Während Sie das Training fortsetzen, wird in Ihrem Körper vermehrt Kohlendioxid und Wärme gebildet. Das steigert den Sauerstofftransport zu den beanspruchten Muskeln und unterstützt die Erweiterung der Atemwege und Blutgefäße. Ihr Körper erwärmt sich, und Sie beginnen zu schwitzen. Ihre Atmung beschleunigt sich etwas, bleibt aber ruhig und gleichmäßig, und Ihr Kopf wird klar. Wenn Sie während des Trainings konsequent den Mund geschlossen halten, wird sich schnell ein gesundes Atemmuster einstellen.

Atemregenerationsübung

Nach der körperlichen Anstrengung folgt die Abwärmphase, in der Sie drei bis fünf Minuten lang gehen und die folgenden kurzen Atemanhalteübungen durchführen:

- Atmen Sie durch die Nase aus.
- Halten Sie sich die Nase mit den Fingern zu, um den Atem für zwei bis fünf Sekunden anzuhalten.
- Atmen Sie zehn bis fünfzehn Sekunden lang normal durch die Nase.
- Wiederholen Sie die ersten drei Schritte während des Abwärmens.
- Atmen Sie ruhig und normal weiter.

Selbstüberprüfung der Atmung

Neben dem Anhalten des Atems können Sie auch Ihren BOLT-Wert nutzen, um herauszufinden, wie effizient Sie während körperlicher Belastung atmen. Führen Sie folgende Schritte aus, um Ihren Fortschritt anhand Ihres BOLT-Wertes zu verfolgen:

- Messen Sie Ihren BOLT-Wert vor dem Training.
- Absolvieren Sie Ihr Training.
- Messen Sie Ihren BOLT-Wert eine Stunde nach dem Training.
- Wenn Ihr BOLT-Wert nach dem Training höher ist, haben Sie während des Trainings effizient geatmet.
- Wenn Ihr BOLT-Wert nach dem Training niedriger ist, haben Sie während des Trainings ineffizient geatmet. In diesem Fall sollten Sie es langsamer angehen um sicherzustellen, dass Ihre Atmung während der gesamten Übung kontrolliert bleibt.

1999 stellten Danny Dreyer und seine Frau Katherine eine neue Lauftechnik vor: Chi Running, eine Mischung aus Laufen, Walken und der feinfühligen Innenwahrnehmung des Tai-Chi. Danny lief seit 1995 erfolgreich vierzig Ultra-Marathons und schaffte es mit einer einzigen Ausnahme immer unter die ersten drei Plätze seiner Altersklasse.[62] Als überzeugter Verfechter der Nasenatmung rät Danny dazu, die Nasenatmung als Mechanismus zur Selbstregulation zu nutzen, »weil Sie nicht dazu in der Lage sein werden, wenn Sie zu schnell oder unentspannt laufen oder sich nicht effizient bewegen«.[63]

Als Danny die Nasenatmung für sich entdeckte, konnte er, ähnlich wie die meisten Läufer, nur eine Minute gehen, bevor er gezwungen war, wieder durch den Mund zu atmen. Als er jedoch effizienter wurde und seine Atmung entspannter seinem Laufstil anpasste, gelang es ihm, über längere Zeitspannen durch die Nase zu atmen. Ein weiteres Argument für die Atmung durch die Nase ist laut Danny, dass dadurch die Luft in die tieferen Bereiche der Lunge befördert wird, was einen besseren Gasaustausch ermöglicht. Überzeugen Sie sich selbst: Wechseln Sie zur Nasenatmung, und Sie werden binnen kurzer Zeit feststellen, wie groß die Vorteile sind.

TEIL 2

Das Geheimnis der Fitness

KAPITEL 6

Sichern Sie sich den Vorsprung – auf natürliche Weise

Nach Angaben des United States Olympic Training Centers beträgt der Leistungsunterschied unter den olympischen Wettkämpfern weniger als ein halbes Prozent.[64] Angesichts dieses geringen Spielraumes ist es für Sportler und Trainer unerlässlich, neue Wege zu suchen, um einen Wettbewerbsvorteil zu erreichen. Da Sauerstoff der Treibstoff für die beanspruchte Muskulatur ist, ist alles, was die Sauerstoffversorgung des Körpers über das normale Niveau hebt, für die Leistung eines Sportlers von großem Nutzen. Und da Sauerstoff eine natürliche und unbegrenzt vorhandene Ressource ist, ist er das ideale Hilfsmittel zur ganz legalen Leistungssteigerung.

Eine Möglichkeit, die eigenen natürlichen Ressourcen zu nutzen, besteht darin, den Körper gezielt und für kurze Zeit einer verminderten Sauerstoffzufuhr auszusetzen. Wenn der menschliche Körper Situationen ausgesetzt ist, in denen weniger Sauerstoff als gewöhnlich zur Verfügung steht, wie das z. B. in großer Höhe oder beim Anhalten des Atems der Fall ist, finden Anpassungsreaktionen statt, die den Körper zwingen, die Sauerstoffsättigung des Blutes zu erhöhen. Selbst wenn Sie kein Wettkampfsportler sind, ermöglicht Ihnen der Einsatz dieser Techniken, das Beste aus Ihrem Training herauszuholen und Ihr Fitnessprogramm schneller voranzutreiben. Und wer will nicht mit weniger Aufwand mehr erreichen?

Beim Streben nach einer besseren Leistung wird es jedoch immer Sportler geben, die sich für illegale Methoden des (Blut-)Dopings entscheiden – entweder durch Bluttransfusion oder durch Einnahme verbotener Substanzen wie Erythropoietin (EPO), Testosteron oder menschliche Wachstumshormone. Bluttransfusionen zeugen von den drastischen und illegalen Maßnahmen, zu denen einige Sportler greifen, um einen Vorsprung gegenüber ihren Konkurrenten zu erlangen. Wenige Wochen vor dem Wettkampf wird dem Körper des Sportlers Blut entnommen und in einem Gefrierschrank oder Kühlschrank gelagert. Der Körper wird dadurch veranlasst, vermehrt rote Blutkörperchen zu produzieren, um den Verlust auszugleichen. Wenn der Ausdauer-Wettkampf näherrückt – normalerweise zwischen einem und sieben Tagen vorher –, wird das entnommene Blut wieder in den Körper des Athleten zurückgeführt. Diese Transfusion erhöht die Menge der Erythrozyten (roten Blutkörperchen) über das normale Niveau hinaus, was wiederum die VO_2max und die körperliche Leistungsfähigkeit erhöht.[65]

Anfang der 1990er-Jahre wurde das verbotene EPO bei Sportlern populär, die ihre Ausdauerleistung steigern wollten.[66] EPO ist ein natürlich vorkommendes Hormon, das in den Nieren produziert wird und das Knochenmark anregt, mehr rote Blutkörperchen in den Blutkreislauf abzugeben. Da die roten Blutkörperchen Sauerstoff von der Lunge zu den Muskeln transportieren, kann eine höhere Konzentration im Blutkreislauf die Leistungsfähigkeit des Sportlers erheblich verbessern. EPO, das im Labor produziert wird, ist fast identisch mit dem natürlich vorkommenden Hormon, das im Körper produziert wird. Ursprünglich wurde EPO Menschen mit Anämie verschrieben, da ihr Krankheitsbild durch eine Abnahme der Anzahl der roten Blutkörperchen gekennzeichnet ist. Sportler wurden jedoch bald nach der Markteinführung darauf aufmerksam, dass die Einnahme von körperfremdem EPO die sportliche Leistung durch Erhöhung der Sauerstoffbindefähigkeit des Blutes verbessert.

Die Tour de France ist unter den weltweit ausgetragenen Ausdauer-Wettkämpfen in Sachen Doping berüchtigt. Sie gilt als das prestigeträchtigste aller Radrennen der Welt; die Anzahl der Teilnehmer ist auf rund zweihundert Radrennfahrer begrenzt. Die Teilnahme an der Tour de France ist der Traum eines jeden ambitionierten Amateurs und Radprofis. Die Veranstaltung ist nichts für Zartbesaitete: Die Teilnehmer legen über zweiundzwanzig Tage 3 540 Kilometer zurück, wobei sich einige Bergetappen über dreißig Kilometer oder noch länger hinziehen. Seit den Anfängen 1903 wurden immer wieder Vorwürfe erhoben, dass Radrennfahrer auf verschiedene illegale Methoden zurückgriffen, um das Rennen zu bewältigen oder ihre Leistung zu verbessern. Frühe Aufzeichnungen berichten von Radfahrern, die versuchten den Schmerz mit Alkohol zu dämpfen und unterwegs anhielten, um Wein, Bier oder was auch immer sie sonst noch in die Hände bekamen nachzutanken. In den vergangenen Jahrzehnten schlagen die Wettkämpfer noch viel gefährlichere Wege ein, um sich einen Vorteil zu verschaffen.[67]

An der Stelle, an der der berühmte britische Radfahrer Tom Simpson während der Tour de France 1967 zusammenbrach und starb, steht ein Gedenkstein. Im Alter von neunundzwanzig Jahren galt Simpson als einer der besten britischen Radsportler aller Zeiten. Während des Rennens, als die Strecke durch die Alpen führte, bekam er Durchfall und Magenschmerzen. Während sein Manager Daniel Dousset darauf aus war, dass Simpson weitermachen und mit einem guten Ergebnis ins Ziel kommen sollte,[68] riet sein Freund und Teamkollege Vin Denson Simpson, das Rennen abzubrechen.[69]

In der sengenden Hitze nahe dem Gipfel des Mont Ventoux stürzte Simpson. Fest entschlossen, weiterzumachen, soll Simpson die Umstehenden angewiesen haben, ihn wieder auf sein Rad zu setzen – er fuhr weitere fünfhundert Meter, bevor er endgültig zusammenbrach.[70] Eine Krankenschwester versuchte ihn wiederzubeleben, doch ohne Erfolg. Er wurde mit dem Hubschrauber ins Krankenhaus gebracht und dort für tot erklärt. Bei Simpsons Autopsie wurden in seinem Körper Amphetamine und Alkohol nachgewiesen. Später entdeckten Ermittler noch mehr Hinweise auf Doping in seinem Hotelzimmer und in den Taschen seines Trikots.[71]

Später wurden die Methoden des Dopings immer ausgefeilter. Lance Armstrongs Teamkollege Tyler Hamilton beschrieb, wie er Gänsehaut bekam, als das frisch aus dem Kühlschrank kommende Blut in seine Venen floss. In seinem Buch *The Secret Race* schildert Hamilton, dass auch Armstrong Bluttransfusionen zur Leistungssteigerung bekam und dass die Fahrer während der Tour de France 1998 von einem Helfershelfer auf einem Motorrad begleitet wurden, der einen EPO-Vorrat bereithielt. »Aus Lances Sicht gehört Doping ebenso selbstverständlich zum Leben wie Sauerstoff oder Schwerkraft«, schrieb Hamilton.[72]

Lance Armstrongs Absturz folgte am 10. Oktober 2010, als die United States Anti-Doping Agency (USADA) eine Erklärung veröffentlichte, in der sie zu dem Schluss kam, dass »die Beweise zweifelsfrei belegen, dass das US Postal Service Pro Cycling Team [das Team von Lance Armstrong] das höchstentwickelte, professionellste und erfolgreichste Dopingprogramm betrieben hat, das die Sportwelt je gesehen hat«. In der Erklärung wurde der Mut von elf seiner ehemaligen Teamkollegen hervorgehoben, die zwar an der Doping-Verschwörung teilgenommen hatten, die Behörde aber bei ihren Ermittlungen unterstützten, um »jungen Sportlern zu helfen und sie hoffentlich niemals in eine derartige Lage zu bringen«.[73]

Im Januar 2013 gab Armstrong in einem Interview mit Oprah Winfrey zu, verbotene Substanzen wie EPO, Testosteron, menschliche Wachstumshormone und Cortison zu nehmen, und gestand den Einsatz von Blutdoping und Bluttransfusionen, um seine Leistungen im Radsport zu verbessern. Als Oprah Winfrey fragte, ob er bei allen sieben Siegen der Tour de France illegale Substanzen oder Doping-Methoden eingesetzt habe, war die niederschmetternde Antwort: »Ja.«[74]

Die Vorbereitung auf die Tour de France findet häufig schon in jungen Jahren statt. Schon im frühen Teenageralter opfern Radsportler ihr gesamtes Privatleben und ihre Freizeit dem Radfahren und dem Training, um Kraft, Kondition und Ausdauer aufzubauen. Ich möchte, dass Sie sich für einen Moment in deren Situation versetzen. Stellen Sie sich vor, dass Sie seit Jahren jede wache Minute dem Training und dem Traum vom Radfahren gewidmet haben. Nach ein paar Jahren voller Höhen und Tiefen sind Sie endlich gut genug für Ihr großes Ziel: die Teilnahme an der Tour de France. Doch schon zu Beginn der ersten Saison stellen Ihre Teamkollegen Sie vor die Wahl: Entweder dopen Sie und nehmen die Chance des Wettbewerbs auf Augenhöhe wahr, oder aber Sie entscheiden sich dagegen, kehren nach Hause zurück und lassen Ihre Träume hinter sich. Das ist wahrscheinlich das Szenario, mit dem viele große Radsportler konfrontiert waren, darunter Tyler Hamilton, Floyd

Landis, Bjarne Riis und Marco Pantani – sie wollten vermutlich nichts anderes, als sich in dem Sport zu messen, den sie liebten. Während viele Radsportler der Versuchung widerstrebend nachgaben, gaben andere ihre Chance bei der Tour de France auf. Stephen Swart wuchs auf der Nordinsel von Neuseeland auf, und in seiner Jugend waren er und sein Bruder sehr erfolgreiche Radfahrer. Swart fuhr 1994 und 1995 an der Seite von Lance Armstrong, doch mit dreißig Jahren wandte er sich völlig vom Radfahren ab. Er wurde später von seinen Kollegen als Verräter verleumdet, nachdem er den Schweigekodex über Doping im Sport gebrochen hatte.

Im Rückblick sagte Swart, dass er sich irgendwie betrogen fühlte und wünschte, er wäre nie mit Doping in Berührung gekommen. Sein natürliches Talent war durch die ihn umgebende Dopingkultur untergraben worden.[75] Der Sieg in der Tour de France schien über viele Jahre hinweg mehr davon abzuhängen, wessen Arzt den besten Cocktail verbotener Substanzen verordnete, als von der sportlichen Leistungsfähigkeit der Teilnehmer.

Seitdem die Sportwelt verstärkt von investigativen Journalisten wie David Walsh, Chefredakteur im Sportressort der *Sunday Times*, und Paul Kimmage, ehemaliger professioneller Radsportler und preisgekrönter Sportjournalist, beobachtet wird, steht der Umgang mit Betrug für viele Sportorganisationen ganz oben auf der Agenda. Kimmage, der in den vergangenen Jahrzehnten die Doping-Nutzung bei der Tour de France aufgedeckt hat, kommentierte: »Ich konnte den Dopingdruck immer nachvollziehen. Ich konnte immer die verlockende Wirkung von Doping nachvollziehen, und ich kann es heute noch, weil ich dabei war. Die Tour de France wird jetzt von der Öffentlichkeit als durch und durch verkommen wahrgenommen – die dopen alle –, und das macht mich traurig, weil das nicht hätte passieren dürfen.«[76]

Zum Glück für die Zukunft des Sports ist diese Kultur langsam im Begriff, sich zu verändern, und die meisten Sportler beteiligen sich nicht an der unethischen Methode des Blutdopings. Stattdessen setzen sie auf natürliche leistungsfördernde Mittel wie z. B. das Höhentraining oder andere Techniken zur Steigerung der Sauerstofftransportfähigkeit des Körpers.

Das zentrale Ziel des Höhentrainings und der in diesem Buch beschriebenen Techniken ist die Erhöhung der Erythrozytenzahl. Durch Üben der in diesem Buch dargestellten Atemanhalteübungen erhöhen die Nieren die Produktion von EPO, und die Milz speist rote Blutkörperchen in den Blutkreislauf ein. Beide Effekte erhöhen die Sauerstofftransportfähigkeit des Blutes über ein normales Maß hinaus und verschaffen dem Sportler einen Wettbewerbsvorteil – ganz ohne die gesundheitlichen Risiken und ethischen Probleme des illegalen Dopings. Eine höhere Konzentration an roten Blutkörperchen nutzt Ihrer sportlichen Leistungsfähigkeit auf verschiedene Weise:

- Verbesserung der Sauerstofftransportkapazität Ihres Blutes
- Erhöhung Ihrer VO_2max
- Steigerung des Ausdauerpotenzials

Die maximale Sauerstoffaufnahme oder VO_2max bezieht sich auf die maximale Kapazität eines Körpers, Sauerstoff während einer Minute intensiver körperlicher Anstrengung zu transportieren und zu nutzen. Das »V« bezieht sich auf Volumen, das »O_2« auf Sauerstoff und »max« auf die maximale Kapazität Ihres Körpers. Ihre VO_2max misst also die Sauerstoffmenge, die während einer Minute Trainings pro Kilogramm Körpergewicht verbraucht wird. Über die VO_2max lässt sich die maximale Leistungsfähigkeit eines Sportlers während des Trainings vorhersagen; sie gilt als der beste Indikator für die kardiorespiratorische und aerobe Ausdauer. In Sportarten, die außergewöhnliche Ausdauer erfordern, wie Radfahren, Rudern, Schwimmen und Laufen, haben Weltrang-Athleten typischerweise eine hohe VO_2max. Das Ziel der meisten Ausdauerprogramme ist die Erhöhung der VO_2max. Dies Ziel kann durch eine Verbesserung der Sauerstofftransportkapazität des Blutes erreicht werden.

Der Rest dieses Kapitels befasst sich mit verschiedenen Trainingsmethoden und deren Auswirkungen auf die VO_2max und die Sauerstofftransportkapazität des Blutes. Um zu verstehen, wie und warum diese Methoden funktionieren, ist es nützlich, die folgenden grundlegenden Informationen über die Zusammensetzung Ihres Blutes zu kennen, auf die ich mich regelmäßig beziehen werden. Zudem werden einige Begrifflichkeiten erklärt.

Das Blut besteht aus drei Hauptbestandteilen: sauerstofftransportierende rote Blutkörperchen, weiße Blutkörperchen und Plasma. Hämoglobin ist ein Protein, das in den roten Blutkörperchen vorkommt. Eine der Funktionen von Hämoglobin ist es, Sauerstoff von der Lunge zu den Zellen, Geweben und Organen des Körpers zu transportieren. Dort wird er dann freigesetzt, um Nährstoffe zu verbrennen und dabei Energie zu gewinnen. Nach der Freisetzung von Sauerstoff wird das bei der Verbrennung entstehende Kohlendioxid vom Hämoglobin aufgenommen und in die Lunge zurückgeführt, wo der Überschuss ausgeatmet wird.

Die Hämoglobinwerte sind von Person zu Person unterschiedlich, aber die folgenden Zahlen geben einen allgemeinen Anhaltspunkt für normale Werte:[77]

- Männer: 13,8 bis 17,2 Gramm pro Deziliter
- Frauen: 12,1 bis 15,1 Gramm pro Deziliter

Hämatokrit bezeichnet den Anteil der roten Blutkörperchen am Blutvolumen. Unter normalen Bedingungen hängt der Hämatokrit eng mit der Hämoglobinkonzentration im Blut zusammen. Hämatokritwerte liegen bei Männern zwischen 40,7 und 50,3 Prozent und bei Frauen 36,1 und 44,3 Prozent im Normbereich.[78]

Eine weitere relevante Größe ist der Sauerstoffsättigungsgrad von Hämoglobin. Hämoglobin hat eine maximale Sauerstofftransportkapazität, und Sauerstoffsättigung bedeutet einfach nur, wie viel von dieser Kapazität vom Sauerstoff ausgenutzt wird. Die normale arterielle Sauerstoffsättigung liegt zwischen fünfundneunzig und neunundneunzig Prozent.

In den folgenden Abschnitten betrachten wir Forschungsarbeiten, die komplementäre Trainingsansätze untersuchen – u. a. Höhentraining, Hochintensitätstraining und Simulation von Höhentraining durch das Anhalten des Atems –, und vergleichen, wie diese Techniken die Sauerstofftransportkapazität und die sportliche Leistung auf natürliche Weise verbessern können.

Vorzüge des Höhentrainings

Herkömmliches Höhentraining erfordert es, in großer Höhe zu leben und zu trainieren. Dies zwingt den Körper, sich dem Training unter geringerer Sauerstoffzufuhr anzupassen und damit die Sauerstoffaufnahmekapazität des Blutes zu erhöhen. Diese Technik wird auch heute noch von Sportlern angewendet, vor allem von denen, die in großen Höhen leben, wie Läufer aus Kenia und Äthiopien.[79] Allerdings hat das Training in großer Höhe einen erheblichen Nachteil, da es den Trainingswiderstand erhöht. Das jedoch kann verhindern, dass ein Athlet seine maximale Leistung erreicht.[80] Diese Verringerung der Trainingsintensität kann zu Muskelabbau führen.

Um die nachteiligen Effekte des Trainierens in großer Höhe einzugrenzen und die Vorteile dennoch zu nutzen, entwickelten Dr. Benjamin D. Levine und Dr. James Stray-Gundersen von der University of Texas in Dallas in den 1990er-Jahren die Strategie »Live high – train low« (»Oben leben – unten trainieren«).[81] Bei diesem Modell lebt ein Sportler in einer mittleren Höhe von 2 500 Metern, trainiert aber in einer Höhe von unter 1 500 Metern. Die Grundidee ist es, Sportler in die Lage zu versetzen, von den positiven physiologischen Veränderungen zu profitieren, die mit einem Leben in großer Höhe verbunden sind, während sie gleichzeitig mit ihrer maximalen Leistung trainieren können. Levine und Gundersen untersuchten neununddreißig Läuferinnen und Läufer, die einander hinsichtlich ihres Trainingszustandes ebenbürtig waren. Jeder Läufer wurde einer der folgenden drei Gruppen zugeordnet:[82]

1. Unten lebend (150 Meter) und unten trainierend (150 Meter)
2. Oben lebend (2 500 Meter) und unten trainierend (1 250 Meter)
3. Oben lebend (2 500 Meter) und oben trainierend (2 500 Meter)

Die Ergebnisse für die zweite Gruppe, »oben lebend und unten trainierend«, zeigten eine neunprozentige Verbesserung des Volumens der roten Blutkörperchen und eine fünfprozentige Verbesserung der maximalen Sauerstoffaufnahme (VO_2max). Die Verbesserung der maximalen Sauerstoffaufnahme stand in direktem Verhältnis zum erhöhten Gesamtvolumen der roten Blutkörperchen. Dies führte zu einer beeindruckenden Leistungssteigerung von 13,4 Sekunden Vorsprung in einem 5 000-Meter-Lauf.

Nach der Rückkehr auf Meeresspiegel-Höhe wies die Gruppe »oben lebend und unten trainierend« als einzige Gruppe deutliche Verbesserungen sowohl bei der VO_2max als auch bei der 5 000-Meter-Laufzeit auf. Diese Verbesserungen sind auf die Anpassung der Sportler an die Höhenlage zurückzuführen, wobei durch das Training auf Meeresspiegel-Niveau gleichzeitig die Trainingsgeschwindigkeit beibehalten werden konnte. Diese Kombination ist höchstwahrscheinlich auch für den Anstieg der VO_2max verantwortlich.[83]

Eine weitere Studie bestätigte die Ergebnisse mit Langstreckenläufern eines Nationalteams. Nach siebenundzwanzig Tagen Training auf 2 500 Metern Höhe verbesserten sich die Teilnehmer beim 3 000-Meter-Lauf um 1,1 Prozent. Obwohl eine Leistungsverbesserung um 1,1 Prozent kein besonders großer Effekt zu sein scheint, werden Rennen auf Weltrang-Niveau doch durch einen Bruchteil eines Prozents gewonnen oder verloren. Darüber hinaus ging die Steigerung der Laufleistung mit einer Verbesserung der maximalen Sauerstoffaufnahme um drei Prozent einher.[84]

Die Eisschnelllauf-Nationalmannschaft der Vereinigten Staaten nutzte das Modell »Oben leben – unten trainieren«, um sich auf die Olympischen Winterspiele 2002 in Salt Lake City vorzubereiten. In diesem Jahr feierten sie einen beispiellosen Erfolg: Sechs Sportler gewannen acht Medaillen (darunter dreimal Gold) und stellten zwei neue Weltrekorde auf. Bei den Olympischen Spielen 2006 in Turin brachten die US-Eisschnellläufer, die weiterhin die Strategie »Oben leben – unten trainieren« nutzten, drei Gold-, drei Silber- und eine Bronzemedaille mit nach Hause.[85]

Vorzüge des hochintensiven Intervalltrainings (HIIT)

Eine weitere Trainingsmethode, die bei Sportlern und Trainern auf große Beachtung stößt, ist das hochintensive Intervalltraining (HIIT). Das Grundprinzip des Intervalltrainings besteht darin, in kurzen, intensiven

Abschnitten nahezu unter Maximalbelastung zu trainieren – eine Methode, die sicherlich nichts für Zartbesaitete ist. Zahlreiche Studien haben die körperlichen Anpassungsreaktionen auf unterschiedliche Trainingsintensitäten untersucht. Das Ergebnis: Im Vergleich zu moderatem Training ermöglicht das hochintensive Intervalltraining größere Fortschritte sowohl hinsichtlich der aeroben als auch der anaeroben Leistungsfähigkeit. Aerobes Training hängt eng mit der Ausdauer zusammen. Bei dieser Trainingsform wird sichergestellt, dass dem Körper genügend Sauerstoff zugeführt wird, um seine Leistungsfähigkeit aufrechtzuerhalten. Anaerobes Training bedeutet »ohne Sauerstoff« und ist mehr auf Schnelligkeit, Kraft und Stärke ausgerichtet, was zu einer verbesserten Leistung in kürzerer Zeit führt.

Der japanische Wissenschaftler Izumi Tabata und seine Kollegen vom National Institute of Fitness and Sports in Japan führten eine Studie mit zwei Trainingsexperimenten durch, um ein moderates Ausdauertraining und ein hochintensives Intervalltraining zu vergleichen. Die Gruppe mit dem hochintensiven Intervalltraining absolvierte ein mittlerweile als Tabata-Methode bekanntes Training, bei dem die Sportler in kurzen, zwanzigsekündigen Intervallen unter Maximalbelastung trainieren. Die Leiter der Studie stellten fest, dass moderates aerobes Training die aerobe Leistung verbessert, während das hochintensive Intervalltraining sowohl die anaerobe als auch die aerobe Leistung steigert.[86]

In einer weiteren Studie verglichen Bailey et al. von der University of Exeter in Großbritannien ein hochintensives Sprint-Trainingsprogramm mit einem Ausdauertraining niedriger Intensität. Dabei maßen sie die Sauerstoffaufnahme und den Sauerstoffverbrauch in der Muskulatur. Die Studienergebnisse zeigten, dass die Gruppe, die das hochintensive Intervalltraining absolvierte, eine höhere VO_2-Kinetik und eine verbesserte Toleranz gegenüber HIIT-Belastungen erreichte.[87] Dies bedeutet, dass die Sportler beim Übergang zwischen Ruhezustand und Aktivität eine schnellere Sauerstoffaufnahme zeigten, sodass sie leichter auf ein höheres Leistungsniveau wechseln konnten.[88] Die verbesserte Sauerstoffversorgung der arbeitenden Muskulatur trägt auch zu einer kürzeren Erholungszeit nach dem Training und einer Verringerung der Milchsäureproduktion bei.

Es scheint also klar zu sein, dass hochintensives Intervalltraining Sportlern mehrere positive Effekte bietet, darunter:

- Eine verbesserte anaerobe und aerobe Energieversorgung, die mehr Ausdauer, Kraft, Schnelligkeit und Leistung ermöglicht
- Eine schnellere VO_2-Kinetik, wodurch das Blut mehr Sauerstoff in die Muskeln transportieren kann
- Verbesserte Toleranz gegenüber hochintensiven Belastungen
- Kürzere Regenerationsphase nach Aktivitäten unterhalb der Maximalbelastung
- Reduzierte Milchsäurebildung
- Eine verbesserte Sauerstoffversorgung der aktiven Muskulatur als Basis für härtere und längere Trainingseinheiten

Im nächsten Abschnitt werden wir untersuchen, wie man die positiven Effekte von Höhentraining und hochintensiven Intervalltraining zur Steigerung der Trainingsleistung nutzen kann.

Wissenschaftliche Grundlagen

Es liegt auf der Hand, dass Höhentraining unter realen Bedingungen für Sportler, die in Ländern wie Kenia leben, einfacher durchführbar ist als für Sportler, die beispielsweise in Irland leben, das größtenteils nicht höher als 1 000 Meter über dem Meeresspiegel liegt. Ähnlich ist es mit dem hochintensiven Intervalltraining: Dieses ist möglicherweise nicht für jeden geeignet, da es maximale körperliche Anstrengung erfordert und die Atmung an die Belastungsgrenze treibt. Manche Menschen empfinden hochintensives Intervalltraining als extrem unangenehm oder stellen fest, dass sie dabei die Kontrolle über ihre Atmung verlieren, und machen sich Sorgen in Bezug auf Ihre Gesundheit.

Eine praktische Alternative, die alle Sportler unabhängig von ihrem Wohnort und ihrem Trainingszustand nutzen können, ist die Ergänzung ihres regelmäßigen Trainingsprogramms um ein Atemanhaltetraining. In den folgenden Abschnitten erfahren Sie, wie Atemanhaltetechniken es ermöglichen, viele der positiven Effekte von Höhen- und Intensivtraining zu simulieren, darunter:

- Bildung roter Blutkörperchen in der Milz zur Verbesserung der aeroben Leistungsfähigkeit
- Produktion von körpereigenem EPO
- Höhere Toleranz gegenüber Kohlendioxid
- Geringerer Belastungsgrad der arbeitenden Muskulatur, dadurch später einsetzende Ermüdung
- Bessere psychische Startbedingungen
- Verkürzte Regenerationszeit
- Reduzierte Milchsäureproduktion
- Verbesserte Schwimmtechnik (darauf werden wir später noch eingehen)
- Fähigkeit, den Leistungsstand während Trainingspausen oder Verletzungsphasen aufrechtzuerhalten
- Fortbestand dieser Vorteile ohne in Höhenlagen reisen zu müssen

Seit Hunderttausenden von Jahren praktizierten unsere Vorfahren das Atemanhalten, um sich regelmäßig im tiefen Wasser auf Nahrungssuche zu begeben.[89] Einige Evolutionstheoretiker gehen sogar davon aus, dass dies die Grundlage für die Ausbildung einer Reihe einzigartiger menschlicher Merkmale gewesen sein könnte.[90] Bis heute führen die Ama, überwiegend weibliche japanische Perlentaucher, diese über 2 000 Jahre alte Tradition fort und verlassen sich beim Tauchen ausschließlich auf die Kraft ihrer Lungen.

Der am besten ausgerüstete Taucher in der Natur ist wahrscheinlich die Weddellrobbe, die bis zu zwei Stunden unter Wasser bleiben kann. Der Mensch verfügt zwar nicht über die gleichen physiologischen Anpassungsfähigkeiten wie diese Robbe, verfügt aber auch über bestimmte Mechanismen zur Bewältigung eines relativen Sauerstoffmangels. Im Allgemeinen können die meisten Menschen ihren Atem nach dem Einatmen maximal rund fünfzig Sekunden lang anhalten, wobei Elitetaucher die Luft zwischen acht Minuten dreiundzwanzig Sekunden und elf Minuten fünfunddreißig Sekunden anhalten können.[91]

Eine Reihe von Wissenschaftlern versuchte herauszufinden, welchen Einfluss das Luftanhalten auf Adaptionsmechanismen des Körpers hat, die der besseren Sauerstoffversorgung dienen. Dazu untersuchten sie die Auswirkungen des Apnoetauchens (Tauchen mit Luftanhalten) bei indigenen Tauchern, Berufstauchern und ungeübten Tauchern.[92]

Die Milz ist ein Organ, das als eine Art Blutbank fungiert. Wenn der Körper einen erhöhten Sauerstoffbedarf signalisiert, produziert die Milz rote Blutkörperchen.[93] Sie spielt daher eine sehr wichtige Rolle bei der Regulierung des Hämatokrits und der Hämoglobinkonzentration im Blut.

Wenn der Körper veranlasst wird, zusätzliche rote Blutkörperchen zu produzieren und so die Hämoglobinkonzentration im Blut zu erhöhen, verbessert das seine Fähigkeit, die aktiven Muskeln während des Trainings mit Sauerstoff zu versorgen. Studien an Freiwilligen, deren Milz aus medizinischen Gründen entfernt werden musste, zeigen, wie wichtig dieses Organ für die Anpassung der Blutzusammensetzung ist. Nach einer Reihe von kurzen Atemanhalteübungen zeigte sich bei den Probanden mit intakter Milz ein Anstieg des Hämatokrits und der Hämoglobinkonzentration um 6,4 bzw. 3,3 Prozent, während bei denjenigen ohne Milz keine Veränderungen der Blutzusammensetzung zu beobachten waren. Das bedeutet, dass bereits durch fünfmaliges Luftanhalten die Sauerstofftransportfähigkeit des Blutes mithilfe der Milz deutlich verbessert werden kann.[94]

Dieses Organ beeinflusst auch, wie lange eine Person den Atem anhalten kann. In einer Studie konnten die Teilnehmer bei ihrem dritten Versuch die längste Atempause halten. Apnoetaucher erreichten einen Spitzenwert von insgesamt hundertdreiundvierzig Sekunden, untrainierte Taucher einen Spitzenwert von hundertsiebenundzwanzig Sekunden und Probanden ohne Milz vierundsiebzig Sekunden. Auch die Milzgröße reduzierte sich bei den Tauchern und den untrainierten Freiwilligen um insgesamt zwanzig Prozent, was eine schnelle Kontraktion der Milz als Reaktion auf die Sauerstoffreduktion belegt.[95] Das bedeutet, dass sich die Fähigkeit, den Atem anzuhalten, durch Wiederholung verbessern lässt, indem sich die Milz zusammenzieht, zusätzliche rote Blutkörperchen in den Blutkreislauf abgibt und so die Sauerstofftransportfähigkeit des Körpers verbessert. Während die Probanden im Rahmen derartiger Studien im Allgemeinen ihren Atem so lange wie möglich anhalten, tritt eine deutliche Milzkontraktion bereits bei sehr kurzen Atempausen von dreißig Sekunden auf. Die stärksten Kontraktionen der Milz und damit auch die größten Veränderungen in der Blutzusammensetzung zeigen sich jedoch nach einem maximalen Atemanhalten.[96]

Eine weitere nützliche Information, die aus diesen Studien gewonnen wurde, ist, dass es nicht notwendig ist, tief abzutauchen, um von den Effekten des Apnoetauchens zu profitieren.[97] Bei Freiwilligen, die Atemanhalteübungen unter Wasser oder an Land praktizieren, scheint es keinen erkennbaren Unterschied hinsichtlich des Anstiegs von Hämatokrit und Hämoglobinkonzentration zu geben. Daraus, dass es im Hinblick auf die Wirkung keine erkennbaren Unterschiede zwischen »unter Wasser« und »über Wasser« gibt, lässt sich schließen, dass es das Atemanhalten selbst ist, das die Milzkontraktion stimuliert. Es ist also nicht das Untertauchen, das die Milz dazu veranlasst, rote Blutkörperchen in den Kreislauf abzugeben, sondern ganz einfach der Abfall des Sauerstoffpartialdrucks im Blut – und dieser entsteht durch das Luftanhalten selbst. Deshalb sind die Vorteile des Atemanhaltens nicht auf Taucher und Schwimmer beschränkt. Diese Tatsache ist für das Programm dieses Buches von besonderer Bedeutung, da unsere Atemanhalteübungen außerhalb des Wassers durchgeführt werden.

Die Ergebnisse der oben genannten Studien legen nahe, dass ähnliche Resultate wie beim Höhentraining auch beim Training auf Meereshöhe erlangt werden können, indem man einfach immer wieder den Atem anhält. Der Milz den Impuls zu geben, sich zusammenzuziehen, indem die Verfügbarkeit von Sauerstoff verringert wird, führt zu einer Erhöhung des Hämoglobinwertes und des Hämatokrits, was wiederum die Sauerstofftragfähigkeit des Blutes erhöht und eine bessere Ausdauer ermöglicht.

Der überzeugendste Aspekt des Atemanhaltens ist, dass fast jeder es praktizieren kann. Es ist weniger anstrengend als hochintensives Intervalltraining. Drei- bis fünfmal den Atem so lang wie möglich anzuhalten, kann zu einem Anstieg des Hämoglobins um zwei bis vier Prozent führen.[98] Das klingt vielleicht nicht nach viel, aber wenn Sekundenbruchteile über Sieg oder Niederlage entscheiden, zählt jeder mögliche Vorteil.

Besonderheiten des Atemanhaltetrainings

In den oben genannten Studien zum Luftanhalten und zur Milzkontraktion wurde der Atem stets nach dem Einatmen angehalten. Wie Sie sehen werden, wird der Atem beim Programm dieses Buches nach dem Ausatmen angehalten; deshalb ist es notwendig zu untersuchen, ob dieses Vorgehen eine andere Körperreaktion hervorruft.

Nach dem Ausatmen den Atem anzuhalten, senkt die Sauerstoffsättigung des Blutes und simuliert die Auswirkungen des Höhentrainings. Ich habe die Sauerstoffsättigung des Blutes Tausender Einzelpersonen aufgezeichnet, während sie den Atem anhielten, und festgestellt, dass sie sich nach einer Ausatmung mit Abstand am stärksten ändert. Für die meisten Menschen ist nach vier bis fünf Tagen Üben ein Rückgang der Sauerstoffsättigung auf unter vierundneunzig Prozent zu beobachten – ein Niveau, das mit den Auswirkungen eines Lebens in einer Höhe von 2 500 bis 4 000 Metern vergleichbar ist.

Ein sanftes Ausatmen vor dem Luftanhalten reduziert den Luftgehalt in der Lunge, was einen schnelleren Anstieg von Kohlendioxid ermöglicht und eine stärkere Reaktion hervorruft. Dies verkürzt zwar die Zeitspanne, über die Sie den Atem anhalten können, doch die Hämoglobinkonzentration erhöht sich im Vergleich zum Atemanhalten bei normaler Kohlendioxidmenge nachweislich um etwa zehn Prozent.

Höhere Kohlendioxidkonzentrationen im Blut können zu einer noch stärkeren Kontraktion der Milz führen, was zu einer verstärkten Freisetzung roter Blutkörperchen und folglich zu einer erhöhten Sauerstoffsättigung des Blutes führt.[99]

Ein erhöhter CO_2-Gehalt im Blut verursacht auch eine Verschiebung der Oxyhämoglobin-Dissoziationskurve nach rechts. Wie anhand des Bohr-Effekts beschrieben, senkt ein Anstieg des Kohlendioxidgehaltes den Blut-pH-Wert und bewirkt, dass Sauerstoff vom Hämoglobin in das Gewebe abgegeben wird, wodurch die Sauerstoffsättigung des Blutes weiter reduziert wird.

Wenn Sie die Luft nach dem Ausatmen anhalten, profitieren Sie auch von den Vorzügen von Stickstoffmonoxid, denn Sie befördern dieses Gas in die Lunge, statt es auszuatmen. Durch Ausatmen und anschließendes

Luftanhalten kann sich Stickstoffmonoxid in der Nasenhöhle anreichern, sodass beim Wiedereinatmen mit Stickstoffmonoxid angereichterte Luft in die Lunge gelangt.[100]

Die EPO-Bildung natürlich anregen

EPO (Erythropoietin) ist ein Hormon, das die Nieren als Reaktion auf einen verminderten Sauerstoffgehalt im Blut absondern. Eine der Funktionen von EPO ist es, das Heranreifen der roten Blutkörperchen im Knochenmark zu stimulieren und damit die Sauerstoffversorgung der Muskeln zu verbessern.[101] Die Luft anzuhalten ist eine wirksame Methode, um die Freisetzung von EPO zu stimulieren – was Ihnen ermöglicht, den Sauerstoffgehalt Ihres Blutes zu erhöhen und Ihre sportliche Leistung zu steigern.[102] Die EPO-Konzentration kann sich um bis zu vierundzwanzig Prozent erhöhen, wenn der Körper durch Atemanhalteübungen niedrigere Blutsauerstoffwerte aufweist.[103]

Verdeutlichen lässt sich der Zusammenhang zwischen Atemreduktion und EPO-Produktion durch die Vorgänge im Körper von Personen mit Schlafapnoe.[104] Schlafapnoe ist eine Krankheit, bei der während des Schlafes nach dem Ausatmen unbewusst der Atem angehalten wird. Je nach Schweregrad kann der Atem für zehn bis achtzig Sekunden aussetzen, und dies kann fünf- bis siebzigmal pro Stunde geschehen. Bei Schlafapnoe kann die Sauerstoffsättigung des Blutes von achtundneunzig Prozent auf bis zu fünfzig Prozent sinken. Das kann zur Folge haben, dass der EPO-Wert um zwanzig Prozent ansteigt.

Selbstverständlich ist das Krankheitsbild der Schlafapnoe nicht 1:1 vergleichbar mit dem bewussten Atemanhalten, um die sportliche Leistungsfähigkeit zu erhöhen. Interessant ist jedoch, wie sich das Luftanhalten (ob bewusst oder unbewusst praktiziert) auf die Produktion körpereigenen EPOs auswirkt. Die Erhöhung der EPO-Werte ermöglicht es dem Blut, den Muskeln mehr Sauerstoff zuzuführen – das ist die natürliche Variante der zu Beginn dieses Kapitels diskutierten Methoden des illegalen Blutdopings. Der Vorteil des Luftanhaltens als leistungssteigernde Übung besteht darin, dass Sie im Gegensatz zur Schlafapnoe den

Atem bewusst anhalten und die vollständige Kontrolle über Frequenz und Dauer der Atempausen haben. Im Gegensatz zum Blutdoping ist das EPO, das Ihr Körper mittels dieser einfachen Atemtechniken selbst herstellt, effektiv, kostenlos und völlig legal.

Bewegung im simulierten Höhentraining

Durch körperliche Anstrengung oder Luftanhalten entsteht ein Luftmangel. Dieser Luftmangel lässt sich am besten als Lufthunger oder Atemdrang beschreiben, wobei die Intensität von mild über moderat bis stark variiert. Die Intensität des Luftmangels verändert sich je nach Übung oder Situation. Zum Beispiel kann beim Praktizieren der in diesem Buch beschriebenen Übungen im Sitzen der Luftmangel milde oder erträglich sein, während er bei intensiver körperlicher Belastung als sehr stark wahrgenommen werden kann.

Ein starker Luftmangel bei körperlicher Anstrengung ist während des Trainings von Vorteil, da er den Körper dazu bringt, extremen Anforderungen standzuhalten. Viele Sportler schätzen das Trainieren unter Luftmangel, da es sie vor eine neue Herausforderung stellt, die es ihnen ermöglicht, ihre Willenskraft und Entschlossenheit unter Beweis zu stellen.

Ein starker Luftmangel bei körperlicher Anstrengung ist tendenziell eher für Sportler mit einem BOLT-Wert von mehr als 20 Sekunden geeignet. Wenn Ihr BOLT-Wert unter 20 Sekunden liegt, müssen Sie darauf achten, den Atem nicht zu lange anzuhalten, da dies dazu führen kann, dass Sie die Kontrolle über Ihre Atmung verlieren. Es ist wichtig, dass Sie nach dem Luftanhalten in der Lage sind, wieder ruhig zu atmen. Je kleiner Ihr BOLT-Wert ist, desto größer ist die Gefahr, dass Sie die Kontrolle über die Atmung verlieren.

Bitte beachten Sie, dass ein starker Luftmangel unter Umständen Kopfschmerzen verursacht, da die Sauerstoffsättigung im Blut abnimmt. Diese sollten aber nach einer etwa zehnminütigen Pause verschwinden. Indem Sie Ihre persönliche Belastungsgrenze bei dieser Übung nicht überschreiten, vermeiden Sie, dass Sie Kopfschmerzen bekommen.

Die Atemmuskulatur stärken

Das Atemzentrum befindet sich im Stammhirn und überwacht kontinuierlich den Sauerstoff-, Kohlendioxid- und pH-Gehalt des Blutes, um zu steuern, wieviel Luft in den Körper aufgenommen wird. Wenn der Körper einen Atemhub frischer Luft benötigt, sendet das Gehirn eine Nachricht an die Atemmuskulatur und sagt ihr, dass Atmung nötig ist. Das Zwerchfell, der wichtigste Atemmuskel, bewegt sich nach unten und erzeugt einen Unterdruck in der Brusthöhle: Wir atmen ein. Nach dem Einatmen wird eine weitere Meldung gesendet, damit das Zwerchfell wieder in seine Ruheposition zurückkehrt und damit eine Ausatmung initiiert.

Wird die Luft nach dem Ausatmen angehalten, stoppt das die Sauerstoffaufnahme, und im Blut reichert sich Kohlendioxid an. Während dieser Atempause gelangt kein Sauerstoff in die Lunge, und Kohlendioxid kann nicht aus der Blutbahn entweichen. Das Atemzentrum, das die Veränderung der Blutgase registriert, signalisiert dem Zwerchfell, die Atmung wieder aufzunehmen, und das Zwerchfell kontrahiert sich nach unten, um dem Körper das Atmen zu ermöglichen.

Da Sie ja die Luft anhalten, kann die Atmung jedoch nicht wieder aufgenommen werden, und das Gehirn steigert die Frequenz seiner Meldungen an das Zwerchfell, wodurch der Impuls zum Zusammenziehen des Zwerchfells verstärkt wird. Probieren Sie es aus, indem Sie einfach die Luft anhalten, bis Sie einen starken Atemdrang verspüren. Zuerst macht sich ein lokales Zusammenziehen des Zwerchfells bemerkbar, das sich bald intensiviert und von der Frequenz her zunimmt, wenn der Körper versucht, die Atmung wieder aufzunehmen.

Kern des Ganzen ist, dass Sie den Atem so lange anhalten, bis ein mittlerer bis starker Lufthunger das Zwerchfell aktiviert – dadurch wird das Zwerchfell trainiert und gestärkt. Es gibt zahlreiche Hilfsmittel auf dem Markt, die darauf abzielen, die Kraft der Atemmuskeln zu erhöhen; das Luftanhalten ist vermutlich die einfachste und natürlichste Methode, da es jederzeit durchgeführt werden kann und das Zwerchfell unmittelbar anspricht. Die Stärkung der Atemmuskulatur kann sich äußerst vorteilhaft auf das Training auswirken, insbesondere wenn die Ermüdung des Zwerchfells Ihre Belastbarkeit und Ausdauer beschränkt.

Übersäuerung reduzieren

So wie Verletzungen eine Rolle bei der Einschränkung der körperlichen Leistungsfähigkeit spielen, können geistige und körperliche Erschöpfung den Sportler daran hindern, härter und schneller zu trainieren. Im Zweiten Weltkrieg schrieb US-General George Patton an seine Truppen: »Müdigkeit macht uns alle zu Feiglingen. Männer mit Kondition ermüden nicht.«[105] Und er hatte recht: Die Ausdauer hängt davon ab, wie gut der Körper in dieser Hinsicht trainiert ist, und Ermüdung tritt ein, wenn der Körper über die Grenzen dessen, auf was er vorbereitet ist, gefordert wird.

Einen Muskel ohne ausreichende Energieversorgung zu beanspruchen, erzeugt Milchsäure, und während kleine Mengen als temporäre Energiequelle genutzt werden können, verursacht ein Zuviel an Milchsäure ein brennendes oder krampfartiges Gefühl im Muskel. Das verlangsamt die Übungsausführung oder verhindert sie sogar.

Studien an Sportlern haben gezeigt, dass Luftanhalten nach dem Ausatmen den Körper bewusst einer höheren Säurebelastung aussetzt, wodurch die Toleranz verbessert und die Ermüdung beim Wettkampf verzögert wird.[106]

In einer Mannschaftssportart wie Fußball, bei der von den Spielern erwartet wird, dass sie ihre Form und Konzentration während neunzig Minuten intensiver Belastung aufrechterhalten, kann die Fähigkeit, sich durchzuboxen und Müdigkeit zu vermeiden, für den Teamerfolg entscheidend sein. Vor Kurzem habe ich mit dem Frauenfußballteam von Galway zusammengearbeitet, dessen Trainer Don O'Riordan besorgt war, weil das Team in den letzten fünfzehn Minuten eines Spiels regelmäßig ermüdete. Wenn die Erschöpfung einsetzt, ermüden die Muskeln, die Leistung verschlechtert sich und die Geschwindigkeit geht zurück. In gewisser Hinsicht lassen auch Interesse und Konzentration nach – eine Gemengelage, bei der man den Sieg schon fast zwangsläufig den

Gegnern überlässt. Die Überwindung der Erschöpfungsgrenze kann sowohl die psychische Widerstandsfähigkeit als auch physiologische Ausdauer betreffen, und Atemanhalteübungen sind eine sinnvolle Methode, um beides zu verbessern.

Um die Wettkampfbedingungen zu simulieren, dauerte das Training in der Regel eine ganze Spiellänge. Die Trainingseinheit bestand aus einem Warm-up und zehn Minuten schnellem Laufen, gefolgt von Spielpraxis und Taktiktraining. Die letzten fünfzehn Minuten umfassten Drills und Intervalltraining, wie z. B. das Hin- und Herlaufen zwischen Kegeln, die in verschiedenen Abständen aufgestellt waren. Um das Programm dieses Buches möglichst nahtlos in diesen Ablauf einzubinden, habe ich nur moderate Änderungen an dem bestehenden Trainigsprogramm vorgenommen, sodass sich die Spielerinnen an die neuen Atemtechniken gewöhnen konnten, ohne hinter ihre aktuelle Form zurückzufallen. Das Resultat steigerte nicht nur die Effizienz des Trainings, sondern auch die Ausdauer und Leistung der Spielerinnen im Wettkampf.

Für den zehnminütigen Lauf zu Beginn des Trainings habe ich die Spielerinnen angewiesen, von ihrer bisherigen Gewohnheit, durch den Mund zu atmen, auf ein bequemes Lauftempo mit Nasenatmung zu wechseln. Etwa einmal pro Minute atmete jede Spielerin aus und hielt den Atem an, bis sie einen mittleren bis starken Luftmangel verspürte. Am Spielpraxis-Training wurden keine Änderungen vorgenommen, da die Einführung der Nasenatmung eine zusätzliche Belastung des Körpers darstellt, die die Sportler zunächst langsamer werden lässt und die unter Umständen zu einer Verringerung der Beinkraft führen kann. Folglich war die bessere Vorgehensweise, die Nasenatmung nur in den zehnminütigen Lauf und die letzten fünfzehn Minuten des Intervalltrainings einzubinden.

Mit geschlossenem Mund von Kegel zu Kegel zu laufen ist keine leichte Aufgabe, doch obwohl einige Spielerinnen im ersten Training über leichte Kopfschmerzen klagten, gewöhnte sich die Mannschaft schnell an die neuen Anforderungen. Da die Erschöpfung regelmäßig in den fünfzehn Spielminuten eintrat, war die Einführung der Nasenatmung in das abschließende Intervalltraining eine zusätzliche Herausforderung. Nach einigen Trainingseinheiten steigerte ich die Herausforderung noch, indem ich Atempausen beim Training selbst einführte.

Natriumhydrogencarbonat – mehr als nur Backsoda

Verschiedene Studien haben gezeigt, dass die Einnahme von Natriumhydrogencarbonat den Säuregehalt des Blutes reduziert und so die Ausdauer verbessert – ähnlich wie das Atemanhalten beim Sport das Einsetzen der Erschöpfung verzögert. Wer hätte gedacht, dass eine Zutat, die in fast jedem Küchenschrank der westlichen Welt zu finden ist, auch die sportliche Leistungsfähigkeit verbessern könnte? Und Natron kann noch mehr: Es ist ein sehr hilfreiches Mittel, um das Atemzugvolumen zu reduzieren und den BOLT-Wert zu erhöhen.

Natriumhydrogencarbonat ist ein Salz, das in vielen natürlichen Mineralquellen vorkommt und in der Regel als Natron verkauft wird. Natron ist vielseitig einsetzbar, vom Backen über das Zähneputzen bis hin zur Kühlschrankreinigung.

Mit der Nahrung aufgenommen, hilft Natriumhydrogencarbonat, den pH-Wert des Blutes aufrechtzuerhalten, und einer Reihe frei verkäuflicher, säureneutralisierender Medikamente nutzt es als Wirkstoff. Der führende Naturheilkunde-Experte Dr. Joseph Mercola empfiehlt Natriumhydrogencarbonat zur Linderung einer Reihe von Beschwerden, darunter Insektenstiche, Zahnfleischerkrankungen und Schmerzen bei Geschwüren.[107]

Das therapeutische Potenzial von Natriumhydrogencarbonat könnte bald bekannter werden, da Dr. Mark Pagel vom Krebszentrum der University of Arizona vor Kurzem zwei Millionen Dollar von den National Institutes of Health erhalten hat, um den Nutzen von Natriumhydrogencarbonat bei der Brustkrebsbehandlung zu erforschen.[108]

Im Laufe der Jahre haben viele Studien die Effekte von Natriumhydrogencarbonat auf die Verbesserung der sportlichen Leistung belegt. Beim Hochintensitätstraining sinkt die Verfügbarkeit von Sauerstoff für die aktiven Muskeln. Das hat zur Folge, dass sich Säure anreichert, was wiederum die Muskeln ermüden lässt. Indem Sie Natriumhydrogencarbonat einnehmen, können Sie den normalen Blut-pH-Wert aufrechterhalten, denn Sie verringern damit die Milchsäurebildung während des anaeroben Trainings.[109] Das allkalische Natron neutralisiert die Säure, die sich während des Hochintensitätstrainings anreichert – Ausdauer und Leistung werden gesteigert.

Natriumhydrogencarbonat kann auch positive Auswirkungen auf die maximale Atemanhaltezeit haben. Wie in diesem Buch bereits erwähnt, hat die Fähigkeit zum längeren Atemanhalten positive Auswirkungen auf das Eintreten von Atemnot während des Trainings und es steigert VO_2max. Die Einnahme von Natriumhydrogencarbonat vor dem Absolvieren von Atemanhalteübungen erhöht die maximale Atemanhaltezeit um bis zu 8,6 Prozent.[110]

Bei Schwimmern hat die Gabe von Natriumhydrogencarbonat zum einen zu einer Verbesserung ihrer Zeiten um einige Sekunden geführt und zum anderen signifikante Auswirkungen auf den pH-Wert des Blutes im Ruhezustand gezeigt. Forscher, die die Auswirkungen von Natriumhydrogencarbonat auf die Schwimmleistung untersucht haben, sind zu dem Schluss gekommen, dass die Einnahme von Natriumhydrogencarbonat als effektiver Puffer während hochintensiver Trainingsintervalle beim Schwimmen wirken kann und zur Erhöhung der Trainingsintensität und der Gesamtleistung genutzt werden könnte.[111] Denselben Effekt konnten Boxer für eine Verbesserung ihrer Schlagkraft nutzen.[112]

Eine Erkenntnis, die sich durch all diese Studien zieht, ist, dass die Einnahme von Natriumhydrogencarbonat vor dem Training sehr wirksam die Säurebildung im Blut neutralisiert. Das bedeutet in Hinblick auf die Fitness und Leistungsfähigkeit:

- Verbesserte Ausdauer
- Längere Atemanhaltezeit
- Reduzierte Atemnot
- Höhere durchschnittliche Ausgangsleistung

Alles in allem ist das eine beeindruckende Anzahl von Vorteilen für ein Hausmittel, das keine bekannten Nebenwirkungen hat, wenn es in kleinen Dosen eingenommen wird!

Wie nimmt man Natron ein?

Ich finde die folgende Rezeptur hilfreich für die Verbesserung der Atemgewohnheiten und Erhöhung der Atemanhaltezeit, und ich verwende sie oft. Probieren Sie sie aus und beobachten Sie, welche Auswirkungen das auf Ihre Trainingsleistung hat.

Sie können Natriumhydrogencarbonat etwa eine Stunde vor dem Training einnehmen. Wenn Sie gewohnt sind, es vor dem Training einzunehmen, werden Sie es auch vor Wettkämpfen einnehmen wollen. Aber wie bei allem anderen ist es nicht sinnvoll, es zu übertreiben. Bitte sprechen Sie vorab vorsichtshalber mit Ihrem Arzt.

Was Sie brauchen:

- ½ TL Natron
- 2 EL Apfelessig

So geht's:

1. Geben Sie das Natron in ein Glas.
2. Fügen Sie den Apfelessig dazu und rühren Sie etwa eine Minute, bis sich das Natron aufgelöst hat.
3. Trinken Sie die Mischung. Sie schmeckt ein wenig sauer.

So einfach ist das. Alternativ können Sie auch normales Mineralwasser trinken. Während die Karbonisierung von Getränken ursprünglich für alkoholische Drinks genutzt wurde, hat Kohlensäure im Mineralwasser einen echten Zusatznutzen.

Wenn Sie Mineralwasser trinken, stellen Sie bitte auch sicher, dass Sie eine ausreichende Menge an normalem, stillem Wasser trinken, um eine adäquate Flüssigkeitsversorgung zu gewährleisten. Anhang der Farbe Ihres Urins können Sie feststellen, ob Sie ausreichend Flüssigkeit zuführen. Trinken Sie genug normales Wasser, damit der Urin nicht zu dunkel wird, aber trinken Sie nicht so viel, dass Ihr Urin den ganzen Tag hindurch klar bleibt. Zu viel Wasser zu trinken ist womöglich genauso schädlich wie zu wenig zu trinken. Es geht um das richtige Maß! Bis vor Kurzem war eine Wasservergiftung oder Hyponatriämie eine wenig bekannte und noch weniger verstandene Krankheit. Die meisten Menschen wissen, dass es sinnvoll ist, während und nach dem Sport ausreichend zu trinken. Doch wenn Sportler diesen Rat zu ernst nehmen und es übertreiben, können gefährliche Nebenwirkungen auftreten. Marathonläufer sind besonders anfällig für übermäßiges Trinken während des Trainings und des Wettkampfes – ob Wasser oder Sportgetränke –, und diese übermäßige Hydratation kann das Gehirn anschwellen lassen, wenn der Natriumspiegel auf kritisch niedrige Werte sinkt. In einer Studie mit Boston-Marathonläufern aus dem Jahr 2002 wiesen dreizehn Prozent der untersuchten Läufer einen niedrigen Natriumwert auf, was mit einem Risiko für schwere oder sogar tödliche Krankheiten in Zusammenhang steht.[113] Im selben Marathon brach die achtundzwanzigjährige Cynthia Lucero zusammen und starb. Die Gerichtsmediziner kamen zu dem Schluss, dass die Todesursache ein Zusammenspiel verschiedener medizinischer Faktoren war, das durch zu große Flüssigkeitszufuhr während der Veranstaltung verursacht worden war.[114] In Bezugnahme auf diese Tragödie riet Dr. Arthur Siegel vom McLean Hospital den Sportlern, sich vor dem Rennen zu wiegen und ihr Gewicht auf den Startnummern zu vermerken.[115] Wenn sich dann ein Läufer während des Rennens unwohl fühlte, konnte er wieder gewogen und wegen Dehydrierung behandelt werden, wenn sich herausstellte, dass sein Gewicht gesunken war. Wenn jedoch das Gewicht zugenommen hätte, würde das bedeuten, dass der betreffende Sportler zu viel Flüssigkeit zugeführt hätte und dass er das Rennen abbrechen und zu trinken aufhören sollte.

Atempausen vor dem Aufstieg

Jedes Jahr begeben sich Millionen von Bewohnern niedriger geographischer Lagen auf die Reise in große Höhen – sei es zum Skifahren, zum Klettern, aus spirituellen, religiösen oder anderen Gründen. Abenteurer, Kletterer, Wanderer und Sportbegeisterte wagen sich um der Herausforderung und des Nervenkitzels willen in Höhen von weit über 1 500 Metern.

Der britische Abenteurer Bear Grylls erklomm 1998 im Alter von dreiundzwanzig Jahren den Gipfel des Mount Everest. In seinem Buch *Facing Up* beschreibt Grylls, wie er für seinen Aufstieg trainierte, indem er »unzählige Bahnen im örtlichen Schwimmbad schwamm – eine unter Wasser, dann eine an der Oberfläche, stundenlang. Das steigert die Fähigkeit, ohne Sauerstoff zurechtzukommen und macht den Körper effizienter«.[116]

Es besteht kein Zweifel daran, dass Grylls Trainingsprogramm seinem Körper geholfen hat, sich an den reduzierten Sauerstoffpartialdruck zu gewöhnen, dem er während seines Aufstiegs auf den Gipfel des Mount Everest ausgesetzt war. Ähnlich wie das regelmäßige Bahnenschwimmen unter Wasser können die Übungen des Programms dieses Buches, die ein Höhentraining simulieren, sehr hilfreich sein, um sich auf den Aufstieg in große Höhen vorzubereiten. Da diese Atemanhalteübungen an Land durchgeführt werden, brauchen Sie auch keine Angst vor dem Ertrinken zu haben.

Die Anpassung des Körpers an die veränderten Sauerstoffverhältnisse bezeichnet man als Akklimatisation. Die meisten Menschen können problemlos auf 2500 Höhenmeter aufsteigen, da die Sauerstoffverfügbarkeit in dieser Höhe noch ausreichend ist. In höheren Lagen nimmt jedoch die Sauerstoffsättigung im Blut deutlich ab, was die körperliche Aktivität erschwert.

Wenn Sie über 2500 Meter aufsteigen, intensiviert sich Ihre Atmung, um die verminderte Sauerstoffverfügbarkeit auszugleichen. Schwereres Atmen befördert zwar größere Mengen Sauerstoff in die Lungen, steigert aber auch den Kohlendioxidverlust. Wie bereits erwähnt, führt das Absinken des Kohlendioxidpegels dazu, dass sich die Blutgefäße verengen und die roten Blutkörperchen sich regelrecht an den Sauerstoff, den sie transportieren, klammern, was zu einer verminderten Sauerstoffversorgung der Gewebe und Organe führt. Wenn der Körper im Bemühen, mehr Sauerstoff aufzunehmen, intensiver atmet, wird ironischerweise weniger abgegeben. In Höhenlagen ist die Sauerstoffsättigung wichtiger als sonst, um das Auftreten von Höhenkrankheit zu vermeiden.

Fast die Hälfte der Menschen, die auf einer Höhe von über 4000 Metern wandern oder klettern wollen, entwickelt nach einem rasanten Aufstieg von mehr als vierhundert Metern pro Tag mindestens ein oder zwei Symptome der Höhenkrankheit.[117] Die Symptome variieren je nach körperlicher Verfassung, Gesundheitszustand und Aufstiegsgeschwindigkeit. Im Allgemeinen sind die Symptome mild bis mittelschwer und können folgende Beschwerden umfassen:

- Kopfschmerzen
- Ermüdung
- Schlaflosigkeit
- Appetitlosigkeit
- Übelkeit oder Erbrechen
- Schneller Puls
- Benommenheit
- Kurzatmigkeit während der Anstrengung

Ein schnellerer Anstieg intensiviert diese Symptome und kann die Entstehung weiterer Symptome befördern, darunter:

- Engegefühl in der Brust
- Verwirrung
- Husten oder Husten mit blutigem Auswurf
- Bläuliche Verfärbung der Haut
- Kurzatmigkeit im Ruhezustand
- Unfähigkeit, in einer geraden Linie zu laufen

Die Erhöhung der Sauerstofftransportfähigkeit des Blutes ist der wichtigste Faktor bei der Anpassung an eine größere Höhe, und Atemanhalteübungen in den Wochen vor dem Aufstieg sind eine ideale Vorbereitung. Wenn man zwei bis drei Monate lang täglich fünf- bis zehnmal die Luft so lang wie möglich anhält, akzeptiert der Körper dieses intensive Gefühl als vertrautes Ereignis, was möglicherweise zu einer verminderten Reaktion auf die Atemnot in größeren Höhe führt.

Nicht zuletzt sollte jeder, der vorhat, sich in ungewohnte Höhenlagen zu begeben, eine grundlegende Vorstellung davon haben, wie seine Atmung die Sauerstoffversorgung der Gewebe und Organe beeinflusst. Ich gehe davon aus, dass viele Bergsteiger ihre Atmung gezielt intensivieren, um dem Gefühl der Atemlosigkeit beim Klettern über 2 500 Meter entgegenzuwirken. Inzwischen wissen Sie, dass dies genau die falsche

Vorgehensweise ist und sehr wahrscheinlich zu ernsthaften Symptomen der Höhenkrankheit führen wird. Das Richtige wäre, vorab an einem höheren BOLT-Wert zu arbeiten, immer durch die Nase zu atmen und das Tempo anzupassen, damit sich das Gefühl der Atemlosigkeit reduziert.

Mindestens eine Studie belegt, dass die Zeitspanne, für die der Atem angehalten werden kann, ein sehr nützlicher Prädiktor für das Auftreten der Höhenkrankheit ist: Die Wahrscheinlichkeit, entsprechende Symptome zu entwickeln, ist umso größer, je kürzer Sie in der Lage sind, die Luft anzuhalten.[118] Tatsächlich können Menschen mit einer hohen Atemanhaltezeit und einer hohen Hämoglobinkonzentration im Blut Sauerstoffmangel besser verkraften. Obwohl der ideale BOLT-Wert individuell variiert, ist es vernünftig, davon auszugehen, dass ein BOLT-Wert von 40 Sekunden angesichts der Bedingungen in großer Höhe einen besseren Schutz bietet als ein BOLT-Wert von 20 Sekunden oder darunter.

Dehydratation vorbeugen

Die Luft ist in Bergregionen und Höhenlagen kühler und trockener als auf Meereshöhe.[119] Wenn Sie in höhere Lagen aufsteigen, wird die zunehmende Atemnot wahrscheinlich zu einem Wechsel hin zur Mundatmung führen. Da jedoch eine der Funktionen der Nase darin besteht, die einströmende Luft zu befeuchten und zu erwärmen, kann die Atmung durch den Mund zur Austrocknung führen, da hierbei viel Feuchtigkeit abgegeben wird.

Ein weiterer Aspekt ist, dass Ausatmen durch den Mund völlig ungeeignet ist, um Feuchtigkeit im Körper zu speichern. Um dies nachzuvollziehen, atmen Sie sanft durch den Mund gegen eine Glasscheibe und betrachten Sie die auf dem Glas zurückbleibende Feuchtigkeit. Jetzt tun Sie dasselbe, indem Sie mit der Nase ausatmen. Sie werden feststellen, dass nach dem Ausatmen durch die Nase wesentlich weniger Feuchtigkeit auf dem Glas zurückbleibt als bei der Mundatmung.

Dieser Flüssigkeitsverlust kann zu einer leichten Dehydratation beitragen, die zu trockenen Lippen und Trockenheit in Mund und Rachen führen kann.[120] Andere Symptome, die durch Dehydratation hervorgerufen werden, sind Kopfschmerzen, Müdigkeit und Schwindel, was in großer Höhe leicht mit Symptomen der Höhenkrankheit verwechselt werden kann. Menschen mit schwerer Atmung und Mundatmer verlieren mit Sicherheit weitaus mehr Flüssigkeit als diejenigen, die ein normales Atemzugvolumen haben und durch die Nase atmen. Denken Sie daran, dass es in großen Höhen keine Supermärkte gibt – je mehr Flüssigkeit Ihr Körper zu speichern vermag, desto weniger müssen Sie tragen!

Außerdem kann das Einatmen von kalter, trockener Luft durch den Mund die Atemwege verengen. Wenn das geschieht, entsteht ein Gefühl ähnlich wie beim Atmen durch einen engen Strohhalm – das Resultat ist oft, dass die Atmung intensiviert und beschleunigt wird, um den eingeschränkten Atemfluss auszugleichen. Das kommt häufig bei Personen mit Asthma vor und kann zu einer noch größeren Dehydratation und Abkühlung der Atemwege und damit zu noch gravierenderen Atembeschwerden führen.[121]

Im nächsten Kapitel lernen Sie Übungen, mit denen Sie das Höhentraining simulieren können, um die Sauerstofftransportkapazität Ihres Blutes zu erhöhen und damit Ihre sportliche Leistungsfähigkeit zu verbessern – oder sich für den Aufstieg in Höhenlagen vorzubereiten.

KAPITEL 7

Holen Sie den Berg zu sich

Die brasilianische Lauftrainer-Legende Luiz De Oliveira wandte Atemanhaltetechniken bei den Olympiateilnehmern Joaquim Cruz und Mary Decker an. In der Folge erzielten die Athleten sechs Weltrekorde. Sein erklärtes Ziel war es, dass die Sportler am Ende eines Sprints von vierhundert bis achthundert Metern nicht erschöpft sein sollten. Ein anderer Aspekt war, die Sportler psychisch vorzubereiten, indem sie trainierten, bei mangelnder Sauerstoffversorgung Ruhe zu bewahren.[122] Zudem ging es darum, dass die Läufer nicht auf ihre Atmung achten sollten, sondern sich auf taktische Manöver und ihren Laufstil konzentrieren sollten. De Oliveiras Techniken sind ein typisches Beispiel dafür, dass man manchmal mit einer Methode bahnbrechende Ergebnisse erzielt, die erst später wissenschaftlich erforscht wird. Aber seine Theorien erwiesen sich als richtig.[123]

Die Methode, die De Oliveira mit seinen Sportlern praktizierte, ist folgende:

- Die Athleten laufen zweihundert Meter auf einer geraden Strecke in einer ähnlichen Geschwindigkeit wie beim Wettkampf. Während der letzten fünfzehn Meter halten sie den Atem nach dem Einatmen an.
- Nach einer kurzen Pause von dreißig Sekunden wird der Atem auf die gleiche Weise drei weitere Male angehalten.

- Die Sportler erholen sich danach drei Minuten lang, bevor sie das Prozedere wiederholen.
- Insgesamt führen die Sportler drei Durchgänge durch und halten dabei jeweils viermal den Atem an.[124]

De Oliveiras Auffassung nach ist »jeder fähig, seinen Atem über einen relativ langen Zeitraum anzuhalten. Aber Sie müssen diese Übung dreimal wiederholen. Beim letzten Durchgang werden Sie sehr, sehr müde werden. Es wird Ihnen schwerfallen, den Atem weiter anzuhalten. Aber wenn Sie meinen Trainingsplan befolgen, werden Sie schnell Ergebnisse sehen«.[125]

De Oliveira setzte eine weitere Übung ein, bei der seine Vierhundert- und Achthundert-Meter-Läufer über die letzten dreißig Meter den Atem anhalten mussten und damit die Erschöpfung am Ende eines Wettlaufes simulierten. Die Aufrechterhaltung der korrekten Technik auf den letzten dreißig Metern eines Rennens ist entscheidend.[126] Laut De Oliveira ist es »das Wichtigste, was man in einem Rennen tun kann, unabhängig davon, wie erschöpft man ist, einen guten Laufstil aufrechtzuerhalten«.[127]

Joaquim Cruz, der auf diese Weise von Oliveira trainiert wurde, gewann bei den Olympischen Sommerspielen 1984 Gold im Achthundert-Meter-Rennen und Silber bei den Olympischen Spielen 1988. Weitere Leistungen waren Bronze im Achthundert-Meter-Lauf bei den Spielen 1983 in Helsinki und Gold im 1500-Meter-Lauf bei den Pan America Games 1987 und 1995. Bis Ende 1984 war er NCAA-Champion und unangefochtener Olympiasieger in allen sieben Achthundert-Meter-Finals, er lief die zweit-, viert-, fünft- und sechstschnellsten Achthundert-Meter-Läufe in der Geschichte und errang 1984 mühelos Platz eins der Achthundert-Meter-Weltmeisterschaft.[128]

Auch der legendäre osteuropäische Sportler Emil Zátopek, den die *New York Times* als einen der größten Langstreckenläufer aller Zeiten bezeichnete, nutzte bei seinem regelmäßigen Training Atemanhaltetechniken.[129] Emils Laufstil wurde vielfach als unbeholfen und unansehnlich beschrieben; sein Mund klaffte auf und war verzerrt wie im Todeskampf.[130] Einige Journalisten gingen so weit anzunehmen, dass er seine Gesichtsverrenkungen aus Marketinggründen absichtlich übertrieb. Sowohl sein Stil als auch seine Trainingsgewohnheiten zogen die Aufmerksamkeit von Kritikern auf sich, die sich davon überzeugt zeigten, dass er spektakulär scheitern würde. Doch die Olympischen Spiele von Helsinki 1952 brachten Emil viel Ruhm und Bewunderung ein, nachdem er die 5 000 Meter, die 10 000 Meter und den Marathon gewonnen hatte, den er aus einer Laune heraus mitlief, obwohl er noch nie zuvor eine solche Strecke zurückgelegt hatte. Nach seinem Marathon-Sieg wurde Emil zu einer Ehrenrunde auf die Schultern des jamaikanischen Vier-mal-vierhundert-Meter-Staffel-Teams gehievt, die soeben die Goldmedaille in ihrer Disziplin gewonnen hatten, und Massen brüllten: »Zá-to-pek! Zá-to-pek!« Im darauffolgenden Gespräch mit Reportern bezeichnete er den Marathon als ein sehr langweiliges Rennen, was seine Konkurrenten fassungslos machte.[131]

Emil war ein Mann von kleiner Statur, 1,74 Meter groß und nur rund siebzig Kilo schwer. Aber seine selbst entwickelten, innovativen Trainingstechniken, zu denen Intervalltraining und Luftanhalten gehörten, verschafften ihm einen Vorteil gegenüber seinen Konkurrenten. Jeden Tag passierte Emil auf dem Weg zur Arbeit und nach Hause eine von Pappeln gesäumte kleine Straße. Am ersten Tag hielt er die Luft an, bis er die vierte Pappel erreichte. Am zweiten Tag hielt er die Luft an, bis er die fünfte Pappel erreichte, und vergrößerte die Dauer seiner Atempause täglich um eine weitere Pappel, bis er den Atem entlang der gesamten Baumreihe anhalten konnte.[132] Einmal hielt Emil sogar die Luft an, bis er ohnmächtig wurde. Es ist sicher nicht notwendig, das Ganze derart ins Extrem zu treiben, aber es ist durchaus bemerkenswert, dass einer der größten Läufer der Geschichte das Atemanhalten schon praktizierte, lange bevor es Bestandteil heutiger Trainingsroutinen wurde.

Will man die Herangehensweise aktiver Sportler darstellen, ist man mit dem Problem konfrontiert, dass diese normalerweise versuchen, ihr Trainingsprogramm geheim zu halten. Schließlich ist es wenig sinnvoll, innovative Techniken offenzulegen, die einem einen Wettbewerbsvorteil gegenüber der Konkurrenz verschaffen. Ich habe bereits mit einer ganzen Reihe von Olympiateilnehmern und Profisportlern zusammengearbeitet, die die Atemübungen in diesem Buch in ihr Training integriert haben. Angesichts des kleinen, aber entscheidenden Unterschieds zwischen der Leistungsspanne zweier Elitesportler ist mir bewusst, wie wichtig die Geheimhaltung der Trainingsinformationen in diesem Zusammenhang ist. Manchmal lassen sich jedoch Hinweise und Informationsfetzen aus Presseberichten herausfiltern, die nahelegen, dass das Atemanhalten in der Sportwelt immer häufiger praktiziert wird. So berichtete kürzlich ein Artikel auf der Sportler-Website eightlane.org, dass der Langstreckenläufer Galen Rupp – derzeitiger amerikanischer Rekordhalter auf 10 000 Metern und bei den 3 000-Meter-Hallenmeisterschaften und Silbermedaillengewinner bei den Olympischen Sommerspielen 2012 – kürzlich während des Trainings zusammengebrochen sei. Rupps Kopfhörer waren herausgefallen und »er konnte seinen Trainer nicht hören, der ihn daran erinnerte, zu atmen«.[133] Wenn man ein wenig zwischen den Zeilen liest, scheint es, als ob Rupp während seiner Trainingseinheiten das Atemanhalten praktizierte, wobei sein Trainer ihm die Grenzen vorgab.

Dem Uneingeweihten mag es seltsam erscheinen, den Atem absichtlich anzuhalten. Sauerstoff ist lebensnotwendig, warum also den Körper einer solchen Belastung aussetzen? Ebenso wie das körperliche Training eine ganz natürliche Tätigkeit für den Menschen ist, so ist es auch das Atemanhalten.

Als Kind haben Sie vielleicht schon einmal den Atem angehalten, wenn Sie getaucht sind, um eine Münze oder einen anderen Gegenstand vom Boden des Schwimmbeckens heraufzuholen. Oder Sie haben vielleicht Wettbewerbe mit Geschwistern oder Freunden abgehalten, um zu sehen, wer die Luft am längsten anhalten kann, wobei das Überschreiten der Ein-Minuten-Marke eine akzeptable Leistung war.

In den letzten zwölf Jahren haben Tausende von Kindern an meinen Kursen teilgenommen, um gegen Husten, pfeifende Atmung und Symptome von Atemnot und Asthma anzugehen. Bereits ab einem Alter von vier Jahren können Kinder eine Reihe verschiedener Atemanhalteübungen mit verschiedenen spezifischen Zielen durchführen. Zum Beispiel gibt es eine Atemhalteübung, um die Nase frei zu machen, eine andere, um pfeifenden Atmen oder Husten zu lindern, und wieder eine andere, um das Atemzugvolumen zu verbessern, indem man den Atem so lange wie möglich anhält.

Während Erwachsene anfangs häufig Vorbehalte dagegen hegen, den Atem anzuhalten, machen Kinder meist so selbstverständlich mit, als wäre es das Natürlichste auf der ganzen Welt. Ich arbeite in der Regel in Gruppen von fünf oder sechs Kindern im Alter von vier bis fünfzehn Jahren. Anfänger werden behutsam an die Übungen herangeführt, indem sie eine Strecke von zehn Schritten gehen, während sie den Atem anhalten. Nach drei oder vier Wiederholungen wird die Anzahl der Schritte in Fünferschritten erhöht, bis das Kind die Übung verstanden hat und einen moderaten Lufthunger verspürt. Die meisten Kinder meistern die Übung im Handumdrehen und stehen schon bald in freundschaftlichem Wettbewerb mit Gleichaltrigen, um den Atem für so viele Schritte wie möglich anzuhalten.

Ich gehe normalerweise davon aus, dass die Kinder während der ersten Sitzung dreißig Schritte lang den Atem anhalten können und sich jede Woche um zehn Schritte verbessern. Einige Kinder machen schnellere Fortschritte und lernen binnen zwei oder drei Wochen, ihren Atem für bis zu achtzig Schritte anzuhalten, ohne dabei die Kontrolle über ihre Atmung zu verlieren oder unter Stress zu geraten. Selbst Profisportler wären von dieser Leistung beeindruckt. Viel wichtiger ist aber, dass bei achtzig Schritten alle Symptome der Kinder verschwunden sind – die verstopfte Nase, der Husten, das pfeifende Atmen ebenso wie das Anstrengungsasthma.

Das Schöne am Luftanhalten ist, dass der Luftmangel zwar ziemlich extrem sein kann, man aber die absolute Kontrolle darüber behält und er nur über eine kurze Zeitspanne andauert.

Bei Frauen kurz vor der Menstruation, Vegetariern oder Menschen mit Anämie kann es notwendig sein, ein Eisenpräparat einzunehmen, um die Bildung roter Blutkörperchen zu unterstützen. Wenn sich Ihr BOLT-Wert trotz langfristigen Praktizierens der Übungen nicht erhöht, kann es geboten sein, Ihren Arzt zu konsultieren und ein großes Blutbild erstellen zu lassen. Wenn Ihr Hämoglobinwert niedrig ist, sprechen Sie mit Ihrem Arzt darüber, ob es sinnvoll ist, ein Eisenpräparat einzunehmen. Ich habe Fälle erlebt, in denen die Supplementierung von Eisen innerhalb weniger Wochen eine bemerkenswerte Wirkung auf den BOLT-Wert hatte.

Die folgenden Atemanhalteübungen geben Ihnen die Möglichkeit, die positiven Effekte von Höhentraining und Hochintensitätstraining ganz einfach zu simulieren, während Sie mit Ihrem gewohnten Trainingsprogramm fortfahren. Jede Übung bringt sowohl eine hypoxische (Sauerstoffmangel) als auch eine hyperkapnische (erhöhter Kohlendioxidanteil) Wirkung hervor. Die Kombination dieser beiden Effekte führt zu wichtigen Veränderungen im Körper, wie zum Beispiel:

- Senkung der Sensitivität gegenüber Kohlendioxid
- Steigerung der Ausdauer
- Reduzierung von durch Milchsäureproduktion verursachten Beschwerden und Ermüdungserscheinungen
- Erhöhung der Sauerstofftransportfähigkeit des Blutes
- Verbesserung der Atemökonomie
- Erhöhung der VO_2max

Wenn Sie diese einfachen Techniken in Ihr Trainingsprogramm integrieren, werden Sie feststellen, dass sich Ihre Fähigkeit, den Atem anzuhalten, rasant verbessert. Bald werden sich erste Resultate in Ihrem Training und Ihren Wettbewerbsleistungen bemerkbar machen.

Ein Pulsoxymeter verwenden

Um den Nutzen von Atemanhalteübungen zu maximieren, kann es hilfreich sein, ein sogenanntes Pulsoxymeter zu verwenden, das die Sauerstoffsättigung des Blutes (SaO_2) misst. Um die Sauerstoffsättigung Ihres Blutes bequem und nichtinvasiv zu messen, müssen Sie lediglich eine Sonde des Pulsoxymeters auf die Fingerspitze setzen. Es gibt relativ günstige Pulsoxymeter. Ich empfehle dennoch, ein Markengerät zu kaufen, da diese in der Regel genauer sind. Einer der Hauptvorteile des Einsatzes eines Pulsoxymeters ist, dass es sehr motivierend sein kann, das Abfallen der Sauerstoffsättigung während des Atemanhaltens zu beobachten, was wiederum den Erfolg der Übung verstärkt. Außerdem kann das Gerät dazu beitragen, dass Sie es beim Üben nicht übertreiben, indem Sie Ihre SaO_2 unter achtzig Prozent sinken lassen.

Die normale Sauerstoffsättigung auf der Höhe des Meeresspiegels schwankt zwischen fünfundneunzig und neunundneunzig Prozent; die Vorteile des Luftanhaltens machen sich bemerkbar, wenn die SaO_2 auf unter vierundneunzig Prozent sinkt. Am Anfang werden Sie wahrscheinlich während des Atemanhaltens keinen großen Unterschied bemerken, wenn die Sauerstoffsättigung abnimmt. Doch mit etwas Übung und der Fähigkeit, einen stärkeren Luftmangel auszuhalten, wird sich die Abnahme der Sauerstoffsättigung bereits nach wenigen Tagen bemerkbar machen.

Die Auswirkungen des Atemanhaltens hängen von zwei Faktoren ab – von der Sauerstoffsättigung während des Trainings und der Zeitspanne, über die Sie dem reduzierten Sauerstoffgehalt ausgesetzt sind. Aber gehen Sie es langsam an, so wie Sie auch in ein neues Trainingsprogramm starten würden – in der Ruhe liegt die Kraft. Am meisten profitieren Sie von den Atemanhalteübungen, wenn Sie sanft anfangen und die Luft so lange anhalten, dass Sie während der ersten zwei oder drei Durchgänge einen mittelstarken Atemdrang spüren, bevor Sie die Dauer und Intensität allmählich erhöhen. Auf diese Weise verlieren Sie nicht die Kontrolle und können effektiver üben. Wenn Ihr BOLT-Wert steigt, wird es Ihnen leichter fallen, mit dem Lufthunger zurechtzukommen, und Ihre Sauerstoffsättigung im Blut wird unter vierundneunzig Prozent sinken.

Simuliertes Höhentraining beim Gehen

Wir beginnen mit einer einfachen Gehübung, die es Ihnen ermöglicht, in nur zehn bis fünfzehn Minuten ähnliche Vorteile wie bei intensivem körperlichem Training zu erzielen. Das Schöne an dieser Übung ist, dass sie überall und zu jeder Zeit durchgeführt werden kann, auch wenn Sie durch eine Verletzung am normalen Training gehindert sind. Wie bei jedem intensiven körperlichen Training ist es wichtig, frühestens zwei Stunden nach dem Essen zu trainieren.

Bei dieser Übung halten Sie den Atem während des Gehens an. Bei den ersten zwei bis drei Durchgängen ist es wichtig, den Atem nur so lange anzuhalten, bis Sie einen mittelstarken Lufthunger verspüren, um Ihren Körper sanft an die niedrigeren Sauerstoffwerte zu gewöhnen. Bei den weiteren Durchgängen können Sie sich stärker fordern und es sich zum Ziel setzen, einen relativ starken Atemdrang herbeizuführen. Aufgrund einer Verzögerung der Pulswellenlaufzeit tritt der Rückgang der Sauerstoffsättigung nicht während des Atemanhaltens, sondern kurz danach ein. Um das Maximum aus der Übung herauszuholen, sollten Sie daher die Atmung nach dem Luftanhalten für etwa fünfzehn Sekunden minimieren, indem Sie lediglich feine, kurze Atemzüge durch die Nase nehmen. Wenn Sie ein Pulsoxymeter besitzen, können Sie dabei den Rückgang der Sauerstoffsättigung beobachten – auf diese Weise simulieren Sie wirkungsvoll ein Höhentraining und holen den Berg sozusagen zu sich.

- Gehen und Atem anhalten: Nach einer Minute kontinuierlichen Gehens ausatmen und die Nase zuhalten, um die Luft anzuhalten. Wenn Sie sich die Nase in der Öffentlichkeit nicht zuhalten wollen, können Sie einfach den Atem anhalten, ohne die Nase zuzuhalten. Gehen Sie weiter und halten Sie die Luft an, bis Sie einen mittelstarken Drang zum Atmen verspüren. Lassen Sie die Nase los, atmen Sie durch die Nase ein, und minimieren Sie Ihre Atmung, in dem Sie fünfzehn Sekunden lang mit kurzen Atemzügen aus- und einatmen. Dann lassen Sie Ihre Atmung wieder normal fließen.
- Gehen Sie 30 Sekunden lang weiter und wiederholen Sie die Übung: Gehen Sie etwa 30 Sekunden lang weiter und atmen Sie dabei durch die Nase. Dann atmen Sie sanft aus und halten sich die Nase mit den Fingern zu. Gehen Sie weiter, während Sie den Atem anhalten, bis Sie einen mittleren Drang zum Atmen verspüren. Lassen Sie die Nase los und minimieren Sie Ihre Atmung, indem Sie fünfzehn Sekunden lang mit kurzen Atemzügen durch die Nase

ein- und ausatmen. Dann lassen Sie Ihre Atmung wieder normal fließen.

- Wiederholen Sie das Atemanhalten acht- bis zehnmal: Halten Sie während des Laufens einmal pro Minute den Atem an, bis nunmehr ein starker Drang zum Atmen entsteht. Minimieren Sie Ihre Atmung nach jedem Durchgang 15 Sekunden lang. Wiederholen Sie dies für insgesamt acht bis zehn Atemzüge während des Gehens.

Diese Übung dauert etwa zwölf Minuten und ist sehr effektiv, um Ihrem Körper zu veranlassen, mit weniger Aufwand mehr zu leisten. Zuerst gelingt es Ihnen vielleicht nur zwanzig oder dreißig Schritte lang den Atem anzuhalten, bevor Sie einen starken Drang zum Atmen spüren (oder weniger, wenn Sie Asthma haben oder kurzatmig sind). Wenn Sie die Anzahl der Schritte bei jedem Atemanhalten steigern, wird der Atemdrang von leicht über mittelstark bis stark ansteigen. Wenn Sie einen erhöhten Atemdrang verspüren, beginnen sich die Atemmuskeln im Bauch oder Nacken zusammenzuziehen oder zu verkrampfen. Ein zusätzlicher Effekt dieser Kontraktionen ist es, dass sie das Zwerchfell trainieren und dadurch die Atemmuskulatur stärken. Wenn sich während der längeren Phasen des Atemanhaltens Ihre Atemmuskulatur verkrampft, konzentrieren Sie sich darauf, Ihren Körper zu entspannen. Entspannen Sie Ihre Muskeln bewusst, während Sie den Atem anhalten. Den Körper auf diese Weise zu lockern ermöglicht es Ihnen, den Atem länger und mit weniger Stress anzuhalten.

Bei kontinuierlicher Wiederholung über Wochen hinweg werden Sie entdecken, dass Sie in der Lage sind, Ihren Atem über achtzig bis hundert Schritte anzuhalten. Ihre Fähigkeit, den Atem anzuhalten, wird durch die Praxis zunehmen, ohne dass Ihr Körper belastet wird. Übertreiben Sie es nicht. Idealerweise sollte sich Ihre Atmung innerhalb von drei bis vier Atemzügen problemlos erholen und wieder ruhig werden. Diese Übung ist nicht leicht, sollte aber stressfrei sein.

Wenn Sie irgendwelche negativen Begleiterscheinungen bemerken, wie z. B. einen über längere Zeit erhöhten oder stärkeren Puls nach dem

Luftanhalten, dann ist es am besten, von der Durchführung der intensiveren Atemanhalteübungen abzusehen. Konzentrieren Sie sich stattdessen auf das feine, leichte Atmen, sowohl im Ruhezustand als auch bei körperlicher Anstrengung, um sowohl gesundheitlich als auch im Hinblick auf sportliche Aktivitäten zu profitieren.

Das Atemanhalten können Sie auch beim Joggen, Laufen oder Radfahren einbauen. Zwar werden Sie möglicherweise nicht in der Lage sein, den Atem beim Joggen über so viele Schritte wie beim Spazierengehen anzuhalten, dennoch verbessert sich die Trainingsqualität aufgrund der Kohlendioxidanreicherung im Blut.

Das Atemanhalten während des Trainings stellt eine Belastungssteigerung dar, die Sie ansonsten nur durch Training mit maximaler Intensität erreichen würden.

Den Atem beim Joggen oder Laufen anhalten

Probieren Sie die folgende Atemanhalteübung beim Joggen oder Laufen aus:

- Laufen und den Atem anhalten: Laufen Sie zehn bis fünfzehn Minuten lang, bis Ihr Körper aufgewärmt ist und Sie beginnen zu schwitzen. Dann atmen Sie sanft aus und halten den Atem an, bis Sie einen mittleren bis starken Drang zum Atmen spüren. Die Länge der Atempause kann zwischen zehn und vierzig Schritten variieren und hängt von der Laufgeschwindigkeit und Ihrem BOLT-Wert ab.
- Eine Minute Pause: Nach dem Atemanhalten joggen oder laufen Sie etwa eine Minute lang weiter und atmen dabei durch die Nase, bis sich Ihre Atmung teilweise erholt hat.
- Wiederholen Sie das Atemanhalten acht- bis zehnmal: Wiederholen Sie das Atemanhalten, gefolgt von einer Minute Nasenatmung, acht- bis zehnmal während Ihres Lauftrainings. Das Atemanhalten darf durchaus anstrengend sein, aber nur bis zu einem Maß, in dem sich Ihr Atem binnen weniger Atemzüge wieder normalisieren kann.

Wenn Sie diese Übung in irgendeiner Weise belastend finden oder Schwierigkeiten haben, Ihre Atmung nach dem Luftanhalten wieder zu beruhigen, dann verzichten Sie darauf, diese Übung durchzuführen, bis Ihr BOLT-Wert auf mindestens 20 Sekunden gestiegen ist.

Den Atem beim Radfahren anhalten

Eine ähnliche Übung können Sie auch beim Fahrradfahren anwenden:

- Nachdem Ihr Körper aufgewärmt ist, atmen Sie aus und halten die Luft über fünf bis fünfzehn Pedalumdrehungen an.
- Nehmen Sie die Atmung durch die Nase wieder auf und fahren Sie etwa eine Minute lang weiter.
- Wiederholen Sie diese Übung während der Fahrt acht- bis zehnmal.

Den Atem beim Schwimmen anhalten

Schwimmen ist die einzige Sportart, bei der das Atemzugvolumen automatisch kontrolliert wird, da sich das Gesicht zeitweise unter Wasser befindet und das Gewicht des Körpers auf dem Wasser die Atmung einschränkt. Beim Schwimmen ist es unter Umständen besser, durch den Mund zu atmen, da die Nasenatmung das Einatmen von Wasser durch die Nase zur Folge haben kann.

Um eine Atemreduktion in Ihr Schwimmtraining zu integrieren, müssen Sie die Anzahl der Schwimmzüge zwischen den Atemzügen erhöhen. Sie können dies schrittweise tun, indem Sie die Anzahl der Schwimmzüge zwischen den Atemzügen von drei auf fünf und dann auf sieben erhöhen. Diese Strategie hat die ehemalige olympische Schwimmerin und Triathletin Sheila Taormina eingesetzt, die bei den Olympischen Sommerspielen 2000 beim Schwimmen die schnellste Geschwindigkeit auf 1,5 Kilometern erreichte. Sheila erklärte mir, wie mithilfe der Atemreduktion ein Trainingseffekt erzeugt wird, der den Schwimmer zwingt, mit weniger Sauerstoff zurechtzukommen und zu einer höheren Leistung zu gelangen. Im Gegensatz zu anderen Sportarten, wie z.B. Unterwasserhockey, wird das Atemanhalten jedoch nie maximal ausgereizt, um die Sicherheit des Schwimmers nicht zu gefährden.[134]

Neben den hämatologischen Vorzügen des Atemanhaltetrainings hat sich herausgestellt, dass das Luftanhalten auch die Bewegungskoordination beim Schwimmen verbessert. Nach dem Atemanhaltetraining wurde bei Schwimmern nicht nur einen Anstieg des VO_2max festgestellt, sondern darüber hinaus war auch die bei jedem Schwimmzug zurückgelegte Strecke länger geworden.[135] Beim Brustkraulen ist es notwendig, den Kopf alle paar Schwimmzüge zur Seite zu drehen, um Luft zu holen. Doch jedes Mal, wenn ein Schwimmer Atem holt, wird ein hydrodynamischer Widerstand erzeugt, der letztendlich Energie verschwendet und die Leistung reduziert. Einer der Vorteile eines hohen BOLT-Wertes ist, dass die Atmung effizienter wird. Das bedeutet, dass beim Schwimmen weniger Luft benötigt wird. Die Reduzierung der Atemzüge minimiert auch diesen Widerstand, sodass die Energie stattdessen zur Leistungsverbesserung eingesetzt werden kann.

Dieselbe Trainingsmethode wurde auch für Unterwasserhockeyspieler angewandt, die ihren Sport im Schwimmbecken unter Wasser ausüben. Ziel des Spiels ist es, einen schweren Puck mit einem Unterwasserhockeyschläger am Boden des Pools entlangzubewegen und ihn ins gegnerische Tor zu befördern. Da das Spiel unter Wasser stattfindet, ist es von Vorteil (wenn nicht sogar zwingend notwendig), dass die Spieler den Atem über möglichst lange Zeitspannen anhalten können. Zum Training von Unterwasserhockeyspielern gehört ein verlängertes und wiederholtes Atemanhalten und das Kontrollieren der Atmung, was zu einer höheren Toleranz gegenüber Kohlendioxid führt und längeres Luftanhalten ermöglicht.

Forscher, die die Effekte von kurzem wiederholtem Atemanhalten an Unterwasserhockeyspielern untersuchten, fanden heraus, dass diese Übungen Atemnot reduzierten und eine höhere Kohlendioxidkonzentration im Blut bewirkte. Außerdem waren die Milchsäurewerte bei Unterwasserhockeyspielern im Vergleich zu untrainierten Personen niedriger, sodass die durch Übersäuerung verursachten Muskelschmerzen moderater ausfielen.[136] Diese Sportler haben ganz eindeutig eine hohe Toleranz gegenüber Kohlendioxid, was höchstwahrscheinlich auf ihre Erfahrung mit länger andauernden Atempausen in ihrem Sport zurückzuführen ist.

Wie wir bereits gesehen haben, führt eine reduzierte Kohlendioxidsensitivität zu geringerer Atemnot während der Belastung, da weniger geatmet werden muss, um überschüssiges Kohlendioxid auszuscheiden. Dies erlaubt eine intensivere körperliche Anstrengung bei leichterer Atmung und ermöglicht es dem Körper, mit weniger Einsatz mehr zu erreichen.

Simuliertes Höhentraining für Fortgeschrittene

Die normale Sauerstoffsättigung auf Meereshöhe schwankt zwischen fünfundneunzig und neunundneunzig Prozent. Um Vorteile aus einem hypoxischen (sauerstoffreduzierten) Training zu ziehen, muss die Sauerstoffsättigung unter vierundneunzig Prozent sinken (idealerweise unter neunzig Prozent). Der Effekt dieser Methode hängt von zwei Faktoren ab: von der Sauerstoffsättigung während des Trainings und der Zeitspanne, über die der Körper der Sauerstoffreduktion ausgesetzt ist.

Wenn die Sauerstoffsättigung für eine Dauer von ein bis zwei Minuten unter neunzig Prozent sinkt, wird die Produktion von körpereigenem EPO deutlich gesteigert.[280] Dies lässt sich durch die nächste Übung relativ leicht erreichen.

Bevor Sie diese Übung durchführen, holen Sie sich bitte das Okay Ihres Hausarztes. Diese Übung ist nur für Menschen geeignet, die über eine gute körperliche Leistungsfähigkeit verfügen, vollkommen gesund sind, einen BOLT-Wert von mehr als 30 Sekunden aufweisen und an intensive körperliche Belastungen gewöhnt sind. Mit anderen Worten:

Wenn Sie diese Übung praktizieren wollen, müssen Sie bereits mit starker Luftnot umgehen können. Bitte verzichten Sie darauf, diese Übung durchzuführen, wenn eine der folgenden Aussagen auf Sie zutrifft:

- Sie sind sich unsicher hinsichtlich Ihrer Fähigkeit, intensives körperliches Training durchzuführen.
- Sie fühlen sich unwohl.
- Ihr BOLT-Wert liegt unter 30 Sekunden.
- Sie absolvieren derzeit kein regelmäßiges Training.

Diese Übung für Fortgeschrittene zielt darauf ab, die Zusammensetzung Ihres Blutes neu einzustellen und die Sauerstoff- und Kohlendioxidwerte zu verändern. Ich habe diese Übung auf der Grundlage monatelanger Experimente entwickelt, um die Sauerstoffsättigung des arteriellen Blutes zu senken und diesen Rückgang über mehrere Sekunden aufrechtzuerhalten. Ich habe diese Übung Hunderte Male durchgeführt und die folgende Anleitung ausgearbeitet, um Ihnen zu helfen, sie korrekt auszuführen und dabei mögliche Nebenwirkungen zu berücksichtigen:

- Um die Sauerstoffsättigung auf unter vierundneunzig Prozent zu reduzieren und dabei sicherzustellen, dass sie nicht unter achtzig Prozent sinkt, ist es wichtig, bei der Übung ein hochwertiges Pulsoxymeter zu verwenden.
- Diese Übung sollte mit relativ leerem Magen frühestens drei Stunden nach dem Essen praktiziert werden.
- Das erste Mal halten Sie vierzig bis sechzig Schritte lang den Atem an, oder bis Sie einen mittleren bis starken Atemdrang verspüren.
- Nach der ersten Atempause wird alle fünf bis zehn Schritte ein weiteres Mal der Atem angehalten.
- Nach jedem Atemanhalten atmen Sie entweder durch die Nase aus oder atmen vor dem nächsten Atemanhalten ein winziges bisschen Luft durch die Nase ein.

- Ein »bisschen Luft« bedeutet, einen winzigen Atemzug zu machen – eine Art »Nippen«, dessen Zweck eher darin besteht, Spannungen abzubauen, als Luft einzuatmen. Das Volumen beträgt etwa zehn Prozent eines normalen Atemzugs.
- Das Zusammenziehen des Zwerchfells verstärkt sich mit fortschreitendem Luftmangel. Versuchen Sie ein Gefühl der Entspannung in Ihrem Körper zu erzeugen, während der Luftmangel zunimmt.
- Mit jeder weiteren Atempause nimmt die Sauerstoffsättigung weiter ab.
- Behalten Sie das Pulsoxymeter im Auge und achten Sie darauf, dass Sie achtzig Prozent SaO_2 nicht unterschreiten.
- Fordern Sie sich heraus, ohne sich zu überlasten.
- Wenn der Drang zum Atmen zu groß wird, atmen Sie etwas tiefer ein und versuchen Sie sich weiter zu entspannen.
- Führen Sie diese Übung ein bis zwei Minuten lang durch.

Das Ziel der Übung ist es, einen verhältnismäßig starken Luftmangel zu erzeugen, um die Sauerstoffsättigung zu verringern und für einen Zeitraum zwischen dreißig Sekunden und zwei Minuten auf einem niedrigen Niveau zu halten.

Bitte beachten Sie, dass es weder ratsam noch notwendig ist, die Sauerstoffsättigung unter achtzig Prozent zu senken. Bei einer Sauerstoffsättigung von weniger als einundneunzig Prozent für ungefähr vierundzwanzig Sekunden kann es zu einem Anstieg des EPO um bis zu vierundzwanzig Prozent kommen, während die Beibehaltung dieser niedrigen Sauerstoffsättigung für hundertsechsunddreißig Sekunden zu einem Anstieg des EPO um bis zu sechsunddreißig Prozent führen kann.[281]

Das Programm auf dem Prüfstand

Frankreich ist bekannt für seine internationalen Radsportveranstaltungen. Es ist nicht nur das Land der Tour de France, sondern hier gibt es auch legendäre Berge und Pässe wie den Mont Ventoux und den Col de la Madone, die Radfahrer aus der ganzen Welt anlocken, ihre Steigungen zu bezwingen. Der Amateur-Radsport ist tief in der französischen Kultur verwurzelt. Doch er stellt die Sportler vor so große Herausforderungen, dass einige aufgrund von Verletzungen, Erschöpfung oder Burnouts nur für wenige Jahre an den Wettkämpfen teilnehmen können.

Nick Marshall ist ein australischer Radsportler, der in der Gegend um Paris mit dem Radsport anfing. Als Geschäftsmann und Vater zweier Kinder hatte Nick Mühe, die Anforderungen, die Beruf und Familie mit sich brachten, mit den Trainingsmethoden alter Schule unter einen Hut zu bringen. Auf der Suche nach einer besseren Art des Trainings begann Nick, sich mit fortgeschrittenen Atemübungen aus dem Yoga und den Prinzipien aus dem Programm dieses Buches zu befassen, um seine Leistungsfähigkeit zu steigern und gleichzeitig seine Trainingsbelastung zu reduzieren. Anfangs hatte Nick einen BOLT-Wert von nur fünfundzwanzig Sekunden (auch unter Elitesportlern keine Seltenheit). Durch Nasenatmung, Atemreduktion und die Simulation von Höhentraining konnte er seinen BOLT-Wert auf sechzig Sekunden erhöhen.

Insbesondere hat Nick täglich die folgende dreißigminütige Übungskombination aus dem Programm dieses Buches absolviert:

1. Fünfzehn Minuten reduziert und richtig atmen (siehe Übung auf Seite 95).
2. Höhentrainingssimulation beim Gehen mit Atempausen zwischen sechzig und achtzig Schritten.
3. Drei bis vier Minuten Pause.
4. Höhentrainingssimulation für Fortgeschrittene (siehe Übung auf Seite 159), um die Sauerstoffsättigung im Blut auf einundachtzig bis vierundachtzig Prozent zu reduzieren.

Die Anwendung der Techniken verhalf Nick zu kürzeren Rundenzeiten, einer Gewichtsreduktion und einem insgesamt verbesserten gesundheitlichen Zustand. Seine VO_2max hat sich verbessert, sein Körper ist in der Lage, bei hohen Belastungen Laktat besser zu puffern, und seine Ruheherzfrequenz ist niedriger. Ein besonders großer Vorteil für Nick ist, dass er die Trainingsstunden auf seinem Fahrrad reduzieren und gleichzeitig seine Fitness kontinuierlich verbessern kann – ein klares Zeichen dafür, dass Nick als Sportler effizienter geworden ist.

Kurz- und langfristige Vorteile des Trainings

Beim Training nach dem Programm dieses Buches wird der Körper unter anderem vorübergehend einer reduzierten Sauerstoffsättigung ausgesetzt. Üblicherweise wird dies durch Leben oder Training in Höhenlagen erreicht, jedoch lässt sich der gleiche Effekt auch durch Atemanhalteübungen herbeiführen. Die Durchführung von nur fünf maximalen Atempausen kann die Konzentration sauerstoffführender roter Blutkörperchen im Blut signifikant erhöhen. Häufig wird sich die Konzentration innerhalb von zehn Minuten nach dem letzten Atemanhalten wieder normalisieren.[137] Bedeutet das, dass das Atemanhaltetraining nur unmittelbar vor einem Wettkampf einen Nutzen bringt? Die Antwort ist Nein. Etliche Studien haben gezeigt, dass eine dauerhafte Verbesserung der Sauerstofftransportfähigkeit erreicht werden kann, indem der Körper regelmäßig dem Zustand reduzierter Sauerstoffkonzentration ausgesetzt wird. Wenn Sie das Programm dieses Buches in Ihr normales Training integrieren und sowohl im Ruhezustand als auch bei körperlicher Anstrengung durch die Nase atmen, werden Sie reale physiologische Veränderungen feststellen, die es Ihnen ermöglichen, ein höheres Niveau zu erreichen und Ihre Ausdauer sowohl kurz- als auch langfristig zu steigern.

Der Nutzen von echtem und simuliertem Höhentraining wurde auf verschiedenste Arten untersucht. Die Ergebnisse zeigen immer wieder, dass die körperliche Leistungsfähigkeit deutlich gesteigert wird, wenn man sich über einen langen Zeitraum regelmäßig einer reduzierten Sauerstoffkonzentration aussetzt.

Apnoetaucher weisen im Ruhezustand eine um fünf Prozent höhere Hämoglobinmasse auf als untrainierte Taucher, was darauf hindeutet, dass langes Luftanhalten einen greifbaren Effekt auf die Leistung hat.[138] Darüber hinaus tritt bei erfahrenen Apnoetauchern als Reaktion auf Atemanhalteübungen eine stärkere Milzkontraktion auf, was zu einer erhöhten Freisetzung roter Blutkörperchen in den Blutkreislauf führt und damit die Sauerstoffversorgung verbessert.[139]

In Kapitel 1 erwähnte ich Don Gordon, der mit dem Programm dieses Buches im Hinblick auf seine Leistungen im Radsport zu neuen Höhen vorstieß. Letztens schrieb mir Don in einer E-Mail, dass sein Hämatokritwert bei zweiundfünfzig Prozent (vorher siebenundvierzig Prozent) liegt – dieser Wert bewegt sich zwar noch im oberen Normbereich, ist aber hoch genug, um eine gesteigerte aerobe Ausdauer zu erreichen.

Wie bereits festgestellt, können nicht alle, die von den Vorteilen des hypoxischen Trainings profitieren möchten, in Höhenlagen leben oder trainieren. Doch glücklicherweise können Sie auch mit weniger drastischen Veränderungen in Ihrem Lebensstil positive Resultate erzielen.

Das Redewendung »Wer rastet, der rostet« gilt für alle Arten von Training: Form, Fitness und Ausdauer können nur durch ständige Wiederholung und regelmäßiges Training aufrechterhalten werden. Das gleiche gilt für die Atmung. Zuerst müssen Sie lernen, richtig und effizient zu atmen – Tag und Nacht, im Ruhezustand und bei körperlicher Aktivität. Erst dann sollten Sie die Übungen aus dem Programm dieses Buches im Rahmen Ihres Trainings und bei sportlichen Wettkämpfen einsetzen. Durch regelmäßiges Praktizieren dieser Übungen profitieren Sie von allen Vorteilen des Höhentrainings, erhöhen Ihre VO_2max und gehen über Ihre bisherigen Grenzen hinaus.

Um die Kraft der Atemreduktionsübungen aus dem Programm voll auszuschöpfen, ist es wichtig, dass Sie sich entspannen, während Sie trainieren und Ihr Atemzugvolumen reduzieren. Üben Sie in einem Tempo, in dem Ihre Atmung regelmäßig und kontrolliert ist, und Sie werden einen Luftmangel verspüren. Um die Intensität zu erhöhen und positive physiologische Veränderungen durch hypoxisches Training zu bewirken, integrieren Sie Atemanhalteübungen in Ihre Trainingsroutine. Ihr BOLT-Wert gibt Ihnen ein kontinuierliches Feedback über Ihr Atemzugvolumen im Ruhezustand und bei körperlicher Anstrengung. Wenn Ihr BOLT-Wert sinkt, bedeutet das, dass Ihre Atmung mehr Sauerstoff liefert, als Ihr Stoffwechsel benötigt. Dies hat negative Auswirkungen sowohl auf Ihre Leistungsfähigkeit als auch auf Ihre Gesundheit. Kehren Sie dann zu einfacheren Übungen zurück. Konzentrieren Sie sich darauf, Ihre Atemgewohnheiten zu verbessern, bis Sie Ihren BOLT-Wert auf über 30 Sekunden verbessert haben.

Wenn Sie die Übungen zum ersten Mal durchführen, kann es sein, dass Sie den Atem nur über eine sehr kurze Zeitspanne anhalten können und Ihr BOLT-Wert niedrig ist, aber durch regelmäßiges Training und engagiertes Üben dieses Programms können Sie beide Messwerte innerhalb kurzer Zeit erhöhen.

Eine Reihe von Forschungsarbeiten, in deren Rahmen sowohl Sportler als auch Nichtsportler beobachtet wurden, um die Auswirkungen von Atemanhalteübungen auf die individuelle Kohlendioxidtoleranz zu untersuchen, sind zu Schlussfolgerungen gekommen, die meine Ergebnisse stützen. Diese Studien haben ergeben, dass die Dauer, über die der Atem angehalten werden kann, sich durch kurz- und langfristiges Üben verlängert. Zum Beispiel wurde in einer Studie an Freiwilligen, die den Atem mit dem Gesicht unter Wasser anhielten, herausgefunden, dass die Dauer der Atemanhaltezeit durch eine Reihe von Wiederholungen um beeindruckende dreiundvierzig Prozent gesteigert wurde.[140] Eine weitere Studie ergab, dass Apnoetaucher mit sieben bis zehn Jahren Erfahrung in der Lage waren, ihren Atem für bis zu vierhundertvierzig Sekunden anzuhalten. Zum Vergleich: Ungeübte bringen es auf bis zu hunderfünfundvierzig Sekunden.[141] Auch Triathleten konnten ihre Atemanhaltezeit durch ein dreimonatiges Programm mit Atemanhalteübungen signifikant verlängern.[142]

An früherer Stelle haben wir uns mit den Auswirkungen einer reduzierten Sensitivität gegenüber Kohlendioxid (hyperkapnische Atemantwort) befasst und festgestellt, dass sie zu einer besseren sportlichen Leistung, weniger Atemnot und einer verbesserten VO_2max führt. Über Ihren BOLT-Wert erhalten Sie Aufschluss über diese Sensitivität und bekommen eine praktische Methode an die Hand, um Ihre Fortschritte zu verfolgen: Sie setzen sich zum einen eine Zielvorgabe (das Erreichen eines BOLT-Wertes von 40 Sekunden) und erhalten zum anderen eine positive Rückmeldung, da sich Ihre körperlichen Fähigkeiten wirklich verbessern, während Sie den Anstieg Ihres BOLT-Wertes beobachten. Alle Übungen in diesem Buch zielen darauf ab, den BOLT-Wert zu erhöhen und die CO_2-Toleranz Ihres Körpers zu verbessern. Sie werden bereits nach dem ersten Übungsdurchgang Verbesserungen Ihres Wohlbefindens und Ihrer Leistungsfähigkeit feststellen können.

KAPITEL 8

Im Flow sein

Der als »Rumble in the Jungle« bekannte gewordene Boxkampf, bei dem 1974 der ungeschlagene Schwergewichtsweltmeister George Foreman gegen den ehemaligen Weltmeister Muhammad Ali verlor, war einer der größten Momente des Boxsports des zwanzigsten Jahrhunderts. Die Veranstaltung wurde vom Boxspromoter Don King organisiert und vom Diktator von Zaire gesponsert; dem Gewinner winkte eine große Geldsumme.

Niemand dachte, dass Muhammad Ali Foreman schlagen könnte. Foreman war jünger als Ali, hatte eine etwas größere Reichweite und galt als der stärkste Kämpfer seiner Generation – kein vorheriger Gegner hatte mehr als drei Runden gegen ihn überstanden. Aber Ali verließ sich nicht nur auf seine Schnelligkeit und Kraft – er ging taktisch vor und nutzte die Psychologie zu seinem Vorteil. Während der ersten Runden des Kampfes spielte Ali mit Foreman, indem er sich häufig in die Seile lehnte und die Deckung hochnahm, was Foreman dazu brachte, wuchtige, aber unwirksame Schläge auszuteilen und sich dabei zu verausgaben. In die siebte Runde provozierte Ali den erschöpften Foreman mit Sticheleien wie: »Ich hab gehört, du könntest boxen!« und »Ist das alles, was du draufhast, George?«

In der achten Runde sah Ali seinen Moment gekommen und nutzte ihn: Er traf Foreman mit einer schnellen, harten Rechts-Links-Kombination. Foreman taumelte, durch die Erschöpfung und die Ablenkung merklich geschwächt, auf die Matte, und obwohl er es schaffte, sich bei

Neun hochzurappeln, rief der Ringrichter das Ende des Kampfes aus. Muhammad Ali, ein Meister in Psychologie, siegte durch K.o.

Kaum jemand hatte mit diesem Ergebnis gerechnet. Beide Kämpfer waren gleichermaßen entschlossen zu siegen. Foreman war zwar zu diesem Zeitpunkt der stärkere Kämpfer, aber Ali schaffte es unter anderem mit seinem Sperrfeuer von Spott, Foremans mentale Stärke zu untergraben, seine Konzentration zu stören und ihn die Beherrschung verlieren zu lassen – das war die Gelegenheit für Ali, seinen finalen Schlag zu setzen. Indem er seinen Gegner auf diese Weise schwächte, schuf Ali sich entgegen aller Wahrscheinlichkeit die entscheidende Chance. Mehr ist oft gar nicht nötig – eine einzige kleine Ablenkung kann bei jedem beliebigen Ereignis die entscheidende Wende bringen. Oft verfehlen Sportler den Sieg nicht aufgrund mangelnder Fähigkeit, Fitness oder Ausdauer, sondern aufgrund ihrer eigenen Gedanken.

Im Rückblick auf eine enttäuschende Leistung sagen die meisten Athleten, dass sie mit dem Kopf »einfach nicht dabei waren« oder etwas Ähnliches. Mentales Training, die Übung einen Flow-Zustand zu erreichen, ist genauso wichtig wie körperliches Training. Jeder Sportler weiß, dass ein einziger Gedanke ausreichen kann, um die Aufmerksamkeit von der anstehenden Herausforderung abzulenken und den Schuss, den Elfmeter, das Rennen oder den Putt zu ruinieren. Aber wenn Sie im Flow sind, dringen keine ablenkenden Gedanken zu Ihnen vor. Sie hören die Rufe der gegnerischen Fans nicht, grübeln nicht über Fehler nach und träumen nicht von künftigen Zielen. Dann existiert weder die Angst vor der Niederlage noch die Gewinnerwartung. Sie machen sich keine Sorgen wegen möglicher Aktionen oder Reaktionen Ihrer Gegner, sondern geben mühelos Ihr Bestes. Alles andere ist in diesem Moment unwichtig. Sie sind vollkommen präsent und nutzen in einem Zustand ungeteilter Aufmerksamkeit die volle Konzentration Ihres Geistes.

»Im Flow sein« ist ein Konzept, das Mihaly Csíkszentmihályi, ehemaliger Leiter des Psychologie-Departments an der Universität von Chicago, populär gemacht hat. Csíkszentmihályi beschrieb »Flow« als die Erfahrung, »vollständig in einer Tätigkeit aufzugehen, sie nur um ihrer selbst willen zu tun. Das Bewusstsein für das Selbst fällt weg. Die Zeit vergeht wie im Fluge. Jede Handlung, jede Bewegung und jeder Gedanke folgt unausweichlich auf den vorhergehenden, ähnlich wie beim Jazzspielen. Ihr gesamtes Sein ist involviert, und Sie nutzen Ihre Fähigkeiten bis zum Äußersten.«[143] Dieser mentale Zustand wird manchmal auch als »im Fluss sein« oder »ganz im Moment aufgehen« beschrieben.

Der Flow ist ein Zustand der Konzentration, der ein vollständiges Eintauchen in die jeweilige Situation ermöglicht. Im Flow zu sein bedeutet, dass die Grenzen zwischen Ihnen und dem, was Sie gerade tun, aufgelöst sind. Spieler und Spiel werden eins. Unser Ego – die fiktive Geschichte, die wir über uns selbst erzählen – wird zweitrangig. Das bewusste Denken hört auf, und der Sportler handelt spontan. Jedes Bewusstsein unseres Selbst rückt in den Hintergrund, sodass eine vollständige Konzentration und Fokussierung erreicht werden kann. Im Zustand des Flow übernehmen Instinkt und Intuition das Ruder und die richtige Handlung geschieht automatisch, ohne dass man bewusst darüber nachdenken muss.

Wenn man im Flow ist, grübelt man nicht, wie gut oder schlecht man ist, was die Zuschauer von einem halten, was man morgen tun wird oder wie die Haare heute sitzen. Der übliche, sich wiederholende Unsinn, der unser westliches Denken unablässig durchzieht, hört auf. Die Konzentration – die Fähigkeit, sich frei von ablenkenden Gedanken vollkommen auf etwas zu fokussieren – erreicht ihren Höhepunkt. In einem solchen Zustand intensiver Konzentration können Sie dem, was Sie gerade tun, Ihre ganze Aufmerksamkeit widmen.

Im Flow ist Ihr Geist klar, der Geist ruhig und nicht von bewussten Gedanken abgelenkt. Es handelt sich um einen Zustand, bei dem nicht nur die linke, dem logischen Denken verpflichtete Gehirnhälfte genutzt wird, sondern das gesamte Gehirn. Im Flow zu sein ist genau das Gegenteil dessen, auf was unsere westliche Erziehung ausgerichtet ist, nämlich nur das analytische, logische, rationale Denken zu entwickeln und zu schulen.

Sicher haben Sie es schon einmal erlebt, dass eine Aktivität Ihre ganze Aufmerksamkeit und Konzentration auf sich gezogen hat, bis zu dem Punkt, an dem Sie alles andere um sich herum vergessen haben. Wenn Sie sich ernsthaft kreativen Tätigkeiten wie Sport, Schreiben, Malen, Musik und Schauspiel widmen, können Stunden vergehen, ohne dass Sie die Zeit bemerken. Tänzer und Tanz werden eins. Maler und Gemälde werden eins. Läufer und Rennen werden eins.

Während des Trainings führt ein Sportler immer wieder die gleiche Handlung durch und nimmt dabei präzise Anpassungen vor, um einen perfekten Ablauf zu entwickeln – sei es, um einen Gegner während eines Spiels zu decken, einen Golfschwung auszuführen, einzuschätzen, wann er während eines Rennens überholen kann, oder um einen Elfmeter zu schießen. Auf die gleiche Weise entwickelt ein Kampfkunstexperte durch jahrelange Wiederholung und ständige Vervollkommnung kontrollierte, perfekt aufeinander abgestimmte Bewegungsabfolgen. Jedes Mal, wenn wir eine Bewegung wiederholen, speichert unser Gehirn Informationen und nutzt dabei das Muskelgedächtnis, sodass wir sie schließlich ohne bewusste geistige Anstrengung ausführen können. Im Grunde weiß der Körper, was er zu tun hat – der Verstand muss einfach »einen Schritt zu Seite treten« und ihn machen lassen. Aktivitäten, die wir in schneller Geschwindigkeit durchführen, lassen uns keine Zeit zum Nachdenken; Gedanken lenken uns nur ab. Ein Sportler, der gerade im Begriff ist, eine Spitzenleistung zu vollbringen, denkt nicht nach. Stattdessen springt der Instinkt ein, das Muskelgedächtnis gewährleistet spontane Bewegungen, und die Energie wird zu hundert Prozent auf den nächsten Schritt gelenkt. Im Zustand des Flow hat der Sportler den Eindruck, seine Reaktionen und Bewegungen laufen ohne sein bewusstes Zutun ab. Die Intuition übernimmt die Führung, und auf ganz natürliche Weise geschieht die richtige Aktion.

Ayrton Senna beschrieb seine Flow-Erfahrung beim Grand Prix von Monaco 1988 folgendermaßen: »Ich hatte die Pole-Position schon sicher, dann hatte ich eine halbe Sekunde Vorsprung, dann eine ganze Sekunde, und ich machte einfach weiter. Plötzlich war ich fast zwei Sekunden schneller als alle anderen, auch als mein Teamkollege mit dem gleichen Wagen. Und plötzlich merkte ich, dass ich das Fahrzeug nicht mehr bewusst steuerte. Mich leitete eine Art Instinkt, ich war in einer anderen Dimension. Es war wie in einem Tunnel. Die ganze Strecke war ein Tunnel. Ich fuhr einfach weiter, immer weiter. Ich war jenseits des Limits, aber ich war in der Lage, noch mehr zu erreichen.«[144]

Den Flow-Zustand herbeiführen

Der Flow-Zustand ist nichts anderes als reines Handeln, ohne darüber nachzudenken. Wenn der Verstand schweigt und uns kein Gedanke ablenkt, können wir einer Aktivität unsere volle und ungeteilte Aufmerksamkeit widmen. Konzentration bedeutet, sich vollkommen auf eine Sache zu fokussieren – diese Fähigkeit ist wesentlich für die korrekte Ausführung jedweder Handlung und des Erreichen jedes beliebigen Zieles. Ein bewegter, unruhiger Geist führt zu einer verminderten Konzentration, da jeder kleinste Gedanke die Durchführung der anstehenden Aufgabe beeinträchtigt. Ein Mensch, der dieses Buch in einem Zustand geistiger Unruhe zur Hand nimmt, sieht sich nur die Seite an, ohne ihren Inhalt wirklich zu erfassen. Seine Aufmerksamkeit ist irgendwo im endlosen Strom sich wiederholender Gedanken gefangen. Seine Augen folgen vielleicht den Sätzen, doch sein Verstand tut es nicht. Wenn er das Seitenende erreicht, wird er sich nur an wenige Inhalte erinnern.

Weil wir heutzutage so viel Zeit damit verbringen, über soziale Medien zu kommunizieren, Computerspiele zu spielen und im Internet zu surfen, lässt unsere Konzentrationsfähigkeit nach. Laut dem Visionär und Autor Kevin Kelly leben wir heute in einer Aufmerksamkeitsdefizitgesellschaft. Das Rad hat sich vom Gespräch zur Präsentation und vom Dialog zum Monolog gedreht. Wir schenken einander nicht mehr unsere ungeteilte Aufmerksamkeit, und wir nehmen uns auch nicht die Zeit, unsere eigene Atmung zu beobachten oder unseren Geist zur Ruhe kommen zu lassen.[145]

Ted Selker vom Massachusetts Institute of Technology vertritt eine ähnliche Auffassung; seiner Aussage nach bietet uns das Internet so viele Wahlmöglichkeiten, dass wir unsere Zeit nur noch damit verbringen, von einer Sache zur anderen zu springen. Das führt dazu, dass sich unsere Aufmerksamkeitsspanne verkürzt und wir Konzentrationsstörungen entwickeln. Selker weist darauf hin, dass das Surfen im Internet unseren Geist auf eine Weise prägt, dass wir am Ende eine Aufmerksamkeitsspanne von nur noch neun Sekunden haben werden – das entspricht der eines Goldfisches.[146]

Als ich in einem Artikel in der *New York Times* las, dass die Kinder des verstorbenen Apple-Gründers Steve Jobs kein iPad nutzten, war ich überrascht.[147] Als der Journalist Nick Bilton Jobs fragte, ob seine Kinder dieses Gerät gerne benutzen, antwortete er: »Sie haben es noch nicht benutzt. Wir beschränken die Zeit, die unsere Kinder zu Hause mit der Nutzung von Technologien verbringen.«[148] Diesen Standpunkt nehmen viele Führungskräfte aus der IT-Branche ein: Sie haben für ihre Kinder strenge Kriterien festgelegt, wie lange diese vor dem Bildschirm sitzen dürfen – wohl wissend, welche Folgen ein Zuviel hat. Da die moderne Welt zunehmend von Bildschirmen und Geräten abhängig ist, hat die Computersucht ein immenses Potenzial, Menschen von ihrer Umwelt zu isolieren, soziale Interaktion zu verhindern und die Aktivität auf die gedankliche Welt zu verlagern.

Geistige Überreizung beeinträchtigt nicht nur die Konzentration und Produktivität, sondern führt auch zu erhöhtem Stress, Angstzuständen und Depressionen – eine Entwicklung, die letztendlich in psychischen Problemen und einer verminderten Lebensqualität mündet.

Man sollte die Bedeutung der Fähigkeit, den Geist zu kontrollieren und still werden zu lassen, auf keinen Fall unterschätzen. Ein Sportler mit einem ruhigen Geist hat sehr gute Konzentrationsfähigkeiten und ist in der Lage, bewusst einen Flow-Zustand herbeizuführen. Ein Sportler mit einem ruhelosen Geist hingegen ist von überflüssigen Gedanken beherrscht und wird Schwierigkeiten damit haben, in einen Flow zu kommen. Ist der Geist im Alltag unruhig und übermäßig aktiv, dann ist er das auch beim Sport. Nur wenn der Geist auch während des normalen Alltagsgeschäfts vergleichsweise ruhig ist, kann der Sportler während des Wettkampfs in einen Flow-Zustand eintreten. Einen ruhigen Geist erreichen Sie, wenn Sie einen hohen BOLT-Wert haben, durch Meditation und indem Sie sich Ihrer geistigen Vorgänge gewahr werden – einen anderen Weg gibt es nicht.

Sie können natürlich auch in die nächste Bar gehen und sich sechs oder sieben Bier genehmigen. Zweifellos wird dieses Vorgehen Ihren Geist zum Schweigen bringen. Aber seine Gedanken in Alkohol zu ertränken ist sicher nicht dazu angetan, einen wachen Geist und gesteigerte Leistungsfähigkeit zu erreichen. Daher nutzen Menschen seit Jahrtausenden verschiedene Formen der Meditation, um den Geist zu zügeln. Meditation ermöglicht es Ihnen, Ihre Gedanken, Emotionen und Gefühle wahrzunehmen, und reduziert zugleich end- und nutzlose Gedankenschleifen.

In der Saison 1990/1991 spielte Ryan Giggs erstmals für den englischen Fußballverein Manchester United. Als höchstdekorierter Spieler der englischen Fußballgeschichte hat Giggs dreizehn Medaillen in der Premier League, vier FA-Cup-Trophäen, drei Ligapokale und zweimal die Champions League gewonnen. Noch im Alter von vierzig Jahren, zu einem Zeitpunkt, zu dem die meisten seiner Kollegen schon längst in Rente waren, spielte Giggs weiterhin in der Premier League. Sein Geheimnis? Laut Giggs hat Selbstwahrnehmung während seiner langjährigen Karriere immer eine wichtige Rolle gespielt: »Den Fokus auf sich selbst zu richten ist enorm wichtig, auch wenn man nur eine Stunde täglich mit Dehnungsübungen und Meditation verbringt«, sagt er.[149]

Auch von der Golflegende Tiger Woods wissen wir, dass er meditiert, um sein Spiel zu verbessern. Tiger Woods Vater, Earl Woods, war maßgeblich an der Entwicklung der Konzentrationsfähigkeit seines Sohnes beteiligt. Earl Woods erklärte, dass er immer wieder versuchte, seinen Sohn abzulenken, während der seinen Schläger schwang, indem er eine Golftasche fallenließ oder Obszönitäten schrie. Earl Woods glaubte fest daran, dass Tiger der »erste schwarze intuitive Golfspieler sein könnte, der es in den Vereinigten Staaten zu etwas bringen würde«, und stellte seine meditative Konzentration bereits in jungen Jahren hart auf die Probe.[150] Seine Vorhersage sollte wahr werden: Tiger Woods hat sich über mehr Wochen ununterbrochen auf Platz eins der Weltrangliste gehalten als jeder andere Spieler. Die Fähigkeit, sich beim Sport auf seine Intuition zu verlassen, beruht auf einem völligen Eintauchen in den Flow-Zustand, in dem die richtige Bewegung mühelos geschieht und der Spieler und das Spiel eins werden. In dem Film *Die Legende von Bagger Vance* beschreibt der Trainer den perfekten Schwung als im Einklang mit »allem, was ist, was war und was sein wird«.[151]

Um diesen Zustand zu erreichen und um auf die intuitive Intelligenz zuzugreifen, ist es notwendig, Übungen zu praktizieren, die den Geist ruhig werden lassen. Intuitive Intelligenz lernt man nicht, man erfährt sie. Fast jeder, der in unserer Welt monumentale Veränderungen herbeiführt oder große Erfolge hat, nutzt sie. Für manche ist es ein automatischer Prozess, andere – mich eingeschlossen – müssen sich diese Fähigkeit erarbeiten. Ein klares Beispiel für intuitive Intelligenz verkörperte der verstorbene Steve Jobs. In einem Interview mit seinem Biografen Walter Isaacson beschreibt er seine Beobachtung, dass die Menschen in Indien sich viel stärker auf ihre Intuition verlassen als dies in unserem analytischen westlichen Denken der Fall ist.[152] Jobs war der Ansicht, dass intuitive Intelligenz mächtiger ist als die intellektuelle Intelligenz, die in der westlichen Welt so hochgehalten wird. Jobs war ein Träumer, der in der Lage war, die Logik beiseitezulassen und durch einen ruhigen Geist die Kraft einer universalen Intelligenz zu nutzen. Auf der Grundlage dieser intuitiven Kraft und Kreativität sind Produkte wie das iPhone, das iPad und der Apple Mac entstanden.

Früher hatte Meditation ein schlechtes Image. Sie galt als eine Hippieübung, die von Menschen praktiziert wird, die nichts Besseres zu tun haben. Langsam aber sicher wandelt sich dieses Bild, nachdem Wissenschaftler die zahlreichen Vorteile des in sich ruhenden Geistes erkannt haben – darunter zum Beispiel den Abbau von Ängsten und die Verbesserung der Aufmerksamkeit und Konzentration bei belastenden Herausforderungen.

Eine Studie aus dem Jahr 2014 untersuchte, ob Techniken der Achtsamkeitsmeditation einen Einfluss auf die Belastbarkeit von United States Marines haben. Acht Marineinfanterie-Züge mit insgesamt zweihunderteinundachtzig Soldaten wurden nach dem Zufallsprinzip in zwei Gruppen untergeteilt.[153] Eine Gruppe erhielt zwanzig Stunden Unterricht in Achtsamkeit und praktizierte die Techniken acht Wochen lang mindestens eine halbe Stunde täglich. Die zweite Gruppe erhielt kein Achtsamkeitstraining. Danach absolvierten beide Gruppen ein militärisches Training unter Schlachtfeldbedingungen. In einem in *The American Journal of Psychiatry* veröffentlichten Beitrag kamen die Forscher zu dem Schluss, dass bei den Marines, die Achtsamkeitsübungen praktiziert haben, nach dem intensiven Gefechtstraining eine bessere Schlafqualität und eine geringere Stressbelastung festzustellen war. Auch ihre Atmung und Herzfrequenz normalisierten sich schneller.

In anderen Studien mit US-Marines, die Achtsamkeitstechniken erlernt hatten, wiesen ihre Gehirnscans Parallelen zu denen von Soldaten von Spezialeinheiten und von Olympiateilnehmern auf. Der Bereich des Gehirns, der für die Regulation von Angst verantwortlich ist, war geschrumpft.[154] Ob auf dem Schlachtfeld, im Geschäftsleben, beim Sport oder im normalen Familienleben: Ein ruhiger, achtsamer und gesammelter Geist führt immer zu einer besseren Entscheidungsfindung. In Stresssituationen vollkommen fokussiert zu bleiben, ist eine Grundvoraussetzung, um den richtigen Weg einzuschlagen.

Bis vor Kurzem war man der Auffassung, dass das Gehirn im Erwachsenenalter sich nicht mehr weiterentwickeln würde.[155] Erst in den letzten Jahren entdeckten Wissenschaftler, dass das Gehirn durch das Praktizieren von Achtsamkeitsmeditationen verändert werden kann. Das sind durchschlagende Neuigkeiten, nicht nur für Sportler, sondern auch für Angstpatienten oder depressive Menschen. Das Vermögen, Veränderungen im Gehirn herbeizuführen, befähigt Menschen dazu, die Kontrolle über ihre psychische Gesundheit wiederzuerlangen, anstatt eine lebenslange Abhängigkeit von bewusstseinsverändernden Medikamenten zu akzeptieren.

Neurowissenschaftler der renommiertesten Universitäten der Welt, darunter Harvard und MIT, haben viele Untersuchungen durchgeführt, um die Veränderungen im Gehirn meditierender Menschen zu untersuchen. Es gibt eindeutige Beweise dafür, dass das Bewusstwerden des gegenwärtigen Augenblicks das Gehirn tatsächlich verändert und eine Reihe von Hirnregionen leistungsfähiger und effizienter macht. Ein Team von Wissenschaftlern der University of British Columbia und der Technischen Universität Chemnitz hat aus zwanzig Studien Daten zu diesem Phänomen zusammengetragen.[156] Bemerkenswert ist, dass alle Studien belegen, dass Achtsamkeitsmeditation zu einer erhöhten Dichte der grauen Substanz führt, was effektivere Verarbeitungsprozesse zur Folge hat. MRT-Untersuchungen ergaben, dass die Effizienz in mindestens acht verschiedenen Hirnarealen gesteigert werden konnte, darunter solche im orbitofrontalen Kortex und im Hippocampus, die daran beteiligt sind, dass wir unsere Aufmerksamkeit auf etwas konzentrieren können sowie die Fähigkeit haben, positive Emotionen zu erzeugen und unsere emotionale Stabilität zu bewahren. Menschen, die meditieren, sind zufriedener mit sich selbst, können Ablenkungen besser widerstehen und lernen aus den Erfahrungen der Vergangenheit – dass sind alles Eigenschaften, die für unser heutiges Leben unentbehrlich sind.

Die altgriechische Weisheit »Erkenne dich selbst« ist als Inschrift im Vorhof des Apollo-Tempels in Delphi angebracht. Während die genaue Bedeutung dieser Forderung unter Philosophen umstritten ist, enthüllen diese Worte im Zusammenhang mit der Nutzbarmachung der Kraft der Meditation ihre tiefe Wahrheit: Wenn Sie achtsam sind, werden Sie sich Ihrer inneren Stimme bewusster, können aus dem zwanghaften Karussell der Gedanken aussteigen und dem Gefängnis der Selbstzweifel entkommen. Erst wenn Sie sich darüber klar werden, dass Sie ein Gefangener Ihres Geistes sind, können Sie diesem Gefängnis entfliehen. Denn auch wenn die Wände und die Gitterstäbe gar nicht aus Beton und Stahl bestehen, hat das Gefangensein in den eigenen Gedanken doch einen ganz erheblichen Einfluss auf die Konzentrations- und Leistungsfähigkeit.

Ich teile Gedanken gern in zwei Kategorien ein: praktische Gedanken, die nützlich sind und einem Zweck dienen, und ablenkende Gedanken, die überhaupt keinen Zweck erfüllen. Um Entscheidungen zu treffen und etwas im Leben zu erreichen, sind praktische Gedanken unerlässlich. Umgekehrt dienen ablenkende, unnütze, sich wiederholende Gedanken nur dazu, dass Sie den Fokus verlieren und davon abgehalten werden, einen Flow-Zustand zu erreichen.

Praktische Gedanken helfen einem Sportler z.B. dabei, sich auf ein bevorstehendes Ereignis vorzubereiten, einen Trainingsplan zu erstellen oder sich um die logistische Planung wie die Anreise oder die Buchung einer Unterkunft zu kümmern. Vor einem Wettkampf könnte ein Sportler in Gedanken den perfekten Schuss durchspielen oder selbstbewusst den Sieg visualisieren. Derartige Imaginationsübungen können eine sehr hilfreiche Vorbereitung sein und sind ein sinnvoller, positiver Weg, die Kraft der Gedanken zu nutzen.

Abschweifende Gedanken hingegen sind in der Regel negativ und irrational und gehorchen meist einem Automatismus, sodass sie dem Einzelnen gar nicht bewusst sind. Diese Art des Denkens erzeugt Spannungsgefühle, die Energie kosten und vom Ziel ablenken. Wie der irische Schriftsteller Oscar Wilde einmal sagte: »Denken ist die ungesundeste Sache der Welt; die Menschen sterben ebenso daran wie an jeder anderen Krankheit.«

Denken ist eine Gewohnheit. Wir haben durch gesellschaftliche Einflüsse, Bildung und Erziehung sowie durch unsere Freunde und unsere Familie gelernt, wie wir zu denken haben. Von klein auf wurden wir darauf konditioniert zu glauben, dass Denken eine gute Sache ist. Wie oft hat man Ihnen gesagt: »Denk mal darüber nach« oder »Das solltest du nochmal überdenken«? Die Entwicklung des Verstandes zu einem scharfen analytischen Instrument ist selbstverständlich sehr nützlich, um in der akademischen Welt und im Beruf etwas zu erreichen. Doch obwohl es wichtig ist denken zu lernen, ist es ebenso wichtig, dass wir lernen, wie wir mit dem Denken aufhören können. Es ist wie beim Feuer: Feuer sorgt für Behaglichkeit und Wärme, entwickelt aber eine zerstörerische Kraft, wenn es außer Kontrolle gerät. Der Verstand ist ein ähnliches zweischneidiges Schwert.

An diesem Punkt denken Sie vielleicht: »Wovon zur Hölle spricht dieser Mann? Ich habe meinen Verstand unter Kontrolle!« – Aber haben Sie das wirklich? Wie problemlos gelingt es Ihnen, Ihren Gedankenfluss abzustellen? Ich möchte Sie einladen, eine einfache Übung zu machen: Hören Sie auf zu denken und beobachten Sie, wie lange es dauert, bis die ersten Gedanken kommen. Sind es fünf Sekunden oder vielleicht zehn?

In welchem Maße Sie die Kontrolle über Ihren Verstand haben, hängt davon ab, wie lange Sie in der Lage sind, sich frei von Gedanken zu machen. Je länger Sie Ihren Geist anstrengungslos frei von Gedanken halten können, desto besser ist es um Ihre Aufmerksamkeit und Konzentrationsfähigkeit bestellt. Die meisten Menschen sind nur wenige Sekunden lang in der Lage, an nichts zu denken. Vermutlich hat Ihr Kopf mehr Kontrolle über Sie, als Sie vielleicht angenommen haben. Die gute Nachricht ist, dass man viel erreichen kann, wenn man die Kontrolle über seine Denkprozesse übernimmt. Zu lernen, den eigenen Geist zu beruhigen, ist mit einiger Konzentration und Praxis einfach. Betrachten Sie es als Herausforderung, ebenso wie jede andere neue Form des Trainings –

allerdings eine, die Ihre Gesundheit und sportliche Leistungsfähigkeit unweigerlich verbessert.

Der erste Schritt, um dem Gefängnis eines unruhigen Geistes zu entkommen und die Kontrolle über die eigenen Gedanken zurückzugewinnen, besteht darin, sich der Gedanken im eigenen Kopf bewusst zu werden. Wir beobachten die Vorgänge in unserem Geist nur selten. Kaum jemals machen wir uns unsere Gedankentätigkeit und deren Auswirkung auf unsere Stimmung, auf unsere Anspannung oder Entspannung und auf unsere Leistung bewusst. Rücken Sie Ihre Gedanken in den Vordergrund Ihres Bewusstseins. Wenn Sie zum ersten Mal die Vorgänge in Ihrem Kopf beobachten, werden Sie womöglich feststellen, dass sich Ihre Gedanken dadurch zunächst verstärken. Das geschieht einfach, weil Sie sie stärker in den Blick nehmen statt dass sie wie üblich ungehindert im Hintergrund ablaufen. Vielleicht machen Sie auch die Entdeckung, dass dieselben Gedankenschleifen Ihren Kopf schon seit geraumer Zeit durchziehen, möglicherweise schon seit Jahren. Das ist ebenfalls normal, gehen Sie also nicht zu hart mit sich ins Gericht. Das Beobachten des eigenen Geistes ist eine außerordentlich positive Tätigkeit, die Ihnen hilft, zu erkennen, wie aktiv Ihr Geist ist. Dieses Bewusstsein ist der erste Schritt, um sich aus den Fallstricken überflüssiger Gedanken zu befreien und die Fokussierung und Konzentration zu verbessern.

Wenn Sie sich die Zeit nehmen, Ihre Gedanken zu beobachten, werden Sie erkennen, wie oft sich diese im Kreis drehen. Es ist nicht nötig, dass Sie analysieren oder beurteilen, was Ihnen durch den Kopf geht – dadurch häufen Sie nur noch mehr Gedanken an. Weiteres Hinterfragen ist der falsche Weg, um den Geist zur Ruhe kommen zu lassen, und zu viel zu denken ist ja genau die Gewohnheit, gegen die wir angehen wollen. Um diesem ständigen Gedankenkarussell zu entkommen – und damit aus dem Kopf raus und rein ins Leben zu kommen –, müssen Sie lernen, Ihren Geist zu zähmen.

Indem Sie einfach mit sich selbst die Vereinbarung treffen, Ihren Gedanken den ganzen Tag über immer wieder Aufmerksamkeit zu schenken, können Sie die Kontrolle über das wichtigste Werkzeug übernehmen, das Ihnen zur Verfügung steht – die Kraft Ihres Geistes. Die Klarheit Ihres Geistes bestimmt Ihre Lebensqualität maßgeblich: Ein ruhiger Geist verbessert Ihr Schlafmuster, Ihre Stimmung und Ihren Gesundheitszustand, während ein nicht endender Strom von Gedanken und Ablenkungen Sie nur davon abhält, Ihr volles Potenzial zu erreichen.

Es ist besonders wichtig, seine Gedanken zu beobachten, wenn eine Unterströmung negativer Gedanken zu dominant wird. Lassen Sie sich nicht von Selbstzweifeln und Sorgen überwältigen. Der Geist ist nicht in der Lage, zwischen realen Ereignissen und solchen Ereignissen zu unterscheiden, die nur in unserer Vorstellung existieren; der Körper reagiert auf beides gleich. Wenn Sie vor einem Wettkampf Lampenfieber haben, über die Entscheidung eines Trainers grübeln oder sich Sorgen darüber machen, aus dem Team auszuscheiden, reagiert Ihr Körper darauf so, als ob das Ereignis bereits eingetreten wäre. Sobald Sie einen von Angst geprägten Gedankengang bemerken, versuchen Sie, seine Wirkung auf Ihren Körper wahrzunehmen. Fühlt sich Ihr Kopf oder Bauch angespannt an? Atmen Sie schneller? Verursachen negative Gedankenkreisel Ihnen Übelkeit? Die Art Ihres Denkens bestimmt darüber, wie Sie sich fühlen, und wie Sie sich fühlen, hat wiederum Rückwirkungen auf Ihre Denkweise. Eine zermürbende Ansammlung negativer Gedanken und Emotionen führt unweigerlich zur Verschlechterung Ihrer Leistungen und Ihres Gesundheitszustandes.

Fragen Sie sich jedes Mal, wenn Sie feststellen, dass Ihr Kopf mit innerem Geplapper angefüllt ist, ob all dieses Denken und Analysieren wirklich hilfreich ist. Bringt es Sie in irgendeiner Form weiter? Hilft es Ihnen, ein Problem zu lösen? Bewirkt es eine Änderung der Situation, wenn Sie fortfahren auf diese Weise zu denken, oder handelt es sich nur um ein endloses Karussell gewohnheitsmäßiger Sorgen? Indem Sie sich diese Fragen stellen, bekommen Sie Einblick in das Wesen wiederkehrender Gedanken und die Art und Weise, wie diese Ihr Leben beeinflussen. Die Erkenntnis, dass diese negativen Gedanken zu nichts nütze sind, kann Ihnen den nötigen Anstoß geben, den Fesseln Ihres Geistes zu entfliehen.

Haben Sie Geduld bei Ihrer Beobachtung. Vermutlich fließen Ihre Gedanken zunächst ungehindert weiter dahin, bevor Sie die Spannung in Ihrem Körper bewusst spüren – Ihren beschleunigten Herzschlag und das unruhige Gefühl in der Magengegend –, und Ihr Kopf weigert sich vielleicht, das Denken einzustellen. Im Laufe der Zeit und mit etwas mehr Praxis werden Sie lernen, Ihren Geist zu beruhigen und wieder selbst die Kontrolle zu übernehmen. Beobachten Sie Ihre Gedanken den ganzen Tag über so oft wie möglich, besonders wenn Sie mit einer Herausforderung konfrontiert sind. Es wird Zeiten geben, in denen es Ihnen mühelos gelingt, Ihren Verstand zu beruhigen; zu anderen Zeiten werden die aufgebauten Emotionen das schwieriger machen. Beobachten Sie kontinuierlich, wie sich negative Denkmuster auf Ihren Körper auswirken, und fragen Sie sich, ob diese Art von Gedanken Sie weiterbringt. Einfach indem Sie sich diese Frage stellen, bringen Sie mehr Gewahrsein in Ihr Leben und eröffnen sich so die Möglichkeit, sich selbst besser kennenzulernen.

Wenn Sie sich vornehmen, Ihre Gedanken und deren Auswirkungen auf Ihren Körper zu beobachten, werden Sie mit der Zeit feststellen, dass Sie weniger Energie für fruchtlose Gedankenprozesse aufwenden. Ihr Geist wird klarer werden, Ihr Körper entspannter und Ihr Leben wird einfacher. Sie bekommen mehr von dem mit, was um Sie herum geschieht und Ihnen passieren weniger Fehlschläge.

Bis zum Erbrechen wiederkehrende Gedanken laugen uns extrem aus und verursachen Stress, Müdigkeit und Kopfschmerzen. Je weniger Raum Sie negativen Gedanken in Ihrem Kopf geben, desto mehr Raum haben Sie in Ihrem Leben für eine positive Grundeinstellung und Verbesserungen.

Ich will Ihnen das anhand eines Beispiels verdeutlichen: Michael fährt mit dem Auto zu einem wichtigen Training, wohl wissend, dass er wahrscheinlich zu spät kommen wird. Im Vorgriff auf die Zukunft stellt er sich die Reaktion seiner Trainer und Teamkollegen vor und spielt sie wiederholt gedanklich durch. Es gelingt ihm nicht, dieses Gedankenkreisen anzuhalten, er macht sich Sorgen über die Folgen, der Verkehr nervt ihn, und er steigert sich in die negativen Gefühle hinein. Sein Körper fühlt sich angespannt an, er bekommt Kopfschmerzen und er fährt vermutlich schneller, als er sollte.

Alan ist ebenfalls auf dem Weg zum Training. Es ist anzunehmen, dass auch er zu spät kommt. Da er weiß, dass er tut, was er kann, um pünktlich anzukommen, und dass ihn Angst auch nicht schneller ans Ziel bringt, lenkt Alan seine Aufmerksamkeit auf seinen Atem. Er beobachtet den Luftstrom, wie er in seinen Körper eintritt und ihn wieder verlässt. Ab und zu taucht der Gedanke an seine Verspätung in Alans Kopf auf. Als er diese Gedanken wahrnimmt, fragt er sich, ob sie hilfreich sind. Weil er nur zu gut weiß, dass sorgenvolle Gedanken ihm nur Verspannungen verursachen ihn ablenken, lenkt er seine Aufmerksamkeit wieder auf den Atem, um ruhig zu bleiben und sich zu entspannen.

Jetzt stellen Sie sich vor, dass beide, sowohl Michael als auch Alan, von einem anderen Fahrzeug geschnitten werden und gezwungen sind zu bremsen. Wie reagieren sie wohl auf die Situation? Höchstwahrscheinlich gerät Michael in Rage und drückt wütend auf die Hupe. Alan dagegen verzichtet auf eine Reaktion und wird nicht in die Situation hineingezogen.

In diesem Beispiel werden beide Fahrer mit der gleichen Herausforderung konfrontiert, aber während der eine sofort reagiert, entscheidet sich der andere dafür loszulassen. Es besteht kein Zweifel daran, dass ein gestresster oder von Ängsten geplagter Mensch stärker auf ein schwieriges Ereignis reagiert als eine vergleichsweise ruhige Person. Wenn Sie einen ruhigen Geist bewahren, können Sie eine Situation objektiver einschätzen und frei entscheiden, wie Sie reagieren möchten, anstatt sich von der Situation bestimmen zu lassen. Alan hatte die Wahl, zu reagieren oder es sein zu lassen. Bei Michael hat der Instinkt das Steuer übernommen, bevor er eine bewusste Entscheidung treffen konnte.

Neben der Beobachtung Ihrer Gedanken ist es ebenso wichtig, dass Sie lernen, Ihren Geist zu beruhigen. Kombiniert verstärken diese Fähigkeiten Ihr Vermögen, im Sport in einen Flow-Zustand zu gelangen. Wenn Sie zum ersten Mal üben, Ihren Geist zu kontrollieren, ist es normal, dass alle paar Sekunden ablenkende Gedanken auftauchen. Stellen Sie sich darauf ein, dass das auf jeden Fall passieren wird. Lassen Sie sich nicht entmutigen – dieses Gedankenbombardement hat sich durch jahrelange Konditionierung aufgebaut, und es wird einige Zeit in Anspruch nehmen, es wieder abzubauen. Durch jeden Einfluss, dem Sie in Ihrem Leben ausgesetzt waren, sind Schicht um Schicht neue Gedanken hinzugekommen: durch Ihren Bildungsweg, durch Ihre Religion, durch die Gesellschaft, durch Ihre Beziehungen und Ihre Arbeit. Ihr Geist hat einfach eine schlechte Angewohnheit entwickelt; er weiß, wie er denken soll, kann aber nicht mehr aufhören zu denken.

Seien Sie nicht frustriert, wenn Sie zum ersten Mal meditieren und feststellen, dass Ihr Geist umherwandert, denn das wird er unvermeidlich tun. Viele Menschen geben das Meditieren zu schnell auf, wenn sie feststellen, dass es keine Sofortlösung bietet. Möglicherweise fühlen Sie sich entmutigt, wenn Ihre Gedanken sich nicht so schnell abschalten lassen, wie Sie es sich erhofft haben. Versuchen Sie stattdessen, die Übung als genau das zu sehen, was sie ist: eine Übung und kein festgelegtes Endergebnis oder Ziel.

Sie sollten die Meditation mit dem Vorsatz angehen, sich ernsthaft zu bemühen, sich Ihres eigenen Geistes bewusst zu werden, Ihre Gedanken zu beobachten und einfach möglichst ruhig und präsent zu sein. Gedanken werden kommen. Gedanken werden gehen. Das entspricht der Natur des menschlichen Geistes. Jedes Mal, wenn Ihnen auffällt, dass Ihr Geist abschweift, brauchen Sie nichts zu tun als Ihre Aufmerksamkeit wieder sanft auf Ihren Atem zurückzuführen oder Ihr Gewahrsein auf Ihren Körper zu lenken.

Während meiner gesamten Schulzeit, im College und während meiner ersten Jahre im Beruf war mein Geist sehr unruhig. Ich war der Meinung, dass Denken an sich eine gute Sache wäre, aber ich hatte keine Ahnung, wie ich zwischen praktischen Gedanken und überflüssigen, wiederkehrenden Gedanken oder negativen Denkmustern differenzieren konnte. Die meiste Zeit über steckte ich in meinem Kopf fest und lief auf Autopilot, ohne dass ich den beständigen Gedankenstrom in meinem Kopf überhaupt bemerkte. Diese rege Gedankenaktivität hat meine Konzentration beeinträchtigt – um gute Noten zu bekommen, musste ich viele Stunden lernen, und es fiel mir schwer, Informationen zu behalten, da in meinem Kopf einfach kein Platz mehr war. Für eine Prüfung an der Universität verbrachte ich drei Monate in der Berkeley Library am Trinity College Dublin. Eine Stunde vor der Prüfung fuhr ich mit all meinen Notizen noch einmal dorthin, um alles schnell noch einmal zu rekapitulieren. Mein Freund Terry, der sich überhaupt nicht vorbereitet hatte, begleitete mich. Während der Rest von uns Betriebswirtschaftslehre gepaukt hat, hatte Terry seine Zeit damit verbracht, einen Steuerrückerstattungsservice aufzubauen. Er lieh sich meine Notizen aus und las sie fünfzehn Minuten lang durch. Als ich seine unerschütterliche und anstrengungslose Konzentration beobachtete, konnte ich nicht umhin zu bemerken, dass Terry etwas hatte, was ich nicht hatte. Meine Konzentration war damals so schlecht, dass ich mich leicht ablenken ließ und die wenige Aufmerksamkeit, die ich hatte, hart erzwingen musste. Als wir die Prüfungsergebnisse erhielten, war ich ziemlich entrüstet darüber, dass Terry die gleiche Note wie ich bekam. Was er in fünfzehn Minuten erreicht hat, hat mich drei Monate gekostet. Und genau das ist der Unterschied zwischen einem produktiven, zielgerichteten und konzentrierten Geist und einem, der unkontrolliert ist.

Um durch mein Studium zu kommen, machte ich genauso weiter: Ich verbrachte endlose Stunden mit Lernen und fühlte mich gestresst, erschöpft und litt unter schweren Atembeschwerden. Dabei hatte ich nicht die geringste Ahnung davon, dass mein Geist gegen mich arbeitete. Seither sind zwanzig Jahre vergangen und es ist wenig überraschend, dass Terrys Unternehmen tausend Mitarbeiter beschäftigt und bereits unzählige Auszeichnungen für die Art der Unternehmensführung und seinen Kundenservice gewonnen hat.

Ein gehetzter Geist, der von einem Gedanken zum nächsten springt, wirkt wie ein Blutsauger auf unsere Produktivität, Kreativität und Lebensqualität. Ein fokussierter Geist hingegen ist vermutlich der größte Reichtum, über den man auf seinem Lebensweg verfügen kann, unabhängig vom Beruf oder Lebensstil.

Nach dem Studium habe ich mir einen Job im mittleren Management einer Autovermietung in den USA geangelt. Wir wurden in die Philosophie des Unternehmens eingeführt und darauf gedrillt, leistungsorientiert zu arbeiten und die besten Jahre unseres Lebens dem Profit des Unternehmens zu widmen. Uns wurde genau vorgegeben, wie wir uns am Telefon zu verhalten hatten, wie wir potenzielle Kunden vollquatschen und wie wir Teilkaskoversicherungen verkaufen könnten. Es galt, Ziele zu erreichen, Mitarbeiter zu steuern und Vertriebsgespräche zu führen. Jeden Montagmorgen grauste es mir beim Gedanken, zur Arbeit zu gehen. Im Alter von vierundzwanzig Jahren war ich ein lebendes Wrack. Meine Gedanken kamen nie zur Ruhe, mein Stresslevel stieg, und je mehr ich darüber nachdachte, den Job hinzuwerfen, desto stärker hielt mich mein Geist in ihm gefangen.

Gerade als ich meine Belastungsgrenze erreichte, hörte ich von einem Kurs zur Persönlichkeitsentwicklung und meldete mich an. Im Rahmen des Kurses sprach der Leiter über die Wichtigkeit eines ruhigen Geistes und führte uns durch eine einfache Meditationsübung. Nach der ersten Sitzung bemerkte ich, dass meine Wahrnehmung plötzlich viel klarer und schärfer war. Die Spannung in meinem Kopf löste sich, mein Geist war ruhiger, und zum ersten Mal hatte ich einen flüchtigen Eindruck vom Zustand geistiger Stille. Als ich nach Hause ging, war es, als ob meine Gedanken beiseite gelegt worden wären, sodass ich meine ganze Aufmerksamkeit auf die sichtbaren Dinge, die Geräusche und Gerüche um mich herum richten konnte. Ich bin schon oft die Grafton Street in Dublin runtergelaufen, aber ich war noch nie zuvor wirklich dort gewesen. Bei meinen früheren Spaziergängen war ich völlig in meinem Kopf gefangen. Ich ging von einem zum anderen Ende der Straße, ohne mich an irgendeinen Punkt der Strecke zu erinnern. Es ist schwierig, wirklich am Leben teilzuhaben, wenn die gesamte Aufmerksamkeit im eigenen Kopf feststeckt.

Am nächsten Morgen war mein Kopf wieder vollkommen von dem üblichen Gedankenwust erfüllt, aber meine unvergessliche Erfahrung vom Vortag ließ mich nicht los. Diese Offenbarung erlebte ich Ende der 1990er-Jahre, und in den folgenden Monaten bemühte ich mich ernsthaft, geistige Ruhe in mein Leben zu bringen. Ich erfuhr auf meinem Weg zur inneren Ruhe viele Höhen und Tiefen. Es gab Tage, an denen mein Geist außer Kontrolle war und es sich anfühlte, als hätte das alles keinen Sinn – aber vom heutigen Standpunkt aus betrachtet war diese Zeit stiller Einkehr die produktivste Phase meines Lebens.

Wir sind darauf konditioniert zu glauben, dass wir ständig etwas tun müssen, um produktiv und erfolgreich zu sein. Dieser Glaube, der die Grundlage der modernen Gesellschaft bildet, ist ziemlich verrückt. Wir sind nicht, was wir tun, sondern wir sind, was wir sind: Menschen. Bei meinen Workshops erzähle ich oft von meiner Entwicklung. Die Teilnehmer reagieren oft erstaunt, wenn sie hören, dass ich, wenn ich die Wahl zwischen meinem hart erarbeiteten Abschluss und der Fähigkeit zur Gedankenruhe hätte, ohne zu zögern Letztere wählen würde.

Ich tue mein Bestes, um mein Leben meditativ zu gestalten. Ich schätze, dass meine Gedankenaktivität um etwa fünfzig Prozent zurückgegangen ist, seit ich begonnen habe, an meinem Geist zu arbeiten. Heute sind meine Gedanken praktischer als früher: Ich setze mir Ziele, entscheide mich für eine Vorgehensweise und setze sie in die Tat um. Den zusätzlichen Raum zwischen meinen Gedanken nutze ich für kreative Ideen und Lösungen. Ich gehe während des Tages viele Male in die Ruhe, indem ich mich auf meinen Atem konzentriere oder meine Aufmerksamkeit nach innen lenke. Natürlich tauchen manchmal negative Gedanken auf. Ich rege mich noch immer ab und zu auf und werde wütend, und ich habe kein Problem damit, mich auf eine Auseinandersetzung mit einer anderen Person einzulassen und sie gegebenenfalls herauszufordern – aber das gehört nun einmal zum Lebendigsein dazu. In der Natur kämpfen die Tiere manchmal miteinander, aber nach der Konfrontation gehen sie ihre eigenen Wege und leben weiter, anstatt danach stundenlang über das Geschehene nachzugrübeln. Die Natur bewegt sich simultan mit der Zeit. Wir Menschen hingegen verbringen einen großen Teil unseres Lebens entweder damit, in der Vergangenheit festzustecken oder ängstlich zu versuchen in der Zukunft anzukommen. Wie können wir erwarten, dass wir in der Lage sind, die gesamte Kraft unseres Geistes zu nutzen, wenn unsere Aufmerksamkeit vollkommen von dem üblichen Gedankenstrom aufgesogen wird?

Der zentrale Unterschied zu meinem Leben, als ich meine Gedanken noch nicht selbst beruhigen konnte, ist, dass ich mich heut bei Herausforderungen weniger leicht unterkriegen lasse. Ich erhole mich auch viel schneller von Rückschlägen. Indem ich wach bin für das, was in meinem Geist vor sich geht, habe ich die Wahl, einen Gedanken weiterzuverfolgen oder ihn beiseitezulegen. Mit Anfang zwanzig habe ich nie realisiert, dass ich diese Wahl habe. Bis ich begriff, dass ich ein Gefangener meines Geistes war, konnte ich nicht zwischen meinen alles verzehrenden Gedanken und dem, wer ich wirklich war, differenzieren. Da ich sinnlose Gedanken drastisch reduziert habe, ist mein Geist jetzt frei, um sich auf das zu konzentrieren, für was ich mich entscheide. Im Alter von einundvierzig Jahren haben sich meine Konzentration, meine Energie und meine Lebensfreude im Vergleich zu der Zeit, als ich sechzehn Jahre alt war, verzehnfacht – und alles, was ich getan habe, um das zu erreichen, ist zu lernen, wie man mit dem Denken aufhört.

Drei einfache Techniken haben mein Leben völlig verändert: leichtes Atmen, Einswerden mit meinem Körper und das Gewahrsein des gegenwärtigen Augenblicks. Jede dieser Praktiken hat mir dabei geholfen, meine Lebensqualität zu verbessern, unnötige Gedankenaktivität zu reduzieren, den Zugang zu meiner intuitiven Intelligenz zu finden und Kreativität zu ermöglichen. Die entsprechenden Übungen sind leicht und schnell erlernbar und können problemlos in den Alltag integriert werden. Praktizieren Sie die folgenden Techniken regelmäßig, um die Kontrolle über Ihren Geist zurückzugewinnen und einen klaren Kopf zu bekommen.

Dem Atem folgen

Diese Sportmeditation basiert auf der Übung »Reduziert und richtig atmen«, die auf Seite 95 vorgestellt wurde. Ziel ist es, Ihrem Atemmuster zu folgen und ihren Körper zu entspannen, um den Geist zu beruhigen. Dem Atem zu folgen bedeutet, das Aufeinanderfolgen des Ein- und Ausatmens zu beobachten; es ist eine einfache und nützliche Methode, um das Augenmerk nach innen zu richten und unnötige Gedanken auszusperren.

Bevor Sie mit Ihrer Meditationspraxis beginnen, suchen Sie sich einen Ort, an dem Sie nicht gestört werden. Aufrechtes Sitzen unterstützt die Konzentration, während das Schließen der Augen hilft, den Blick nach innen zu richten. Mit etwas Erfahrung können die Atembeobachtung und die Fokussierung auf das Innere in jeder beliebigen Situation und bei jeder Aktivität ausgeübt werden. Dem Atem zu folgen ist eine dem Menschen angeborene Fähigkeit, die schon seit urdenklichen Zeiten angewandt wird. Der Atem ist die Brücke zwischen Geist und Körper. Um während eines sportlichen Wettkampfes in einen Flow-Zustand zu gelangen, müssen Körper und Geist miteinander verschmelzen. So werden Sie eins mit Ihren Handlungen.

Das Ein- und Ausatmen kann an vier verschiedenen Stellen des Körpers deutlich wahrgenommen werden. Die erste ist die Nasenhöhle, die zweite befindet sich an der Rückseite des Rachens, die dritte Möglichkeit ist die Wahrnehmung des Atems über die Bewegung der Brust, und die vierte die über die Bewegung des Bauches. Vielleicht ist es für Sie einfacher, sich auf eine Stelle stärker als auf die anderen zu konzentrieren – experimentieren Sie beim Üben, um herauszufinden, was sich für Sie am natürlichsten anfühlt.

Legen Sie zunächst eine Hand auf die Brust und eine Hand knapp oberhalb des Bauchnabels auf den Bauch. Folgen Sie Ihrem Atem, wenn er in die Nasenlöcher dringt oder die Luftröhre hinunterströmt. Konzentrieren Sie sich auf den Bereich, in den Sie atmen – atmen Sie in Ihre Brust oder in Ihren Bauch? Spüren Sie, wie sich Ihre Brust mit jedem Atemzug hebt und senkt, oder fühlen Sie, wie sich Ihr Bauch sanft nach innen und außen wölbt? Beeinflussen Sie Ihre Atmung nicht, beobachten Sie sie einfach nur. Am Anfang kann es sein, dass Ihre Gedanken umherschweifen – machen Sie sich keine Sorgen, wenn sie das tun. Lenken Sie einfach Ihre Aufmerksamkeit sanft zurück zu Ihren Atembewegungen.

Wenn Sie Ihre Atmung beobachten, versuchen Sie weiter, Ihr Körperinneres zu entspannen. Fordern Sie im Geiste Ihre Brust- und Bauchmuskeln auf, sich zu entspannen. Wenn Sie spüren, dass Ihr Körper weich und entspannt wird, verlangsamen Sie sanft Ihren Atem. Es ist nicht notwendig, die Atmung durch Anspannung der Atemmuskulatur oder Einschränkung der Atmung gezielt zu beeinflussen. Stattdessen lassen Sie einfach Ihre Atmung ruhig und fein werden, indem Sie Ihrem Körper mental sagen, dass er sich entspannen soll.

Ziel ist es, die Atmung so weit zu reduzieren, dass ein leichter bis moderater Lufthunger entsteht. Dieses Bedürfnis nach Luft sollte deutlich ausgeprägt sein, aber nicht so stark, dass Ihre Atmung schneller wird, Ihre Bauchmuskulatur sich zusammenzieht oder der Rhythmus Ihres Atems durcheinandergerät. Wenn Sie feststellen, dass Ihre Atmung durch den Luftmangel gestört wird, dann unterbrechen Sie die Übung für etwa fünfzehn Sekunden und fahren Sie erst fort, wenn Ihr Atem sich normalisiert hat. Probieren Sie die Atemübung für etwa zehn Minuten aus.

Atemübungen aller Art sind hilfreich, um die Aufmerksamkeit weg von den Gedanken hin zum gegenwärtigen Moment zu lenken. Das Erzeugen und Aufrechterhalten eines erträglichen Luftmangels während dieser Übung kann dabei behilflich sein, die Gedankenaktivität weiter zu reduzieren. Nichts ist besser geeignet als ein leichter Luftmangel, um die Aufmerksamkeit beim Atem zu halten. Ein weiterer Vorteil des leichten, feinen Atems ist die daraus resultierende Entspannung des Körpers, was sich durch eine erhöhte Produktion von wässrigem Speichel im Mund bemerkbar macht. Die Technik und die Effekte der Atemreduktion werden in Kapitel 4 genauer beschrieben.

Als ich anfing, diese Methode der Atembeobachtung während der Meditation anzuwenden, war ich manchmal frustriert, wenn ich merkte, dass meine Gedanken dennoch umherwanderten. Das ist ganz natürlich. Tatsächlich ist es sinnvoll, sich darauf einzustellen, dass die Gedanken umherschweifen werden. Mit zunehmender Übung werden Ihre Gedanken immer weniger abgleiten. Die Abstände zwischen den Gedanken werden sich vergrößern, und Sie werden sich unbeschwerter und wacher fühlen.

Wenn Sie regelmäßig meditieren, werden Sie feststellen, dass Ihre Aufmerksamkeit nicht mehr so stark im Kopf gefangen ist, weitab vom wirklichen Leben, Dingen verhaftet, die Sie nicht ändern können, oder Ereignissen, die noch gar nicht eingetreten sind. In den letzten fünfzehn Jahren habe ich mehrere Male eine längere Zeit mit »edlem Schweigen« verbracht – jeweils zehn aufeinanderfolgende Tage, an denen ich um fünf Uhr morgens aufstehe und meditiere, bis ich mich um acht Uhr abends ins Bett zurückziehe. Autoschlüssel, Computer, Telefon und Portemonnaie sind weggelegt. »Edles Schweigen« umfasst verbales Schweigen und geistiges Schweigen – ich versuche, weder zu sprechen noch nachzudenken. Am Ende der zehn Tage ist mein Verstand rasiermesserscharf, ruhig, wach und fokussiert.

Bei allen, die erst gerade mit Meditation beginnen, kann schon eine kurze Zeitspanne von zehn Minuten Atembeobachtung große Veränderungen in ihrem Leben bewirken. Verbringen Sie zwei Wochen damit, Ihren Atem so oft wie möglich zu beobachten. Wichtiger als die Dauer einer Sitzung ist dabei die Häufigkeit, mit der Sie Ihre Aufmerksamkeit während eines Tages auf Ihre Atmung lenken. Sehen und spüren Sie, wie diese Übung Ihr Alltagsleben und Ihre Konzentration beim Sport verändert.

Sich mit dem Körper verbinden

Sich auf sich selbst zu fokussieren bedeutet, die Gedanken loszulassen und mit dem Wunder des menschlichen Körpers eins zu werden. Es gibt eine Intelligenz, die in unserem Körper wirkt und die viel größer ist als die des Verstandes. Jeden Moment laufen automatisch, unabhängig vom Verstand, Tausende Körperfunktionen ab. Die Intelligenz des Geistes macht nur einen Bruchteil der natürlichen Intelligenz aus, die unserem Körper innewohnt. Denken Sie an die vielen lebenswichtigen Vorgänge im Körper, wie Atmung, Herzschlag oder Verdauung – für diese komplexen und unablässig ablaufenden Prozesse sind keine bewussten Gedanken erforderlich. Stellen Sie sich bloß einmal vor, was passieren würde, wenn nur eine dieser Aufgaben der Verantwortung des menschlichen Verstandes obläge. Selbst wenn der Geist nur dafür verantwortlich wäre, jeden Atemzug zu steuern – ein relativ überschaubarer Vorgang –, ist es unwahrscheinlich, dass wir es schaffen würden, mehr als eine Stunde lang daran zu denken. Der menschliche Körper ist ein Wunder und funktioniert mit einer so umfassenden angeborenen Intelligenz, dass es unwahrscheinlich ist, dass Menschen jemals in der Lage sein werden, eine vergleichbare Technologie auf die Beine zu stellen. Trotz aller Bemühungen des Menschen, einen Roboter zu entwickeln, der dem menschlichen Körper gleicht, sind die bisherigen Prototypen sehr unbeholfen und können nur wenige, begrenzte Aufgaben ausführen. Die dem menschichen Körper innewohnende natürliche Intelligenz ist unfassbar. Und wir alle haben Zugang zu ihren Ressourcen, solange wir nicht zulassen, dass der Verstand sie überschattet. Schon allein dadurch, dass Sie Ihre Aufmerksamkeit vom ununterbrochenen Denken wegleiten und sie auf Ihr Körperinneres richten, werden Sie in der Lage sein, von der Stille und Intelligenz, die Sie dort finden, zu profitieren.

In der westlichen Welt konzentrieren wir uns kaum jemals auf unser Körperinneres, es sei denn, etwas stimmt nicht. Selten schenken wir unserem Körper Aufmerksamkeit, wenn er schmerzfrei ist. Selten erleben wir unseren Körper wirklich als lebendig und spüren seine vibrierende Energie. Ihr Körper ist Ihre Verbindung mit dieser Energie. Wenn Sie noch nie zuvor Ihre Aufmerksamkeit auf Ihr Körperinneres gerichtet haben, beginnen Sie langsam. Wenn Sie bereits gelernt haben, dem Atem zu folgen und ihn zu reduzieren, wird Ihnen diese Übung relativ leicht fallen.

Schließen Sie die Augen und richten Sie Ihre Aufmerksamkeit auf eine Ihrer Hände. Lenken Sie Ihren Fokus auf diese Hand und spüren Sie sie von innen. Schließen Sie die Augen und spüren, wie sie sich anfühlt. Vielleicht bemerken Sie die Temperatur der Luft auf Ihrer Haut, oder Sie fühlen feine körperliche Empfindungen in Ihrer Hand. Verweilen Sie eine Weile bei diesen Empfindungen und nehmen Sie sie ruhig wahr. Wenn Ihre Gedanken ganz auf Ihre Hand fokussiert sind, dann weiten Sie die Aufmerksamkeit auf den Arm aus. Spüren Sie das Körpergefühl von Hand und Arm gemeinsam. Analysieren Sie die Empfindungen nicht und denken Sie nicht darüber nach – spüren Sie sie einfach nur.

Als nächstes lenken Sie die Aufmerksamkeit auf Ihre Brust und konzentrieren Sie sich für etwa eine Minute auf diesen Bereich. Sie können die Beschaffenheit der Kleidung auf Ihrer Haut spüren oder die Wärme, die Ihre Brust ausstrahlt. Nach etwa einer Minute lenken Sie die Aufmerksamkeit auf Ihren Bauch. Überprüfen Sie ihn auf eventuelle Spannungen. Wenn Sie ein Spannungsgefühl bemerken, stellen Sie sich vor, wie der Bauch sich allmählich entspannt. Spüren Sie, wie Ihre Bauchregion sanft weicher wird, wenn sich die Spannung löst. Je unruhiger Ihr Geist ist, desto größer ist die Wahrscheinlichkeit, dass Ihr Bauch sich verkrampft. Entspannen Sie diesen Bereich unter Zuhilfenahme Ihrer Vorstellungskraft und lassen Sie die Spannungen los.

Fühlen Sie nun die Energiefelder beider Hände, beider Arme, Ihrer Brust und Ihres Bauches gleichzeitig. Fixieren Sie Ihre Aufmerksamkeit darauf. Solange Ihre Aufmerksamkeit so auf Ihren Körper gerichtet ist, ist sie nicht bei geistigen Vorgängen. Der ununterbrochene Gedankenstrom in Ihrem Kopf wird sich allmählich verlangsamen, wenn Ihr Fokus weiterhin auf Ihrem Körperinneren ruht.

Mit ein wenig Übung sind Sie in der Lage, Ihre Aufmerksamkeit von Kopf bis Fuß auf Ihren gesamten Körper zu richten. Ihre Aufmerksamkeit auf Ihren gesamten Körper zu verteilen, ist besonders hilfreich bei körperlicher Anstrengung und in Wettkampfsituationen, und diese Übung kann Ihnen helfen, willentlich in einen Flow-Zustand einzutreten.

Leben Sie im Jetzt

Indem wir dem Atem folgen und den Fokus auf das Körperinnere richten, können wir unsere Aufmerksamkeit auf den gegenwärtigen Moment lenken.

Der gegenwärtige Moment ist die einzige Zeit, in der Leben wirklich geschieht. Sie können weder die Vergangenheit noch einmal erleben, noch können Sie Ihr Leben in der Zukunft leben. Wenn die Zukunft da ist, ist sie das Jetzt. Seien Sie voll und ganz im Jetzt. Verbringen Sie nicht – wie ein Großteil der Menschheit – Ihr gesamtes Leben in Ihrem Kopf. Wie kann man im Kontakt mit dem realen Leben sein, wenn man zu sehr damit beschäftigt ist, sich auf Erinnerungen, Sorgen und das »Was wäre, wenn …« zu konzentrieren?

Eine einfache Übung, um Ihre Aufmerksamkeit auf den gegenwärtigen Moment zu richten, ist das Verschmelzen mit Ihrer Umgebung. Durch unsere fünf Sinne sind wir in der Lage, mit unserer Umgebung körperlich eine Verbindung aufzunehmen: durch das Sehen, das Hören, den Tast-, den Geschmacks- und den Geruchssinn – nicht jedoch durch intellektuelle Erkenntnisse. Lassen Sie die Gewohnheit hinter sich, alles, was Sie sehen, zu analysieren, zu beurteilen, zu kategorisieren und zu vergleichen. Stattdessen fokussieren Sie Ihre Aufmerksamkeit sanft und ohne die üblichen Kommentare auf Ihre Umgebung. Lassen Sie die Gedanken los und sehen Sie sich um. Sehen Sie wirklich, als ob Sie die Dinge zum ersten Mal sähen. Während Sie schauen, fangen Sie an, auf die Geräusche zu lauschen, die um Sie herum er- und verklingen. Spüren Sie beim Sehen und Hören das Gewicht Ihres Körpers, ob Sie nun stehen, sitzen oder liegen. Spüren Sie die Wärme oder Kälte der Luft auf Ihrem Gesicht. Spüren Sie die Kleidung auf der Haut. Bringen Sie Ihre anderen Sinne, den Geschmacks- und Geruchssinn, ins Spiel. Jetzt sind Sie frei von Gedanken. Jetzt sind Sie frei von inneren Störgeräuschen und Ablenkungen. Sie sind wie ein Kind, das alles zum ersten Mal sieht. So einfach ist das.

Leben Sie Ihren Alltag im Flow

Der Versuch, den Geist zur Ruhe kommen zu lassen, sollte sich nicht nur auf die Zeit der aktiven Meditation beschränken. Stattdessen sollte Ihr ganzes Leben eine Meditation sein. Jeden Tag, wenn Sie Ihren täglichen Aufgaben nachgehen, lenken Sie Ihre Aufmerksamkeit auf Ihre Atmung und auf Ihr Körperinneres. Spenden Sie, wenn Sie fernsehen, nicht Ihre ganze Aufmerksamkeit dem Programm, sondern tauchen Sie ab in Ihr Körperinneres. Während Sie gehen, joggen oder laufen, folgen Sie dem natürlichen Rhythmus Ihres Atems und verlagern Sie Ihre Aufmerksamkeit in Ihren Körper. Suchen Sie Ihren Körper nach möglichen Spannungen ab, die sich dort festgesetzt haben, und versuchen Sie, ein sanftes Loslassen in angespannte Bereiche zu bringen, um die Entspannung zu unterstützen. Muskelverspannungen beim Sport sind kontraproduktiv und verbrauchen Energie – lernen Sie Spannungsfelder im Körper zu erkennen und üben Sie, diese mit der Kraft des Geistes zu lösen.

Wenn Sie ein Beispiel für die vollständige Entspannung aller Muskelgruppen benötigen, sehen Sie sich das Video eines Geparden an, der trotz maximaler Geschwindigkeit nichts von seiner Anmut einbüßt. Die Beinmuskulatur wirkt völlig entspannt und flexibel, während sich das Tier mühelos mit großen Schritten bewegt.

Der Gepard ist in der Lage, durch völlige Entspannung während des Rennens seine ganze Energie in seine Geschwindigkeit zu stecken. Üben auch Sie, mit dem ganzen Körper zu laufen statt nur mit dem Kopf. Stellen Sie sich am besten sogar vor, ohne Kopf zu laufen. Seien Sie während des Laufes kopflos. Laufen Sie mit jeder Zelle des restlichen Körpers. Verschmelzen Sie mit der Bewegung und werden Sie eins mit ihr. Indem Sie während des Trainings ein Gefühl der Entspannung in den gesamten Körper bringen, wird es möglich, dass Sie einen Flow-Zustand herbeiführen. Je größer der Anteil Ihres täglichen Lebens ist, den Sie ohne sinnlose Gedankenströme verbringen, desto leichter werden Sie auch beim Wettkampf diesen Flow-Zustand herbeiführen können.

Konzentrierte, ungeteilte Aufmerksamkeit

Stellen Sie sich einen Billardspieler vor, der zehn Spiele hintereinander gewinnt. Bei jedem Spiel ist er im Flow, versenkt die Bälle und positioniert die weiße Kugel perfekt für den nächsten Stoß. Er spielt mühelos und spontan. Aufgrund dieser Siegesserie beschließt der Spieler, eine Wette über fünf Dollar abzuschließen, dass er das nächste Spiel gewinnen wird. Er spielt jetzt nicht mehr des Erlebens oder der Freude wegen. Jetzt hat er einen Hintergedanken, und sein Verstand springt zwischen dem Wetteinsatz und dem Spielen hin und her. Nur ein Teil seiner Aufmerksamkeit ist noch auf die Aktivität gerichtet. Er hat sich verzettelt – und er verliert das Spiel.

Ronan O'Gara ist ein ehemaliger Rugbyspieler, der für die Irische Rugby-Union-Nationalmannschaft und für die Provinz Munster spielte. Von vielen als einer der besten Verbindungshalb-Spieler seiner Generation angesehen, errang er vier Triple Crowns für Irland und zwei Heineken Cups für Munster. Er hält den Rekord für die meisten erzielten Punkte im Heineken Cup und ist der dritte unter den Rekordnationalspielern der Rugby-Union-Geschichte. Angesichts solch eindrucksvoller Erfolge würde man erwarten, dass Ronan vor Selbstvertrauen strotzt und jedes Spiel souverän angeht. In einem fesselnden Interview mit dem irischen Nationalfernsehsender erzählt er jedoch, dass er sich gewünscht hätte, »mehr gelacht und es mehr genossen zu haben«, besonders in der Anfangsphase seiner Karriere, in denen er »kotzend, alles in Frage stellend, schlaflos, schlecht drauf und spazieren gehend« versuchte, seine negativen inneren Kommentare zu unterdrücken.[157] Ronan ist nicht allein mit seiner Nervosität vor dem Spiel. Ganz zweifellos haben viele Profisportler, die voller Stolz und Hingabe an ihre Mannschaft sich selbst ungeheuer unter Druck setzen, mit ähnlichen Gefühlen zu kämpfen.

Das ist eine Seite des Profisports, über die selten gesprochen wird. Sie wird unter den Teppich gekehrt, während die Welt nur die Bilder von Kraft, Stärke, Geschwindigkeit und Geschicklichkeit zu sehen bekommt. Nachdem Ronan mehr als ein Jahrzehnt auf professionellem Niveau gespielt hatte, wurde er erst ruhiger, als er wusste, dass sein Rückzug aus dem Profisport unmittelbar bevorstand: »Erst in den letzten achtzehn Monaten war ich in der Lage zu sagen, dass ich jetzt anfangen werde, die verbleibende begrenzte Zeit zu genießen.«[158]

Warum entsteht vor einem Spiel so viel Angst und Anspannung? An den Tagen vor dem Spiel können sich die Athleten Hunderte von »Was wäre wenn«-Fragen stellen: Was, wenn ich mich an dem Tag nicht gut fühle? Wenn ich mich verletze? Wenn ich einen Fehler mache? Was ist, wenn ich den falschen Kerl decke? Was ist, wenn ich nicht aufgestellt werde? Was ist, wenn ich eine schlechte Leistung erbringe und aus dem Team geworfen werde? Wenn die Phantasie mit einem durchgeht, malt man sich alle möglichen schrecklichen Dinge aus, die während des Wettkampfes passieren können, sodass nervöse Anspannung und Angst einen schließlich völlig ablenken. In Wirklichkeit sind so viele Variablen an einem Ereignis beteiligt, dass der Verstand unmöglich vorhersagen kann, was passieren wird. Und das ist noch nicht alles: Der Verstand ist in der Lage, ein imaginäres Drama zu kreieren, dessen Resultate viel schlimmer sind als das, was sich tatsächlich ereignen könnte. Es ist wichtig zu verstehen, dass es in jeder Situation Faktoren gibt, die sich nicht kontrollieren lassen, und dass Sie, auch wenn Sie Ihren größtmöglichen Einsatz bringen, nur ein Teil des größeren Ganzen sind. Jedes Grübeln über Dinge, die außerhalb unserer Kontrolle liegen, ist Ablenkung und Energieverschwendung. Die Leidenschaft für das, was Sie tun, und der Wunsch, die bestmögliche Leistung zu erbringen, sind alles, was zählt. Alles andere liegt in den Händen des Universums, also gibt es keinen Grund zur Sorge. Beobachten Sie sich vor einem Spiel oder wichtigen Ereignis, ob sich negative oder wiederkehrende Denkmuster eingeschlichen haben. Treffen Sie die bewusste Entscheidung, vom Nachdenken über Dinge abzusehen, über die Sie keine Kontrolle haben.

Ich mag kein Sportler sein, aber ich kann sehr gut nachvollziehen, dass man so viel denkt, dass die Gedanken einen fertigmachen. Als Junge mit katholischen Wurzeln, der eine reine Jungenschule besuchte, war ich als Sechzehnjähriger besonders schüchtern, wenn es darum ging, mit Mädchen zu sprechen. Ab und zu nahm ein sehr attraktives blondes Mädchen den gleichen Bus wie ich zur Schule. Ich sehnte mich nach einem Gespräch mit diesem Mädchen, malte mir aus, was ich sagen würde, und hatte Angst, dass sie meine Annäherungsversuche zurückweisen könnte. Eines Tages saß sie neben mir, und während mein Herz gegen meinen Brustkorb hämmerte, brachte ich kein Wort heraus. Ich saß die gesamten zehn Meilen schweigend in einem Meer aus Zweifeln neben ihr. Ich hatte diesen Moment in meiner Vorstellung zu etwas so Großem, so Monumentalem aufgebaut, dass ich jetzt zu Tode erschrockten war. Im Rückblick hatte ich eigentlich nur ein kleines Gespräch anknüpfen wollen – Hallo sagen und fragen, wie es in der Schule läuft, fragen, mit wem sie so rumhängt und vielleicht über unsere Lieblingsmusik reden. Es war alles sehr unschuldig, aber das viele Grübeln machte daraus eine gigantische Aufgabe, fast so, als wollte ich das Mädchen bitten, mich zu heiraten.

Durch Erfahrung und Selbstvertrauen lernen wir, mit solchen Situationen besser umzugehen. Doch wenn wir über jede Handlung zu viel nachdenken, schaffen wir unnötige Hürden auf unserem Weg zum Erfolg. Wenn ich mir weniger Gedanken über das Gespräch mit dem Mädchen gemacht hätte, wäre alles sicher ganz natürlich und einfach gewesen, als sich die Situation ergab.

Obwohl ein gewisses Maß an Stress der Konzentration hilft, kann zu viel ängstliches Nachdenken über mögliche Pannen eine angemessene Fokussierung der Aufmerksamkeit auf das Geplante beeinträchtigen. In der Nacht vor einem großen Ereignis liegen Sie vielleicht im Bett und spielen jedes mögliche Szenario durch. Dabei wäre tiefer Schlaf das Einzige, was Sie benötigen, um am nächsten Tag eine gute Leistung zu erbringen. Die Vorbereitungsphase ist effektiver, wenn Sie in der Lage sind, sich produktiv auf das anstehende Ereignis zu konzentrieren. Aufwärmübungen, Training, Probedurchläufe und Taktikgespräche können helfen, den Stress zu reduzieren und Unsicherheiten auszuräumen, aber wach zu liegen und besorgt darüber nachzudenken, was alles schief gehen könnte, führt nur zu noch mehr Selbstzweifeln und ruiniert womöglich Ihre Konzentration am nächsten Tag.

Daher ist es wichtig, die Effektivität Ihres Denkens konsequent im Auge zu behalten. Wenn Sie bemerken, dass sich zum x-ten Mal dieselben Gedanken in Ihren Kopf schleichen, fragen Sie sich, ob diese Gedanken tatsächlich irgendeinem Zweck dienen. Sind sie hilfreich, um eine Strategie zu entwickeln oder die Situation anzugehen? Oder halten sie Sie in einer Endlosschleife der Verwirrung gefangen? Indem Sie die Zweckmäßigkeit Ihrer Gedanken infrage stellen, können Sie herausfinden, welche nützlich sind und welche negativ und repetitiv sind. Auch wenn Sie vielleicht nicht verhindern können, dass diese Gedanken auftauchen, können Sie lernen, sie zu reduzieren, indem Sie Ihren Geist beruhigen und Ihre Aufmerksamkeit in Phasen übermäßigen Denkens auf Ihren Atem richten. Später, wenn Sie das Bedürfnis verspüren, ein wenig mehr über das nachzudenken, was Sie so sehr belastet, nehmen Sie sich ein paar Minuten Zeit, Ihren Gedanken nachzugehen. Anschließend werden Sie wieder eins mit der Stille des Atems. Der Wechsel zwischen Denken und Stille schafft Raum zwischen den Gedanken, um neue Ideen entstehen zu lassen. Die Gedanken, die nach der Stille der Meditation auftauchen, können sehr kraftvoll, kreativ und intuitiv sein. Sie zeigen gelegentlich eine ganz naheliegende Lösung für Ihre Sorgen auf. Dasselbe gilt natürlich auch für den Alltag.

Zu meditieren und einen ruhigen Geist zu erlangen sind äußerst wertvolle Techniken für Sportler und für alle, die unter Ängsten leiden; sie helfen, innere Kommentare zu reduzieren und sich auf das Wesentliche zu konzentrieren. Um Aufregung und Nervosität vor einem Wettkampf oder Spiel zu reduzieren, müssen Sie sich der Sache mit einer anderen Haltung nähern. Machen Sie nur um der Erfahrung willen mit, weil es Ihnen Spaß macht. Wenn Sie wirklich nur das Spiel oder den einzelnen Schuss, den Schlag oder das Rennen erleben wollen, gibt es keine dahinter verborgenen Motive. Das bedeutet nicht, dass Sie einfach nur mechanisch die Bewegungen ausführen – nein, überhaupt nicht. Doch wenn Sie nur um der Erfahrung willen mitspielen oder rennen oder schießen oder Rad fahren, wird Ihre Konzentration ungeteilt sein und ein Zustand intensiver Aufmerksamkeit setzt ein. In diesem Zustand sind Sie ganz vorn mit dabei.

Vereinbaren Sie zunächst mit sich selbst, Ihren Sport im Training – wenn es nichts zu verlieren gibt – wirklich zu erleben. Geben Sie sich Ihrem Sport vollständig hin, indem Sie Ihre Aufmerksamkeit auf den ganzen Körper verteilen und Ihre Sinne ganz auf Empfang schalten. Nach einiger Zeit werden Sie sich sehr wohl damit fühlen, Ihren Sport unabhängig vom Wettbewerb zu erleben. Damit erlauben Sie gleichzeitig Ihrem Muskelgedächtnis, für eine geschmeidige und anstrengungslose Leistung zu sorgen.

Machen Sie es zu Ihrer vorrangigen Aufgabe, Ihrem Körper Ihre volle Aufmerksamkeit zu schenken und die Lebendigkeit Ihres gesamten Körpers zu erfahren. Folgen Sie während eines Rennens Ihren Instinkten und Ihrem natürlichen Rhythmus und lassen Sie das Muskelgedächtnis über die Bewegungsabläufe entscheiden: Wie weit Sie zurückbleiben, wann Sie überholen, welche Bewegung Sie als nächstes ausführen. Bevor Sie einen Elfmeter schießen, konzentrieren Sie sich auf Ihre Atmung und nutzen Sie den Atem als Anker.

Immer wenn Sie sich beim Grübeln über ein bevorstehendes Ereignis erwischen, lenken Sie Ihre Aufmerksamkeit sofort auf Ihren Atem oder Ihren Körper. Wenn Sie zu sehr darauf fixiert sind, zu gewinnen, sich vorab verrückt machen wegen der Ergebnisse, wenn Sie über Konkurrenten und vergangene Misserfolge grübeln oder zu viel Zeit damit verbringen, jeden potenziellen Schritt zu analysieren, wird Ihre Aufmerksamkeit gespalten sein und Sie verlieren den Fokus.

Die Sauerstoffversorgung des Gehirns verbessern

Es ist völlig normal, dass Sportler vor dem Wettkampf nervös sind. Aber während ein wenig Nervosität unsere Aufmerksamkeit steigert, kann zu viel davon zu Hyperventilation führen, und das beeinträchtigt die Sauerstoffversorgung des Gehirns. Auch wenn es nicht um ein Examen geht: Mentale Wachheit, Konzentration und normale kognitive Funktionen sind ohne Zweifel die Grundvoraussetzungen für eine gute Leistung.

Die Atembeobachtung und die Fokussierung auf das Körperinnere können um die folgende Atemregenerationsübung ergänzt werden, die sehr hilfreich ist, um den Geist während der Tage und Nächte vor dem Wettkampf zu beruhigen. Wenn Sie gestresst sind, halten Sie den Atem an! Das ist auch hilfreich, um sich von körperlicher Anstrengung zu erholen und den BOLT-Wert zu erhöhen. Ein hoher BOLT-Wert hilft dabei, die Auswirkungen der Nervosität zu beseitigen.

Führen Sie entsprechend folgender Anleitung einige kurze Atempausen durch:

- Atmen Sie einmal durch die Nase ruhig und fein ein und aus.
- Halten Sie den Atem zwei bis fünf Sekunden lang an.
- Atmen Sie nach jeder Atempause etwa zehn Sekunden normal weiter. Beeinflussen Sie Ihren Atem nicht.
- Wechseln Sie die Atempausen mit einer etwa zehnsekündigen normalen Atmung ab.
- Führen Sie diese Übung für mindestens fünfzehn Minuten durch.

Ein BOLT-Wert von weniger als 20 Sekunden im Ruhezustand deutet auf eine chronische Hyperventilation hin. Um eine optimale Atemeffizienz, Herz-Kreislauf-Funktion und Sauerstoffversorgung des Gewebes und der Organe zu erreichen, ist ein BOLT-Wert von mindestens 40 Sekunden erforderlich. Forscher haben herausgefunden, dass Hyperventilieren die geistige und körperliche Leistungsfähigkeit erheblich beeinträchtigt. Eine Studie zu unerklärlichen Flugzeugunfällen untersuchte die Fähigkeiten von Kampfjet-Piloten, Koordinationsgeräte zu benutzen, nachdem Sie über einen kurzen Zeitraum zu viel geatmet hatten. Die Ergebnisse zeigten, dass sich die geistige Leistungsfähigkeit um fünfzehn bis dreißig Prozent verschlechterte, wenn die Konzentration von Kohlendioxid im Blut deutlich reduziert war.[159] Eine andere Studie fand heraus, dass bei Hyperventilation, die die Kohlendioxidkonzentration im arteriellen Blut reduziert, physiologische Veränderungen im Gehirn einsetzen, die Schwindel und Konzentrationsprobleme verursachen. Die Forscher fanden heraus, dass die Reduktion des Kohlendioxidpegels sich abträglich auf Leistungen auswirkte, die besondere Aufmerksamkeit erforderten;

die Reaktionszeiten verlängerten sich und es traten mehr Fehler auf.[160]

Die Symptome von Hyperventilation und Angst ähneln sich, und man hat herausgefunden, dass zwischen ihnen in manchen Fällen ein Zusammenhang besteht. Eine Studie des Department of Psychology and Statistics der University of Albany in New York ergab, dass Studenten mit starken Angstgefühlen niedrigere Kohlendioxidwerte und eine schnellere Atemfrequenz hatten als Studenten mit geringer Angst.[161] Die Ergebnisse dieser Studie überraschen nicht, wenn man die Auswirkungen von Hyperventilation betrachtet: Schwindel, Kopfschmerzen, Brustschmerzen und Benommenheit. Ist es die Angst, die Hyperventilation auslöst, oder ist es Hyperventilation, die die Angst verursacht? Wie wir bereits wissen, reduziert Hyperventilation die Konzentration von Kohlendioxid im Blut. Dies führt zu einer Verengung der Blutgefäße und einer verminderten Sauerstoffversorgung des Gehirns. Ein mit weniger Sauerstoff versorgtes Gehirn ist reizbarer und unruhiger, und wenn wir es zudem noch mit unnötigen Gedanken überfluten, entwickeln wir Angstgefühle. Eins führt zum anderen – ein krankhafter, sich selbst erhaltender Kreislauf entsteht.

Ich erinnere mich lebhaft an eine meiner Abschlussprüfungen am Trinity College in Dublin. Um mich zu entspannen, machte ich vor der Prüfung einen kurzen Spaziergang, bei dem ich mehrere tiefe Atemzüge durch den Mund machte. Ich war ohnehin schon jemand, der zu viel atmete, und die zusätzlichen tiefen Atemzüge verursachten Schwindelgefühle und Benommenheit. Ich konnte nicht ahnen, dass meine Ängste und mein bewusster Versuch, tiefe, »beruhigende« Atemzüge zu machen, meinem Gehirn Sauerstoff entzogen – nicht unbedingt die ideale Rezeptur, wenn absolute Aufmerksamkeit und Konzentration gefragt sind. Es ist wahrscheinlich, dass einige Sportler eine ähnliche Praxis anwenden und vor der Teilnahme am Wettkampf tiefe Atemzüge nehmen, in der Überzeugung, dass dies dem Gehirn mehr Sauerstoff zuführen und sie ruhiger machen könnte. Überatmen führt nie zur Verbesserung der Leistungsfähigkeit. Und eine angemessene Sauerstoffversorgung des Gehirns ist erforderlich, wenn Sie Ihr wahres Potenzial entfalten wollen.

Guter Schlaf für mehr Leistung

Um den Geist ruhig und konzentriert zu erhalten, müssen die Sportler vor allem in der Zeit vor dem Wettkampf gut schlafen. Ein BOLT-Wert von weniger als 20 Sekunden und Mundatmung während des Schlafes kann zu vielen der folgenden Symptome führen:

- Schnarchen
- Schlafapnoe (das wiederholte Anhalten des Atems während des Schlafes)[162]
- Schlafstörungen
- Schlaflosigkeit
- Gedankenkreisen
- Albträume
- Schwitzen
- Harndrang zwischen fünf und sechs Uhr morgens
- Trockener Mund beim Aufwachen
- Benommenheit beim Aufwachen
- Morgendliche Erschöpfung
- Erschöpfung tagsüber
- Konzentrationsschwäche
- Leichte bis schwere Atembeschwerden

Die Mundatmung während des Schlafes verursacht einen beträchtlichen Verlust an Kohlendioxid, zudem versäumt man die Vorteile des Stickstoffoxids, was zu einem niedrigeren BOLT-Wert am Morgen führt. Die Lösung für eine bessere Nachtatmung ist es, während des Tages und vor dem Schlafengehen reduziert und richtig zu atmen (siehe Seite 95). Um die nächtliche Mundatmung zu reduzieren und letztendlich zu unterbinden, beachten Sie folgende Hinweise:

- Vermeiden Sie es, kürzer als zwei Stunden vor dem Schlafengehen zu essen, da der Verdauungsprozess die Atemaktivität steigert.
- Halten Sie Ihr Schlafzimmer kühl und gut gelüftet (aber nicht kalt). Ein heißer und stickiger Raum beschleunigt nur die Atmung.

- Schlafen Sie auf dem Bauch oder auf der linken Seite; auf dem Rücken zu schlafen ist die schlechteste Position, da sie die Atmung nicht einschränkt.
- Achten Sie darauf, dass Ihr Mund geschlossen ist, während Sie versuchen einzuschlafen (Sie können die Lippen mit medizinischem Klebeband verschließen, wie in Kapitel 3 beschrieben).
- Eine der wichtigsten Übungen, um nächtliches schweres Atmen zu verhindern, ist es, fünfzehn bis zwanzig Minuten lang die Übung »Reduziert und richtig atmen« zu praktizieren, bevor Sie schlafen gehen. Diese Übung ist besonders gut geeignet, um einen klaren Kopf zu bekommen und in den Nächten vor einem Wettkampf tief und erholsam zu schlafen.

TEIL 3

Das Geheimnis der Gesundheit

KAPITEL 9

Schneller Gewichtsverlust ohne Diät

Viele Wochenendsportler trainieren, um ein paar Kilo zu verlieren und mehr Gesundheit, Selbstvertrauen und Wohlbefinden zu erlangen. Bewegung ist zweifellos ein guter Weg zur Verbesserung der Gesundheit und zur Gewichtsreduktion. Aber das ist noch nicht alles. Gewicht verliert man nur, wenn die Menge der Kalorien, die wir verbrennen, größer ist als die, die wir aufnehmen. Wir müssen nicht nur den Schrittzähler im Auge behalten, sondern uns auch vom Tisch fernhalten. Das ist die Falle, in die viele Menschen tappen, wenn Sie Opfer des Jo-Jo-Effekts werden: In einem nie endenden Kreislauf von Frustrationen folgt auf eine Gewichtsabnahme eine Gewichtszunahme und immer so weiter.

Seit über einem Jahrzehnt erlebe ich mit, wie Hunderte von Menschen es mit einer sicheren Methode schaffen, ihren Appetit zu regulieren. Sie erreichen mithilfe von Atemreduktionstechniken einen stetigen, anhaltenden Gewichtsverlust. Im Schnitt nahmen diese Personen innerhalb von zwei Wochen ein bis drei Kilo ab. Darüber hinaus ernährten sie sich ganz automatisch gesünder und nahmen weniger industriell verarbeitete Lebensmittel und mehr Wasser zu sich. Und vor allem erfolgten die Gewichtsabnahme und die Umstellung auf bessere Ernährungsgewohnheiten leicht und ohne Anstrengung. In vielen Fällen war der Gewichtsverlust sogar nur ein erfreulicher Nebeneffekt, da die meisten Teilnehmer meines Programms die Atemübungen anwenden, weil Sie an Asthma, Angstzuständen oder Schnarchen leiden. Die einzige Anweisung, die sie in Bezug auf ihre Diät erhielten, war, dass sie essen sollten, wenn sie hungrig sind und aufhören sollten, wenn sie satt waren.

Als Eamon in die Fünfziger kam, zeigte die Nadel auf seiner Waage gut hundertsiebzehn Kilogramm. In Irland herrschte eine wirtschaftlich schwierige Zeit, und Eamons Geschäfte liefen nicht besonders gut. Der erhöhte Druck, unter dem er stand, während er versuchte, seine Geschäfte wieder auf Kurs zu bringen, brachte ihn dazu mehr als jemals zuvor zu essen und zu trinken. Fast jeden Abend ging er rüber in seine Stammkneipe, um sich mit Freunden zu treffen und seine Sorgen zu ertränken. Innerhalb von zwei Jahren wurden bei Eamon Bluthochdruck und Typ-2-Diabetes diagnostiziert.

Jahrelang hatte Eamon ein komfortables Leben bei guter Gesundheit geführt. Als er jünger war, hatte er Sport getrieben und regelmäßig trainiert. Jetzt war er in einem Teufelskreis aus Niedergeschlagenheit und Mutlosigkeit gefangen. Er war nicht mehr in der Lage, sich zu konzentrieren und beruflich und gesundheitlich wieder in die Spur zu kommen. Der Tod eines engen Freundes rüttelte ihn wach. Er hatte genug von alledem und sagte zu sich selbst: »Ich muss mein Leben ändern.«

Als Eamon sich mit mir in Verbindung setzte, um sich beim Stressabbau helfen zu lassen, war er verzweifelt: »Mein Beruf stresst mich total, ich schlafe nachts nicht mehr und kann nicht mal mehr klar denken.« Mein Hauptziel war es, ihm zu helfen, wieder gesund zu werden, indem ich ihn wieder zu einem gesunden Atemmuster zurückführte. Mit zunehmender Energie und Konzentration würde der Rest dann von selbst kommen.

Zu Beginn lag Eamons BOLT-Wert bei acht Sekunden. Er zeigte alle Symptome von jemandem, der unter Stress und Angstzuständen leidet: tiefe Atemzüge mit oberflächlicher Brustatmung und regelmäßigem Seufzen. Eamons erster Schritt war es, zu lernen, wie man Tag und Nacht durch die Nase atmet, sich Zeit zum Entspannen und Meditieren zu nehmen und die Übung »Reduziert und richtig atmen« (siehe Seite 95) zu praktizieren. Stress war das Hauptproblem, das wir angehen mussten. Zu lernen, wie man den Geist beruhigt, war ein wesentlicher Teil der Behandlung seiner übrigen Symptome.

Bei Menschen mit Diabetes und Bluthochdruck ist es wichtig, bei Übungen mit Atempausen langsam und behutsam vorzugehen, um den Körper nicht zusätzlich zu belasten. Eine Atemreduktion führt gewöhnlich zu einer positiven Senkung des Blutzuckerspiegels. Eine zu schnelle Senkung kann sich jedoch negativ auswirken. Sobald Eamons BOLT-Wert stieg, wurden seine Diabetes- und Bluthochdruckmedikamente von seinem Arzt entsprechend heruntergefahren. Wenn Sie an Bluthochdruck oder Diabetes leiden, sollten Sie unbedingt vor Beginn eines Atemprogramms mit Atemreduktionsübungen Ihren Arzt konsultieren.

Eamons Programm sah folgendermaßen aus:

- Führen Sie viermal täglich zehn Minuten lang die Übung »Reduziert und richtig atmen« aus (Seite 95), davon einmal kurz vor dem Schlafengehen und einmal unmittelbar nach dem Aufwachen.
- Halten Sie inne und beobachten Sie zu verschiedenen Tageszeiten ein bis zwei Minuten lang den Atem, um übermäßiges Grübeln noch mehr zu reduzieren.
- Kleben Sie den Mund vor dem Schlafengehen mit medizinischem Klebeband ab, damit auch nachts die Atmung durch die Nase gewährleistet ist.
- Wenden Sie die Übung zur Atemregeneration an (Seite 114), wann immer Sie sich ängstlich oder gestresst fühlen.
- Gehen Sie täglich dreißig Minuten mit geschlossenem Mund spazieren.
- Achten Sie auf Ihren Appetit und essen Sie nur, wenn Sie hungrig sind.
- Reduzieren Sie den Alkoholkonsum in der ersten Woche auf maximal einen Liter pro Abend. Ab der zweiten Woche sollten Sie Ihren Alkoholkonsum auf jeden zweiten Abend beschränken.

Von Anfang an zweifelte Eamon daran, ob diese Techniken tatsächlich funktionieren würden. Widersprachen sie doch allem, was ihm bis dato gesagt worden war – wohlmeinende Stressberater hatten ihn zum tiefen Durchatmen ermutigt, und seine Atmung zu reduzieren, schien exakt das Gegenteil von dem zu sein, was er brauchte.

Während unseres ersten Beratungsgesprächs führte Eamon eine Atemregenerationsübung durch, bei der er seinen Atem fünf Sekunden lang anhielt und danach zehn Sekunden lang normal weiteratmete. Er setzte dies etwa fünf Minuten lang fort, bevor er eine Pause machte. Nach der Übung bat ich Eamon, seine Hände auf die Brust und den Bauch zu legen und mit den Händen sanften Druck auszuüben, um seine Atmung zu verlangsamen und einen leichten Luftmangel zu erzeugen. Er absolvierte drei Minuten lang die Übung »Reduziert und richtig atmen«. Trotz eines leichten Lufthungers spürte er innerhalb weniger Minuten, dass sich das Spannungsgefühl in seinem Kopf zu lösen begann. Ich bin mir ziemlich sicher, dass dies der Wendepunkt für Eamon war. »Reduziert und richtig atmen« hatte seine Durchblutung und die Sauerstoffversorgung seines Körpers bereits nach wenigen Minuten verbessert – und ihm gezeigt, dass dies der richtige Weg war.

Von da an sah ich Eamon einen Monat lang jede Woche. Sein BOLT-Wert verbesserte sich stetig, und in der vierten Woche war er auf 27 Sekunden gestiegen. Sein Schlaf war viel besser, sodass er sich nach dem Aufwachen auch wirklich wacher und aufmerksamer fühlte, und sein Wohlbefinden verbesserte sich immens. Bluthochdruck und sein Blutzuckerspiegel sanken ebenfalls, während sein Arzt diese Fortschritte begleitete und die Medikamentendosis entsprechend anpasste.

Ein weiterer positiver Nebeneffekt der Atemreduktion war, das Eamon ein geringeres Bedürfnis zu essen verspürte. Sein Appetit war viel kleiner als zuvor, und er verzichtete an Werktagen komplett auf Alkohol. Mit dem reduzierten Stresslevel stellten Alkohol und Essen keine besonders große Versuchung mehr dar. Eamons Freunde und Nachbarn sagten ihm, wie gut er aussah, nachdem er mehr als fünfzehn Kilo abgenommen hatte. Seitdem habe ich ihn ein paar Mal getroffen, und obwohl sein BOLT-Wert nun etwas langsamer steigt, sieht er nicht nur aus, als wäre er ein ganz anderer Mensch geworden, sondern er fühlt sich auch so. Eamons Geschichte ist mir besonders in Erinnerung geblieben, da er aller Verwirrung und aller anhaltenden Schwierigkeiten zum Trotz so viel erreicht hat. Er war mit Leib und Seele bei der Sache und brachte jede ihm übertragene Aufgabe zu Ende. Es ist häufig so, dass diejenigen, denen es am schlechtesten geht, das Programm mit der größten Entschlossenheit durchführen, um wieder gesund zu werden. Leiden kann ein sehr effektiver Anreiz für Veränderungen sein. Dennoch ist es besser, erst einmal nur ein paar kleine, wirkungsvolle Veränderungen vorzunehmen, bevor man die Belastungsgrenze erreicht.

Mein Ziel in diesem Kapitel ist es, Ihnen den Zusammenhang zwischen Atmung und Lebensmittelkonsum zu erklären – nicht etwa, Ihnen zu sagen, was Sie essen sollen und was nicht. Natürlich gibt es Nahrungsmittel, die am besten in Maßen verzehrt oder ganz vom Speiseplan gestrichen werden sollten. Diese sind in den meisten Büchern über Gesundheit und Ernährung aufgeführt und gut dokumentiert. Eine viel sinnvollere Herangehensweise ist, sich den Gründen zuzuwenden, warum Sie permanent in die Jo-Jo-Falle tappen beziehungsweise so sehr mit dem Gewicht zu kämpfen haben. Die Antwort ist vielleicht näher, als Sie denken.

Wir können wochenlang ohne Essen auskommen, tagelang ohne Wasser, aber nur wenige Minuten ohne Luft. In Bezug auf die Wichtigkeit für das Überleben steht die Atmung ganz oben auf der Liste, gefolgt von Wasser und an letzter Stelle steht die Nahrung. Mediziner, Sportler und Menschen, die keinen Sport treiben, achten weit mehr auf das was sie essen als auf ihre Atmung, aber was passiert, wenn wir diesen Fokus verändern? Verbessern Sie Ihren BOLT-Wert um 10 Sekunden und Ihr Appetit wird sich ändern. Verbessern Sie Ihren BOLT-Wert auf 40 Sekunden und Ihr Leben wird sich ändern.

Appetitverlust und die daraus resultierende Gewichtsnormalisierung aufgrund eines höheren BOLT-Wertes ist vermutlich auf eine Kombination mehrerer Faktoren zurückzuführen. Dazu gehören die Verschiebung des Blut-pH-Wertes in Richtung Normwert, die Effekte des simulierten Höhentrainings und schlicht ein gesteigertes Gefühl der Entspannung, wodurch emotionales Essen (z.B. Frust- oder Stressessen) reduziert wird. In diesem Teil des Buches untersuchen wir jeden dieser Faktoren, um zu erklären, warum die Übungen aus dem Programm dieses Buches helfen, den Appetit zu reduzieren.

Übergewichtige Menschen neigen zu schlechten Atemgewohnheiten wie chronische Hyperventilation, häufiges Seufzen und Atmen durch Mund und in die Brust. Das Ansetzen einiger Extrakilos veranlasst uns, schwerer zu atmen, und das nicht nur während körperlicher Anstrengung – das Atemzugvolumen erhöht sich auch im Ruhezustand. Basierend auf meinen Beobachtungen besteht ein klarer Zusammenhang zwischen Atemzugvolumen und Nahrungsmittelkonsum. Die Frage ist, ob industriell verarbeitete und säurebildende Lebensmittel zu schlechten Atemgewohnheiten führen oder ob schlechte Atemgewohnheiten Heißhunger auf Fertigprodukte und säurebildende Lebensmittel verursachen. Meiner Erfahrung nach gibt es eine Rückkopplungsschleife zwischen Atmung und Gewichtszunahme. Dieser Kreislauf muss durchbrochen werden, wenn eine Veränderung herbeigeführt werden soll.

Wie wir im ersten Kapitel gesehen haben, spielt Kohlendioxid eine entscheidende Rolle bei der Regulierung des Blut-pH-Wertes: Unser Körper bemüht sich, einen Gleichgewichtszustand aufrechtzuerhalten, der als Homöostase bekannt ist. Dieser Zustand umfasst einen normalen Blutdruck, einen normalen Blutzuckerwert sowie einen normalen pH-Wert in einem engen Bereich zwischen 7,35 und 7,45. Dieses biochemische Gleichgewicht wird von der Lunge und den Nieren kontrolliert. Wenn der pH-Wert des Blutes unter 7,35 fällt, wird es zu sauer. Die Folge: Das Atemzugvolumen steigt, da der Körper Kohlendioxid (das sauer ist) abgibt, um den pH-Wert zu regulieren. Diese Übersäuerung des Blutes tritt auf, wenn wir industriell verarbeitete und säurebildende Nahrungsmittel essen, was zu schwererer Atmung und Symptomen wie Blähungen, Trägheit und Gewichtszunahme führt.

Andererseits stößt eine Person, die chronisch hyperventiliert – vielleicht aufgrund lebenslanger Gewohnheit oder permanenten Stresses –, beim Atmen zu viel von dem sauren Gas Kohlendioxid aus. Dies erhöht den pH-Wert des Blutes über 7,45 und macht es zu basisch. Kurzzeitiges Überatmen ist jedoch kein Problem, da das Atemzugvolumen wieder abnimmt, sodass sich Kohlendioxid anreichern kann und der normale pH-Wert wieder hergestellt wird. Doch bei anhaltender, chronischer Hyperventilation wird der Kohlendioxidspiegel über einen längeren Zeitraum gesenkt, und dann kann sich der pH-Wert des Blutes nicht wieder normalisieren. Eine Hypothese für die Beziehung zwischen Überatmen und Gewichtszunahme ist, dass der Körper in dem Bemühen, den Blut-pH-Wert wieder auf ein normales Level zu bringen, ein Verlangen nach Fertigprodukten und säurebildenden Lebensmitteln zur Ansäuerung des Blutes entwickelt.

Namhafte Gesundheitsexperten auf der ganzen Welt raten dazu, basenbildende Lebensmittel wie Obst und Gemüse zu essen und ein Übermaß an säurebildenden Lebensmitteln wie tierisches Eiweiß, Getreide und Fertigprodukte zu vermeiden. Doch obwohl die meisten von uns wissen, was es bedeutet, gesund zu essen, können wir der Versuchung, die von Fertigprodukten und zuckerhaltigen Lebensmitteln ausgeht, manchmal nicht widerstehen. Folgen wir nur dem Verlangen unseres Körpers, oder gibt es einen natürlichen Weg, sich von diesem Verlangen nach ungesundem Essen zu befreien?

Immer wieder habe ich erstaunliche Veränderungen in der Ernährungsweise meiner Kursteilnehmer erlebt, die sich die Technik der Atemreduktion aneigneten – oft lief das ohne bewusstes Weglassen oder übermäßige Willensanstrengung ab. Wenn diese Menschen lernen, wie sie ihre schlechten Atemgewohnheiten in den Griff bekommen und ihren BOLT-Wert um mindestens 10 Sekunden erhöhen, beginnen sie ganz von selbst, anstelle von Fertiggerichten gesunde Lebensmittel zu bevorzugen. Es stellt sich die Frage: Könnte Atmung das fehlende Bindeglied bei der Mehrzahl der Diäten sein?

Den Teufelskreis aus säurebildenden Nahrungsmitteln und erhöhtem Atemzugvolumen zu durchbrechen, trägt sicherlich zur Gewichtsabnahme und zur Appetitminderung bei. Aber es gilt auch andere Faktoren zu berücksichtigen, wenn man die Beziehung zwischen Atmung und Ernährung betrachtet. Dazu gehören z. B. die Auswirkungen des simulierten Höhentrainings.

Seit 1957 haben Wissenschaftler festgestellt, dass Tiere abnehmen, wenn sie in großer Höhe leben. Sherpas und andere Menschen, die permanent in Höhenlagen leben, sind in der Regel ebenfalls schlanker als ihre Mitmenschen auf Meeresspiegel-Niveau.[163] Viele auf dieser Beobachtung basierende Studien lassen vermuten, dass ein Leben in großen Höhenlagen dabei helfen kann, Fettleibigkeit zu reduzieren. Der Grund für die langfristige Gewichtsabnahme scheint mit dem Appetitmangel zusammenzuhängen, der aufgrund einer verminderten Blutsauerstoffsättigung in großer Höhe auftritt.[164]

In Versuchen an Mäusen wurde festgestellt, dass es das Körpergewicht und – ebenso wichtig – den Blutzucker- und Cholesterinspiegel senken kann, wenn sie in moderatem Ausmaß einer niedrigeren Sauerstoffsättigung ausgesetzt werden.[165] Die Forscher kamen zu dem Schluss, dass dies auf eine vermehrte Bildung von EPO durch die Nieren zurückzuführen sei.[166] Diese Entdeckung hat eine besondere Bedeutung für unser Programm, da Atempausen den EPO-Wert nachweislich um bis zu vierundzwanzig Prozent erhöhen.

Natürlich ist es nicht nur aus wirtschaftlicher Hinsicht für die meisten Menschen unmöglich, in großer Höhe zu leben. Ironischerweise ist Adipositas darüber hinaus ein Risikofaktor für die Entstehung einer akuten Höhenkrankheit.[167] Aber Sie brauchen keinen Berg zu besteigen, um eine nachhaltige und effektive Gewichtsabnahme zu erreichen. Atemreduktionsübungen wie im Programm dieses Buches bieten eine praktische und für jedermann zugängliche Alternative zum Höhentraining.

Höhentraining kann simuliert werden, indem man Atemanhalten in sein Training integriert und die Atemreduktion im Ruhezustand übt. Personen mit einem BOLT-Wert von unter 10 Sekunden oder mit bereits bestehenden Gesundheitsproblemen empfehle ich, sich zunächst daran zu gewöhnen, Tag und Nacht durch die Nase zu atmen. Wenn Sie das geschafft haben, praktizieren Sie die Übung »Reduziert und richtig atmen« (siehe Seite 95) viermal täglich zehn Minuten lang, um Ihr Atemzugvolumen dem Normwert anzunähern und Ihren BOLT-Wert zu erhöhen. Schon ein schonender Ansatz wie dieser kann ausreichen, um den Appetit zu reduzieren und damit gesund abzunehmen.

Wenn Sie einen BOLT-Wert von mehr als 20 Sekunden haben und relativ gesund sind, können Sie zusätzlich zu der oben genannten Übung das Atemanhalten auch in Ihr Training einzubeziehen. Auf diese Weise simulieren Sie ein Höhentraining wie in Kapitel 7 beschrieben. Wenn man den Atem beim Gehen, Joggen oder Laufen anhält, um einen mittleren bis starken Drang zum Atmen herzustellen, verringert sich die Sauerstoffsättigung des Blutes auf unter vierundneunzig Prozent, was zu Appetitverlust führen kann. Ich empfehle Ihnen, diese Übungen in Ihr gegenwärtiges Trainingsprogramm zu integrieren. So ist es einfacher, das Programm langfristig durchzuhalten.

Ein weiterer Grund, warum das simulierte Höhentraining zur Gewichtsabnahme beitragen kann, ist folgender: Das Gehen oder Joggen mit Nasenatmung erlaubt dem Körper, mit Sauerstoff zu arbeiten (aerob), während das Atemanhaltens ca. einmal pro Minute den Körper ohne Sauerstoff arbeiten lässt (anaerob). Im anaeroben Zustand ist der Körper gezwungen, Kalorien aus den Fettspeichern zu verbrennen, um Energie zu gewinnen. Die Integration aerober und anaerober Einheiten in Ihr Trainingsprogramm führt also zu einem erhöhten Kalorienverbrauch und zum Gewichtsverlust.[168]

Und schließlich müssen wir emotionale und psychologische Faktoren berücksichtigen, wenn wir die Hintergründe für den erhöhten Appetit und die Gewichtszunahme betrachten. Die Relation zwischen Stress und erhöhter Nahrungsaufnahme ist gut dokumentiert,[169] denn Essen wird oft als Ablenkung oder Trost genutzt, um Gefühle von Ärger und Einsamkeit, finanzielle Sorgen oder Beziehungsprobleme zu verdrängen.[170] Ich vermute, dass die meisten Leser irgendwann in ihrem Leben die Erfahrung gemacht haben, dass ihr Verlangen nach Nahrung anstieg, als sie sich gelangweilt, gestresst oder schlecht fühlten. Dies ist meist eine unbewusste Gewohnheit, genauso wie Raucher sich eine Zigarette anzünden, ohne bewusst darüber nachzudenken. Wie im Autopilot-Modus gehen wir an den Kühlschrank oder den Küchenschrank, um zu essen, was auch immer in Greifweite ist, – obwohl wir kein wirkliches Hungergefühl verspüren.

In einer Studie, die von der University of Minnesota durchgeführt wurde, wurden die Daten von mehr als 12 000 Personen gesammelt, um den Zusammenhang zwischen gefühltem Stress und Gesundheitsverhalten zu finden. Die Resultate zeigten, dass hoher Druck sowohl bei Männern als auch bei Frauen mit Rauchen, einer fettreichen Ernährung und einer Verringerung der körperlichen Aktivität in Verbindung steht.[171] Da Stress bekanntlich dazu führt, dass wir mehr essen, kann alles, was beim Stressabbau hilft, die Gewichtsabnahme unterstützen. In diesem Buch spreche ich häufig davon, wie wichtig es ist, Ihre Aufmerksamkeit weg von geistigen Vorgängen hin auf Ihren Körper zu richten, indem Sie sich auf den Atem oder den gegenwärtigen Moment konzentrieren.

Wenn Ihre Aufmerksamkeit auf die Empfindungen in Ihrem Körperinneren und auf Ihren Atem gerichtet ist, ist es unmöglich, gleichzeitig ängstliche, stressvolle und ablenkende Gedanken aufrechtzuerhalten. Diese Meditationspraktiken nutzen Menschen seit Tausenden von Jahren, und viele Studien zeigen heute den Nutzen der Meditation als Hilfe zur Gewichtsreduktion.[172] Stress und Depressionen in den Griff zu bekommen, kann dazu beitragen, die Gewichtsabnahme auf lange Sicht aufrechtzuerhalten.[173] Denn es ist zwar relativ einfach, in einem vorübergehenden Anfall guter Vorsätze ein paar Kilo durch Bewegung und gesunde Ernährung loszuwerden, aber der Heilige Gral, dem wir nachjagen, ist es ja, unser Idealgewicht zu erreichen und langfristig zu halten – denn sicher will niemand sein Leben mit strengen Diätauflagen verbringen.

Die Übung »Reduziert und richtig atmen« auf Seite 95 wurde speziell entwickelt, um Ihre Aufmerksamkeit vom Denken auf den Atem zu lenken. Diese Übung wird im Sitzen oder Liegen durchgeführt. Eine gewisse Konzentration ist dennoch erforderlich, um dem Atem zu folgen und ihn sanft zu reduzieren, sodass ein erträgliches Gefühl von Luftknappheit entsteht. Den Atem zu beobachten, ihn zu verlangsamen und ein Gefühl der Entspannung in den ganzen Körper zu bringen, ist an sich schon eine Meditationsübung. Ein weiterer Vorteil dieser Übung und der Nasenatmung ist die verbesserte Sauerstoffversorgung des Körpers. Dadurch werden die Erregbarkeit der Gehirnzellen und der Stress verringert.

Meditation muss nicht heißen, dass man im Lotossitz in einer Ecke sitzt und »Om« sagt. Am Anfang ist es zwar notwendig, sich einen ruhigen Platz zu suchen, an dem man ungestört üben kann, sich auf seinen Atem zu konzentrieren. Aber nach einiger Zeit kann diese Übung in den ganz normalen Alltag integriert werden. Wie in Kapitel 8 beschrieben, machen Sie Ihr ganzes Leben zu einer Meditation, indem Sie Ihre Aufmerksamkeit von Ihren Gedanken in den gegenwärtigen Moment verlagern. Es ist unmöglich, das Leben zu genießen, wenn wir unserem Geist erlauben, sich permanent mit Sorgen und Stress zu befassen, und uns so vor dem Leben verstecken. Sie sind nicht nur Ihr Kopf. Stellen Sie sich vor, Sie wären kopflos. Was immer Sie auch tun: Gehen Sie mit Ihrer Aufmerksamkeit weg vom Kopf und richten Sie sie in Ihren Körper auf Ihre momentane Aktivität. Werden Sie die Aktivität. Diesen Ansatz können Sie auch auf Ihre Essgewohnheiten übertragen.

Essen ist eine Grundfunktion, der wir im Alltagstreiben oft nur wenig bewusste Aufmerksamkeit schenken. Es ist ein übliches und verbreitetes Verhalten, sich das Essen vollkommen gedankenlos in den Mund zu stopfen, ohne nach dem ersten Bissen wirklich etwas zu schmecken. Das nächste Mal, wenn Sie essen, machen Sie sich bewusst, wie oft Sie tatsächlich die Konsistenz, den Geschmack und den Geruch Ihrer Nahrung wahrgenommen haben. Haben Sie den Großteil Ihrer Mahlzeit zu sich genommen, während Sie mit der Aufmerksamkeit ganz woanders waren? Oder haben Sie das Geschmackserlebnis wirklich genossen, Bissen für Bissen?

Die 41-jährige Tessy bezeichnet sich selbst als geborenen Bedenkenträger. Als ältestes Kind ihrer Familie empfand sie oft ein überwältigendes Verantwortungsgefühl gegenüber ihren Eltern und jüngeren Geschwistern. Ihre ganze Kindheit über verstärkten ihre Eltern ihr Denkmuster, dass Tessys primäre Rolle darin bestünde, ihrem jüngeren Bruder und ihrer jüngeren Schwester ein gutes Vorbild zu sein. In der Schule tat sie sich sowohl im Sport als auch in den theoretischen Fächern hervor und konzentrierte sich darauf, Spitzennoten zu erzielen – alles andere als eine Eins war für sie inakzeptabel. Die wenigen Male, bei denen sie eine drei bekam, waren sowohl sie selbst als auch ihre Eltern sehr verärgert. Einmal ging ihr Vater so weit, ihr Zeugnis an die Kühlschranktür zu kleben, um alle Haushaltsmitglieder daran zu erinnern, dass solche Noten nicht toleriert würden.

Es kam Tessy manchmal vor, als wollten ihre Eltern durch sie ihre eigenen Ambitionen verwirklichen, aber sie waren nie zufrieden. Auf ihren Bruder und ihre Schwester wurde viel weniger Druck ausgeübt. Sie mussten weniger Hausaufgaben machen, weniger Hausarbeit erledigen und genossen viel mehr Freiheiten. Diese Ungleichbehandlung trat während ihrer Teenagerjahre noch deutlicher zutage, als die jüngeren stundenlang fernsehen und auf Partys gehen durften, während Tessy sich auf ihr Studium konzentrieren sollte.

Tessy entwickelte einen tiefen Groll gegen ihre Eltern. Sie hasste die Tatsache, dass für sie andere Regeln als für ihre Geschwister galten. Durch Prägung durch Ihre Eltern fühlte sich Tessy, als müsse sie es immer jedem recht machen und perfekt sein. Wenn es ihr nicht gelang, die hohen Erwartungen zu erfüllen, fühlte sie sich sehr niedergeschlagen und ging hart mich sich selbst ins Gericht.

Vor einem Jahr spitzte sich die Lage zu, als Tessys Mutter zu Besuch kam und einen ganzen Monat lang bei ihr blieb. Es war der Zeitpunkt, zu dem Tessy erkannte, wie sehr sie die überspannt-neurotische Persönlichkeit ihrer Mutter belastete. Obwohl sie schon lange erwachsen war, hatte sich Tessy nie den Erwartungen ihrer übermächtigen Mutter entzogen, die ihr Ratschläge erteilte, ihr die Luft zum Atmen nahm und ihr stets sagte, sie als Mutter wisse doch am besten, was gut für sie sei. Als ihre Mutter älter wurde, beschloss Tessy, ihre Gefühle um des lieben Friedens willen in sich hineinzufressen, anstatt sich ihnen zu stellen.

Kein Wunder, dass der Besuch von Tessys Mutter mit enormem Stress verbunden war. Um sich davon abzulenken, aß Tessy immer mehr. Wann immer sie das Gefühl hatte, dass ihr etwas zu viel wurde, kochte sie sich eine Mahlzeit oder machte sich auf den Weg zum örtlichen Imbiss, um sich von ihren Gefühlen abzulenken. Das Kochen, Probieren und Essen machte ihr ohnehin Freude, und das Essen hatte nun noch einen zusätzlichen Nutzen: Es half ihr, mit dem Ganzen fertig zu werden.

Vor sechs Wochen rief Tessy mich an und klagte über zunehmende Kurzatmigkeit. Schwindelgefühle beim Autofahren hatten bei ihr Ängste in Bezug auf ihren gesundheitlichen Zustand ausgelöst. Sie hegte die Befürchtung, dass es etwas Ernsteres sein könnte. Zudem machte ihr ihre Atemlosigkeit immer mehr zu schaffen, weil sie kaum mehr fähig war, einen zufriedenstellenden Atemzug zu machen.

Ich hörte die Angst in Tessys Stimme und bat sie, am nächsten Tag zu mir zu kommen. Sie erklärte mir ihre Situation, die zu der Veränderung ihrer Atmung geführt hatte, und dass sie das Essen als Krücke nutzte. Tessy war sich bewusst, dass sie durch ihr Gewicht einen Schwimmreifen um ihre Taille hatte, was ihr Selbstwertgefühl nicht gerade hob. Zudem machte sie sich große Sorgen wegen ihrer Atemprobleme – kurz: Es war an der Zeit, etwas zu verändern.

Wir begannen mit der Messung von Tessys BOLT-Wert und fanden heraus, dass er bei 10 Sekunden lag. Zwar atmete sie überwiegend durch die Nase, sog die Luft jedoch in den Brustraum und seufzte regelmäßig. Ich erklärte ihr, dass die optimale Atmung nicht von außen wahrnehmbar sein sollte, sondern unhörbar und mit sanften Bewegungen unterhalb des Zwerchfells verbunden sein sollte. Bei Atmung unter starker Anspannung passiert jedoch das genaue Gegenteil, was zu einem unnötig großen Atemzugvolumen und allen damit verbundenen Problemen führt. Tessy musste lernen, ihren Körper mit langsamer und sanfter Atmung in einen entspannten Zustand zu bringen.

Zuerst bat ich sie, eine Hand auf ihre Brust und eine Hand auf ihren Bauchnabel zu legen und sich ihrer Atmung bewusst zu werden; die Luft zu spüren, während sie in ihren Körper eindringt und ihn verlässt. Als sie sich ihrer Atmung bewusst war, bat ich sie, leicht zu atmen und ihre Atmung sanft zu reduzieren, um für die Dauer von ein paar Minuten einen erträglichen Drang zum Atmen zu erzeugen. Tessy fühlte sich unwohl mit diesem Gefühl des Lufthungers, also bat ich sie, die Dauer der Übung zu reduzieren. Das gab ihrem Körper die Möglichkeit, sich nach und nach an das Gefühl zu gewöhnen. Wir legten ihr Übungspensum auf die regelmäßige Wiederholung von drei Einheiten mit je eineinhalb Minuten fest, mit einer kleinen Pause von etwa einer Minute dazwischen. Bald gewöhnte sie sich daran, die Übung durchzuführen.

Um ihren Fortschritt zu beschleunigen, beschloss ich, ihr eine Gehübung mit Atempausen zu zeigen. Dazu war es notwendig, dass sie etwa eine Minute lang mit geschlossenem Mund spazieren ging, dann sanft durch ihre Nase ausatmete und ihre Nase mit den Fingern zuhielt, um ihren Atem zehn Schritte lang anzuhalten. Nach jeder Atempause ging Tessy weiter und atmete eine oder zwei Minuten lang durch ihre Nase, dann atmete sie wieder durch ihre Nase aus und hielt den Atem an.

Tessy kam mit dieser Übung besser zurecht und schaffte es, die Länge ihrer Atempause auf fünfzehn und schließlich zwanzig Schritte zu erhöhen. Jedes Mal, wenn sie einen Fortschritt machte, überprüfte ich, ob Tessy ihre Atmung unter Kontrolle behalten konnte. Bald konnte sie den Atem für dreißig Schritte anhalten und fühlte sich sogar mit dem Gefühl des Luftmangels wohl. Tessy erklärte, dass es ihr leichter fiele, die Atemreduktion beim Gehen zu trainieren, als dabei stillzusitzen, weil sie wusste, dass der Lufthunger nur vorübergehend wäre.

Tessy hat so gute Fortschritte gemacht, dass wir uns entschieden, mit der Bauchatmung zu beginnen, um ihr Atemmuster von der Brustatmung zur Zwerchfellatmung hin zu ändern und ihre chronische Hyperventilation in den Griff zu bekommen. Ich bat sie, diese Übung im Stehen zu absolvieren, da eine aufrechte Position ideal für die Bauchatmung ist. Ich gab ihr folgende einfache Anweisungen:

- Einatmen: den Bauch sanft nach außen wölben
- Ausatmen: den Bauch sanft einziehen

Indem sie ihre Aufmerksamkeit auf ihre Brust und ihren Bauch konzentrierte, konnte Tessy ohne Probleme von der Brust- zur Bauchatmung wechseln. Der nächste Schritt war, ihre Atmung sanft zu entspannen und zu verlangsamen, um einen angenehmen Lufthunger zu erzeugen. Tessy übte, drei Minuten lang nur leicht zu atmen, bevor sie eine Pause von ungefähr einer Minute einlegte. Nach drei Durchgängen dieser Übung und einer kurzen Pause maß ich Tessys BOLT-Wert erneut, und stellte fest, dass er auf 23 Sekunden gestiegen war. Diese drastische Verbesserung ihres BOLT-Wertes fand innerhalb einer eineinhalbstündigen Trainingseinheit statt. Tessy fühlte sich ruhiger und wacher und hatte eine viel bessere Kontrolle über ihre Atmung. BOLT-Werte steigen normalerweise nicht so schnell an, aber gelegentlich kommt es vor. Ich erklärte Tessy jedoch auch, dass ihr so unvermittelt angestiegener BOLT-Wert in den folgenden Stunden wieder sinken würde, sie ihn aber durch das Praktizieren der gelernten Übungen wieder erreichen könnte.

Einige Wochen, nachdem wir uns kennengelernt hatten, berichtete Tessy, dass sie an einem Tag extremen Durst verspürt hatte, fast so als würde ihr Körper verzweifelt danach verlangen, mit klarem Wasser rehydriert zu werden, nachdem sie monatelang nur kohlensäurehaltige Getränke zu sich genommen hatte. Tessy war beschwingt von ihren Fortschritten. Sie fühlte sich ruhiger und energiegeladener und war nicht mehr darauf angewiesen zu essen, um sich wohlzufühlen. Sie verlor allein durch die Praxis der ruhigen, sanften und reduzierten Atmung viereinhalb Kilo.

Durch das Praktizieren der Übungen dieses Buches und die Verbesserung Ihres Atemmusters erreichen Sie einen höheren BOLT-Wert und Ihr Appetit normalisiert sich. Hören Sie auf Ihren Körper und nehmen

Sie wahr, was er Ihnen sagt. Gewöhnen Sie sich an, nur auf echte Hungergefühle zu reagieren, anstatt aus Langeweile oder als Reaktion auf Stress oder Niedergeschlagenheit zu essen. Fragen Sie sich das nächste Mal, wenn es Sie zum Kühlschrank zieht oder Sie Lust auf einen Snack bekommen: »Bin ich wirklich hungrig?« Wenn Sie nur essen, sofern Ihr Körper tatsächlich Nahrung benötigt, profitieren Sie am meisten durch die natürliche Appetitregulation. Sie werden abnehmen und eine für Sie realisierbare und gesunde Ernährungsweise beibehalten. Ein detailliertes Programm zur Gewichtsreduktion finden Sie auf Seite 311.

KAPITEL 10

Verletzungen und Erschöpfung reduzieren

Mein Bruder Lee und seine Frau Marie sind Anfang dreißig und leben mit ihren beiden Kindern in der irischen Stadt Navan. In ihrem beruflichen, familiären und sozialen Leben dreht sich alles um das Training und die Vorbereitung auf Langstreckenläufe, und alle paar Wochen nehmen sie an Triathlons, Marathons und sogar an Ultra-Marathons teil. Die meisten Leute außerhalb ihrer Sportlerkreise bezeichnen sie als trainingswahnsinnig, und ab und zu schickt ein anderer meiner Brüder – Dave, der überhaupt keinen Sport treibt – Lee die neuesten Zeitungsberichte, in denen dargestellt wird, dass zu viel Bewegung schlecht für die Gesundheit sei, das Risiko für eine Reihe von Krankheiten erhöhe und einen früher sterben lasse. Es scheint, als gäbe es für eine Couch-Potato nichts Schöneres, als denjenigen, die Sport treiben, die Risiken ihres Lebensstils unter die Nase zu reiben.

Es gibt Belege mit fast schon anekdotischen Zügen, die darauf hindeuten, dass Sportler trotz ihrer guten körperlichen Verfassung gefährdet sind, in jungen Jahren ernsthaft zu erkranken oder jünger als der Rest der Bevölkerung zu sterben. Nun, die positiven Auswirkungen des Trainings auf die Gesundheit sind von allen gesundheitlichen Autoritäten anerkannt – kann es tatsächlich sein, dass Training zu viel oder zu intensiv wird?

Damit Ihr Nachruf in der *New York Times* abgedruckt wird, müssen Sie zwei Kriterien erfüllen: Erstens müssen Sie tot und zweitens zu Lebzeiten berühmt oder einflussreich gewesen sein. Um den Zusammenhang zwischen einem langen Leben und beruflichem Erfolg zu untersuchen, analysierten Professor Richard Epstein und Catherine Epstein vom Kinghorn Cancer Center in Sydney, Australien, 1000 Nachrufe in der *New York Times*, die zwischen 2009 und 2011 veröffentlicht worden waren.[174] Ihre Ergebnisse zeigen, dass Sportler im Durchschnitt 77,4 Jahre leben, während die Lebensspanne in Militär, Wirtschaft und Politik noch länger war: In diesen Bereichen tätige Menschen wurden im Schnitt 84,7 Jahre, 83,3 Jahre und 82,1 Jahre alt. Und obwohl 77,4 Jahre ein fortgeschrittenes Alter ist – wie konnte es sein, dass Sportler kürzer lebten als diejenigen, die vermutlich weniger Zeit für ihre Gesundheit und Fitness aufwenden?

Abgesehen davon, dass Profisportler kürzer leben als ihre ebenso erfolgreichen Kollegen in der Geschäftswelt, gibt es zahlreiche Belege dafür, dass intensives körperliches Training, das den oxidativen Stress erhöht, zu vorzeitiger Alterung,[175] Herzschäden[176] und Demenz beitragen kann.[177]

Angesichts der Tatsache, dass auch die meisten medizinischen Fachkräfte Sport für eine Sache halten, die der Gesundheit zuträglich ist, stellt sich die Frage, unter welchen Umständen Bewegung schädlich sein kann. Was können wir tun, um von körperlicher Aktivität zu profitieren, ohne unsere Gesundheit zu gefährden? Der Schlüssel zur Beantwortung dieser Fragen scheint darin zu liegen, den Stresslevel während des Trainings zu steuern – genauer gesagt, den oxidativen Stress zu begrenzen, der durch zu viele freie Radikale verursacht wird.

Freie Radikale sind Moleküle, die durch den Abbau von Sauerstoff im Rahmen von Stoffwechselprozessen entstehen. Wir alle erzeugen allein schon durch den Akt des Atmens eine bestimmte Menge an freien Radikalen. Unter normalen Umständen ist das kein Problem, da der Abwehrmechanismus unseres Körpers in der Lage ist, die Moleküle mithilfe von Antioxidanzien wie Glutathion, Ubichinon, Flavonoiden und den Vitaminen A, E und C zu neutralisieren. Wenn aber unsere antioxidative Verteidigung es mit zu vielen freien Radikalen zu tun hat, kommt sie nicht mehr dagegen an. Das kann zu Zellschäden führen und unsere Gesundheit nachteilig beeinflussen. Dies bezeichnet man als oxidativen Stress.

Freie Radikale sind sehr reaktionsfreudig und greifen andere Zellen an. Sie verursachen Gewebeschäden, negative molekulare Veränderungen körpereigener Fette und Proteine sowie Schäden an der DNA.[178] Während körperlicher Anstrengung produzieren wir aufgrund der erhöhten Atmung und des intensiveren Stoffwechsels mehr freie Radikale als üblich. Das kann zu einem Ungleichgewicht zwischen der Produktion freier Radikale und den zur Entgiftung benötigten Antioxidanzien führen, was wiederum Muskelschwäche, Müdigkeit und Übertraining zum Ergebnis haben kann.[179] Untersuchungen, die sich mit Training, regelmäßigem aerobem Training, Marathons und Extrem-Wettkämpfen befassen, haben immer wieder ergeben, dass der Antioxidanzien-Level nach intensiver körperlicher Aktivität oder extremen Wettkämpfen abnimmt, während die Produktion freier Radikale zunimmt.[180]

In einem in der Fachzeitschrift *American College Nutrition* veröffentlichten Artikel untersuchten G. Machefer und seine Kollegen, ob Extremläufe die antioxidative Kapazität des Blutes vermindern. Sechs gut trainierten Sportlern, die an einem Ultra-Marathon, dem Marathon of Sands, teilnahmen, wurden Blutproben entnommen. Der Marathon of Sands gilt als einer der härtesten Wettkämpfe der Welt. Die Teilnehmer absolvieren in der Sahara über sechs Tage hinweg sechs Marathonläufe in voller Länge; ihre Verpflegung müssen sie dabei selbst tragen. Zweiundsiebzig Stunden nach dem Ende des Rennens wurden den Versuchspersonen Blutproben entnommen; dabei stellten die Forscher eine »signifikante Veränderung der antioxidativen Abwehrkapazität des Blutes« fest und kamen zu dem Schluss, dass »solche extremen Wettkämpfe zu einem Ungleichgewicht zwischen Oxidanzien und antioxidativem Schutz führen«.[181]

Im Bestreben, diesem möglicherweise schädlichen Ungleichgewicht zwischen Antioxidanzien und freien Radikalen entgegenzuwirken, wird Sportlern häufig empfohlen, regelmäßig große Dosen von Antioxidanzien einzunehmen. Auf den ersten Blick mag dies wie ein guter Ratschlag erscheinen. Doch Studien, die den Einsatz von Antioxidanzien in der Ernährung zur Reduzierung von belastungsbedingtem oxidativem Stress und Muskelverletzungen untersuchten, kamen bislang zu unterschiedlichen Ergebnissn.[182]

Eine alternative und völlig natürliche Methode, um sich vor der übermäßigen Produktion freier Radikale zu schützen, ist es, das reguläre Training durch Atemanhalteübungen zu ergänzen und den BOLT-Wert zu steigern. Diese Methode ist nicht mit Kosten verbunden, schadstofffrei, weniger umstritten als Nahrungsergänzungsmittel und bietet einen wirksamen Schutz vor oxidativem Stress. Das Anhalten des Atems nach dem Ausatmen führt zu einer Verminderung der Blutsauerstoffsättigung, was eine erhöhte Produktion von Milchsäure auslöst. Gleichzeitig steigt der Kohlendioxidspiegel, was zu einer Erhöhung der Wasserstoffionenkonzentration führt, die das Blut noch mehr ansäuert. Wiederholtes Praktizieren von Atemanhalteübungen kompensiert so die Auswirkungen der Milchsäure und veranlasst den Körper zu Anpassungsreaktionen, die die Übersäuerung verzögern und es dem Sportler ermöglichen, ohne Ermüdungserscheinungen härter zu trainieren.

Die wissenschaftliche Forschung hat gezeigt, dass Atemanhalteübungen die indviduelle Toleranz gegenüber Hypoxämie (niedriger Sauerstoffgehalt im Blut) verbessern und den Säuregehalt des Blutes verringern können, indem sie oxidativen Stress beseitigen und die Bildung von Milchsäure reduzieren. Bei Sportlern mit langjähriger Erfahrung mit Atemanhaltetraining, wie z.B. Tauchern, wurde in Studien deutlich weniger Übersäuerung und oxidativer Stress im Blut nachgewiesen. Das deutet darauf hin, dass das langfristige Praktizieren von Atemanhalteübungen dazu beitragen kann, die negativen Auswirkungen freier Radikale zu vermeiden, die beim Training entstehen.[183]

Über dreißig Jahre hinweg wurde erforscht, welche Faktoren den oxidativen Stress verringern können, der aus dem Training resultiert. Dabei wurden Faktoren wie Aktivitätsart, Dauer, Intensität und Leistungsvermögen des Einzelnen berücksichtigt.[184] Wie viel Bewegung für den Einzelnen die richtige Dosis darstellt, variiert natürlich von Person zu Person und ist abhängig von der körperlichen Verfassung und den Trainingsgewohnheiten. Doch die Ergebnisse zahlreicher Studien zeigen, dass oxidativer Stress am besten vermieden werden kann, wenn man regelmäßige Bewegung mit Atemanhaltetraining kombiniert. Der Körper kann sich sehr gut an eine gleichbleibende körperliche Aktivität anpassen. Er kann aber nicht immer schnell genug reagieren, um sich vor einem plötzlichen Anstieg freier Radikaler zu schützen, die durch unregelmäßiges Hochintensitätstraining entstehen. Am besten trainiert man mehrmals wöchentlich mit einer geringen, angenehmen Intensität und erholt sich danach optimal. Das der beste Weg, um die natürlichen Abwehrkräfte des Körpers zu stärken und den oxidativen Stress abzubauen.[185] Wenn Sie jedoch ein Sonntagssportler sind, der während der Woche sehr wenig oder gar keinen Sport treibt, aber am Wochenende intensiv trainiert, kann es passieren, dass Sie damit mehr Schaden anrichten als Nutzen generieren.

Härtere Trainingsprogramme können ebenfalls einen ausreichenden Schutz vor oxidativem Stress bieten, sofern Intensität und Dauer langsam gesteigert werden. Ein Leistungssportler, der sich auf einen bevorstehenden Wettkampf vorbereitet, muss einen ausreichenden Zeitraum einplanen, um seinen Körper gegen oxidativen Stress zu stärken.[186] Studien zeigen, dass gut trainierte Sportler den oxidativen Stress, der durch intensives Training und intensiven Wettkampf entsteht, nach entsprechender Vorbereitung gut verkraften können – ein geringes Maß an oxidativem Stress kann sich für den Körper bei der Stärkung der antioxidativen Abwehr sogar als vorteilhaft erweisen.[187]

Während es ganz natürlich ist, dass die Atmung beim Training zunimmt, atmen Personen mit einem niedrigen BOLT-Wert heftiger als normal. Dadurch entsteht im Verhältnis zu ihrer körperlichen Leistung eine noch größere Menge freier Radikale. Ein höherer BOLT-Wert dagegen korrespondiert mit einem geringeren Atemzugvolumen; es werden weniger freie Radikale produziert und das Risiko von Muskelschäden und Verletzungen wird reduziert, ebenso von Erschöpfung und frühzeitiger Alterung – möglicherweise steigt sogar die Lebenserwartung. Atemanhaltetechniken lassen sich leicht in das regelmäßige Training einbinden und bieten eine einfache und effektive Möglichkeit, den antioxidativen Schutz intensiv trainierender Sportler zu erhöhen.

Alan ist ein Amateur-Radfahrer Anfang zwanzig und lebt an der Westküste Irlands. Er ist ein ausgesprochener Wettkampftyp und hat schon viele Rennen gewonnen, oft gegen sehr routinierte Fahrer, die erfahrener sind als er. Er bat mich um meine Hilfe, weil er nach einem Rennen manchmal eine halbe Stunde benötigte, bis sich seine Atmung regeneriert hatte. Dass er so lange brauchte, um wieder zu Atem zu kommen, war – auch wenn es nach großer körperlicher Anstrengung auftrat – ein deutliches Zeichen dafür, dass Alan seinen Körper im Wettkampf zu stark forderte. Wie ich erwartet hatte, lag sein BOLT-Wert bei 15 Sekunden, d.h. sein Atemzugvolumen war viel größer als nötig. Die Atemnot, die er nach dem Training erlebte, zeigte, dass sein Körper darum kämpfte dies auszugleichen. Ich erklärte Alan, dass er, obwohl er eindeutig fit war und die körperlichen Voraussetzungen mitbrachte Rennen zu gewinnen, seinen Körper buchstäblich misshandelte. Zu dieser Zeit litt er infolge seines Trainings an trockenem Husten und Schnupfen. Wenn er auf die gleiche Weise weitermachen würde, würde sich das Überatmen bald noch weit unangenehmer auswirken.

Mein Rat an Alan war, sein Radfahrtraining an die aktuelle Leistungsfähigkeit seines Körpers anzupassen. Zuerst musste er seinen BOLT-Wert auf mindestens 35 Sekunden steigern, um sein Atemzugvolumen der Stoffwechselsituation anzupassen. Ich bat Alan, während seines Trainings so viel wie möglich durch die Nase zu atmen und nur dann auf die Mundatmung zurückzugreifen, wenn es absolut notwendig war. Da die Nase dem Atem einen kleineren Durchlass bietet als der Mund, begrenzt die Nasenatmung die Menge der Luft, die in die Lunge gelangt. Die nasale Atmung ist ein hervorragender Anzeiger für die Trainingsintensität. Mein Ziel war, dass Alan seine Trainingsintensität so anpasste, dass er den Punkt, an dem er die Nasenatmung nicht mehr aufrechterhalten konnte, nicht überschritt. Dies ist eine sichere und einfach zu handhabende Methode, die eine schrittweise, aber stetige Steigerung des BOLT-Wertes ermöglicht – was wiederum eine sinnvolle Steigerung der Trainingsintensität und -dauer ermöglicht.

Einem kleinen Landsäugetier ist es gelungen, die schier überwältigende Beweislage für die negativen Auswirkungen von oxidativem Stress zu widerlegen. In den letzten Jahrzehnten haben Wissenschaftler den Nacktmull erforscht – eine unbehaarte, blinde Kreatur, die wie ein Hot Dog mit Zähnen aussieht und bis zu achtundzwanzig Jahre lang lebt, fast achtmal länger als jedes andere Nagetier.[188] Der Nackmull lebt in Ostafrika und wird von den einheimischen Bauern als Schädling betrachtet, weil er Tunnel unter den Feldern gräbt und die Ernte frisst.

Die Atemfrequenz des Nacktmulls ist im Vergleich zu anderen Nagetieren sehr gering; er lebt in großen Kolonien mit wenig Sauerstoff und viel Kohlendioxid. Der Nacktmull ist sozusagen die Verkörperung der »Weniger-ist-mehr«-Theorie des Atmens. Dies könnte auch erklären, warum der Nacktmull trotz des schon in jungen Jahren einsetzenden hohen oxidativen Stresses so gesund und langlebig ist.[189] In all den Jahren, über die dieses ziemlich hässliche Tier untersucht wurde, hat man noch nie Krebs bei ihm entdeckt. Selbst wenn Wissenschaftler dem Nacktmull krebserregende Mittel injizierten, erkrankte er nicht.[190] Die genauen Gründe, warum der Nacktmull gegen Krebs immun ist, sind unbekannt, aber einige Wissenschaftler hoffen, dass die Antwort auf diese Fragen ihnen den Schlüssel zur Heilung von Krebserkrankungen beim Menschen geben könnte. Das Leben in Übereinstimmung mit den ausgefeilten Ausgleichsmechanismen der Natur scheint der Schlüssel zu einem langen und gesunden Leben zu sein. Der Nacktmull macht dies bemerkenswert gut, wenn man bedenkt, dass Forscher herausgefunden haben, dass die negativen Auswirkungen von starkem oxidativem Stress durch einen hohen Kohlendioxidpegel ausgeglichen werden können.[191]

Die Fitness erhalten in Trainingspausen

Für Verletzungen zahlen Sportler einen hohen Preis. Sie müssen die Schmerzen ertragen, ihre Motivation sinkt und das Risiko des Leistungsabbaus steigt aufgrund des Trainingsausfalls. Obwohl ein paar Tage der Regeneration von der regelmäßigen Trainingsroutine zu einer Leistungssteigerung führen können, haben mehrere Studien gezeigt, dass eine Trainingspause von etwa vier Wochen negative Auswirkungen auf die Trainingsleistung des Sportlers hat, darunter:[192]

- Gewichtszunahme
- Zunahme des Körperfettanteils
- Zunahme des Taillenumfangs
- Abnahme der VO_2max

Wenn Sie so hart daran gearbeitet haben, ihre VO_2max zu erhöhen und Ihre Fitness aufrechtzuerhalten, können die Effekte des Leistungsabbaus extrem frustrierend sein, besonders wenn sie wiederholt auftreten. In einigen Fällen kann Hochintensitätstraining die Ursache eines Teufelskreises von Verletzungen und Leistungsabbau sein: Wenn der Körper auf Verletzungen mit Entzündungen reagiert, entstehen freie Radikale, die weitere Muskelschäden verursachen können.[193] Es gibt jedoch eine Möglichkeit, derartigen Ausfällen im regelmäßigen Training vorzubeugen und die Leistungsfähigkeit zu erhalten, auch während Sie eine Verletzung auskurieren. Das Programm dieses Buches bietet eine Lösung, mit der Sie Ihr Verletzungsrisiko reduzieren und gleichzeitig den Einschränkungen entgegenwirken können, die eine bestehende Verletzung für Ihre Leistungsfähigkeit darstellt. Die Übung »Reduziert und richtig atmen«, kombiniert mit Atempausen, kann helfen, die VO_2max und die Sauerstofftransportkapazität des Blutes zu erhöhen, indem die Milchsäureproduktion reduziert und die Durchblutung verbessert wird. Durch diese optimale Kombination kann ein Teil der Leistungsfähigkeit auch bei Verletzungen oder längeren Trainingspausen aufrechterhalten werden.

Ein wichtiger Pluspunkt des Programms ist, dass es sowohl im Ruhezustand als auch während des Trainings durchgeführt werden kann – um die Übungen zu praktizieren, muss ein Sportler nicht verletzungsfrei sein. Es lassen sich sogar einige Vorteile des Hochintensitätstraining erzielen, indem Sie Atemanhalteübungen einfach nur in einen gemütlichen Spaziergang integrieren. Die Verbesserung der Art und Weise, wie Sie sowohl im Ruhezustand als auch beim Training atmen, wirkt sich sowohl auf Ihren allgemeinen Gesundheitszustand als auch auf Ihre sportliche Leistung positiv aus, reduziert das Verletzungsrisiko und ermöglicht es Ihnen, über Ihre bisherigen Grenzen hinauszugehen.

KAPITEL 11

Die Sauerstoffversorgung des Herzens verbessern

Am Morgen des 11. September 2001 erhielt ich einen Anruf von meiner Frau Sinead, die mir sagte, ich solle mir die Nachrichten ansehen. Als ich mir die Berichte darüber anhörte, was in New York und im Pentagon geschehen war, durchlief mich ein Frösteln. Die Tragödie berührte mich sehr, nicht zuletzt weil Sinead und ich diese wunderbare Stadt nur drei Monate zuvor besucht hatten.

Am selben Tag ereignete sich eine weitere Tragödie, die allerdings nicht dieselbe mediale Aufmerksamkeit wie die Terroranschläge erhielt: Allein in den Vereinigten Staaten verloren an diesem Tag 3 000 Menschen durch Herzinfarkt und Schlaganfall ihr Leben – zwei der drei Haupttodesursachen in den Vereinigten Staaten. Dieselbe Tragödie ereignete sich am Mittwoch, den 12. September und am Donnerstag, den 13. September und wiederholt sich auch sonst jeden Tag.[194] Und während der Einsturz der Twin-Towers zu Recht für immer in Erinnerung bleiben wird, bleiben die Opfer von Herz-Kreislauf-Erkrankungen nur ihren Angehörigen in Erinnerung. Wir können ein katastrophales Ereignis wie den 11. September nicht vorhersehen, doch wir können selbst viel dafür tun, die Zeit, die wir leben und die Gesellschaft unserer Lieben genießen können, zu verlängern und lebenswerter machen, indem wir uns um unseren Körper und vor allem um unser Herz kümmern.

Eine einfache und wissenschaftlich bewiesene Methode zu kennen, wie man seine Blutgefäße gesund erhalten kann, ist von unschätzbarem

Wert, um das Leben voll und ganz auskosten zu können. In diesem Kapitel befassen wir uns mit der Rolle des Gases Stickstoffmonoxid und mit Techniken, wie man eine optimale Atmung und damit die kardiovaskuläre Gesundheit aufrechterhalten kann.

1863 erfand der schwedische Chemiker, Erfinder und Industrielle Alfred Nobel das Dynamit, indem er Nitroglyzerin mit Siliziumdioxid zu einer breiigen Paste mischte. Obwohl seine Erfindung ursprünglich für die industrielle Sprengung von Gestein gedacht war, wurde sie später zum Synonym für Krieg und Zerstörung.

Einige Jahre nach Nobels Erfindung entdeckten Ärzte, dass die Chemikalie Nitroglyzerin sich zur Senkung von Bluthochdruck und zur Behandlung der Angina pectoris eignete. Im menschlichen Körper wird Nitroglyzerin – der gleiche Stoff, der auch für die Herstellung von Sprengstoffen verwendet wird – in das Gas Stickstoffmonoxid umgewandelt, was ganz erstaunliche Vorteile für die Herz-Kreislauf-Gesundheit mit sich bringt. In seinen späteren Jahren litt Nobel an einer Herzerkrankung, und als die Ärzte ihm Nitroglyzerin verschreiben wollten, um seinen Gesundheitszustand zu verbessern, lehnte er das ab und schrieb an einen Freund: »Ist es nicht eine Ironie des Schicksals, daß man mir die Einnahme von Nitroglyzerin verordnet. Sie nennen es zwar Trinitrin, aber doch nur, um Apotheker und Patienten nicht zu erschrecken.«[195] Es war bedauerlich, dass Nobel sich nicht vorstellen konnte, wie eine Chemikalie, die außerhalb des Körpers so zerstörerisch wirkt, ihm bei innerlicher Anwendung tatsächlich hätte helfen können.

1896 erlitt Alfred Nobel einen Schlaganfall und starb. In seinem Testament legte er fest, dass ein Teil seiner Vermögens dazu verwandt werden sollte, »als Preise denen zugeteilt [zu] werden, die im verflossenen Jahr der Menschheit den größten Nutzen gebracht haben«.[196]

Obwohl die Motive des Nobelpreisträgers nach wie vor unklar sind, interpretierten viele (darunter auch Albert Einstein) diesen letzten Willen als Versuch Alfred Nobels, sein Gewissen zu erleichtern und den Weltfrieden voranzubringen. Um die negativen Auswirkungen seiner Erfindung zu mildern, stellte Nobel sicher, dass jedes Jahr eine Zeremonie stattfinden würde, um diejenigen zu würdigen, die die größten Beiträge zum Wohlergehen der Menschheit leisten.

In einer weiteren ironischen Wendung des Schicksals wurden fast einhundert Jahre nach Nobels Tod drei Wissenschaftler – Robert F. Furchgott, Louis J. Ignarro und Ferid Murad – mit dem Medizin-Nobelpreis ausgezeichnet, weil sie herausgefunden hatten, dass Stickstoffmonoxid viele wichtige positive Effekte auf das Herz-Kreislauf-System hat.[197] Hätte Alfred Nobel dem Anliegen seiner Ärzte nachgegeben, hätte er vermutlich länger gelebt.

Stickstoffmonoxid wird in den rund 100 000 Kilometer langen Blutgefäßen im gesamten menschlichen Körper sowie in den Nasennebenhöhlen produziert. Stickstoffmonoxid signalisiert den Blutgefäßen sich zu entspannen und zu erweitern.[198] Ist zu wenig Stickstoffmonoxid vorhanden, verengen sich die Blutgefäße und das Herz muss den Druck erhöhen, um Blut durch den Körper zu pumpen. Am einfachsten ist es, wenn man sich einen Gartenschlauch mit einem Knoten vorstellt: Das Wasser kann nicht frei fließen, und der Druck muss steigen, wenn das Wasser zum anderen Ende gelangen soll. Anhaltender Bluthochdruck schädigt die Blutgefäße, führt zur Bildung von Plaques und Cholesterin und verursacht unter Umständen auch Blutgerinnsel. Wenn so ein Blutgerinnsel ein Gefäß verstopft, können Blut und Sauerstoff eventuell nicht mehr zum Herzen und zum Gehirn gelangen, was zu einem Herzinfarkt oder Schlaganfall führen kann.[199]

Stickstoffmonoxid spielt eine bedeutende Rolle für unsere Gesundheit: Es senkt den Cholesterinspiegel, baut Ablagerungen in den Blutgefäßen ab und beugt Blutgerinnseln vor. Damit wirkt es gleich mehreren Faktoren entgegen, die das Risiko für Herzinfarkte und Schlaganfälle deutlich erhöhen.[200] Laut Nobelpreisträger und Pharmakologieprofessor Dr. Louis Ignarro ist »NO (Stickstoffmonoxid) der natürliche Abwehrstoff des Körpers, um all diese Dinge zu verhindern.«[201]

Durch die ausreichende Produktion von Stickstoffmonoxid kann das Blut mühelos durch den Körper fließen, sodass die lebenswichtigen Organe mit genügend Sauerstoff versorgt werden. Wenn sich die Blutgefäße entspannen, kann das Herz den Druck normalisieren, der für die Verteilung des Blutes im Körper erforderlich ist. Den Stickstoffmonoxidspiegel kann man erhöhen, indem man die langsame Nasenatmung nutzt, regelmäßig moderates Training absolviert und

Lebensmittel verzehrt, die die Stickstoffmonoxidproduktion anregen.

Da Stickstoffmonoxid sowohl in den Nasennebenhöhlen als auch in den Blutgefäßen produziert wird, kann das Gas durch sanftes und ruhiges Atmen durch die Nase aufgenommen und in die Lunge und ins Blut transportiert werden. Laut Jon Lundberg, Professor für Stickstoffmonoxid-Pharmakologie am renommierten schwedischen Karolinska Institut in Stockholm, werden ständig große Mengen von Stickstoffmonoxid in den Nasenatemwegen des Menschen freigesetzt. Während wir durch die Nase einatmen, folgt das Stickstoffmonoxid dem Luftstrom in die Lunge, wo es die Sauerstoffaufnahme ins Blut positiv beeinflusst.[202]

Dass die Art, wie wir atmen, der Schlüssel für die körpereigene Blutdruckregulation sein kann, glaubt auch Dr. David Anderson von den National Institutes of Health in den Vereinigten Staaten.[203] Es ist bekannt, dass eine langsame, sanfte Atmung über das Zwerchfell die Blutgefäße entlastet und erweitert. Die Gründe für diese nachhaltige Senkung des Blutdrucks sind nicht vollständig geklärt. Eine plausible Erklärung ist, dass regelmäßiges ruhiges Atmen die Entspannungsmechanismen unseres Körpers aktiviert, was zu einer verbesserten Blutgasregulierung und so zu einer Erweiterung der Blutgefäße führt.[204]

Beim Training erhöht sich die Durchblutung. Dadurch werden die Innenwände der Blutgefäße stimuliert, mehr Stickstoffmonoxid zu produzieren. Eine interessante Studie eines Forscherteams an der Hiroshima University Graduate School of Biomedical Sciences verglich Veränderungen des Blutflusses als Reaktion auf unterschiedliche Trainingsintensitäten. Die Studie, die in der Fachzeitschrift *Circulation* veröffentlicht wurde, beschrieb, dass Aktivitäten mit geringer Intensität, die etwa die gleiche Menge an Energie verbrauchen wie ein Schaufensterbummel, nicht ausreichen, um die Durchblutung optimal anzuregen. Hingegen führen hochintensive Übungen mit kraftvollen Bewegungen in einem hohen Tempo an sich sogar zu einer schlechteren Durchblutung. Aber der Mittelweg – Übungen mit moderater Intensität, wie z. B. ein schneller Spaziergang, leichtes Jogging oder Zirkeltraining – erhöht die Produktion von Stickstoffmonoxid und verbessert die Durchblutung des gesamten Körpers.[205]

Körperliches Training ist also eine ausgezeichnete Möglichkeit, den Stickstoffmonoxidlevel zu erhöhen. Doch auch Ernährung, Nahrungsergänzungsmittel und Nasenatmung spielen eine wichtige Rolle. Kürzlich erzählte mir der irische Crosslauf-Trainer John Downes, dass er seine Athleten dazu anhält, Rote-Bete-Saft zu trinken. Er erklärte mir, dass er seither eine Leistungssteigerung festgestellt habe und seltener Krämpfe aufgetreten seien. Da John kein Mann ist, der Energie auf Trainingsmethoden verwendet, die nicht erfolgversprechend sind, beschloss ich, mehr darüber herauszufinden. Ich entdeckte eine Studie der Universität von Exeter über die Auswirkungen eines erhöhten Konsums von Rote-Bete-Saft. Dieser ist reich an Nitraten, welche wiederum zur Produktion von Stickstoffmonoxid notwendig sind. Eine Probandengruppe von Männern im Alter zwischen neunzehn und achtunddreißig Jahren trank eine Woche lang täglich etwa zwei Tassen Rote-Bete-Saft. Dies führte im Vergleich zur Kontrollgruppe, die nur Wasser trank, zu einer »bemerkenswerten Reduktion« des Sauerstoffbedarfs beim Training: Die Männer, die Rote-Bete-Saft tranken, konnten bis zu sechzehn Prozent länger Rad fahren, bevor sie ermüdeten. Außerdem sank ihr Blutdruck innerhalb der normalen Werte, obwohl er anfangs nicht hoch war. Zusammenfassend kamen die Forscher zu dem Schluss, dass die Reduzierung des Sauerstoffbedarfs für submaximales Training »einschließlich Langzeitausdauertraining nach der Aufnahme einer Nahrungsergänzung mit anorganischem Nitrat in Form eines Naturprodukts mit keinem anderen bekannten Mittel erreicht werden kann«.[206]

Neben Rote-Bete-Saft gehören zu den Nahrungsmitteln, die sich günstig auf die Produktion von Stickstoffmonoxid auswirken und das Herz schützen, Fisch, grünes Gemüse, dunkle Schokolade, Rotwein (ein Glas pro Tag – nicht die ganze Flasche!), Granatapfelsaft, grüner oder schwarzer Tee und Haferporridge. Meiden oder beschränken sollte man hingegen die üblichen Verdächtigen: Fleisch und industriell verarbeitete Lebensmittel. Neben der richtigen Ernährung hat sich gezeigt, dass die Nahrungsergänzung mit der Aminosäure L-Arginin die Stickstoffmonoxidproduktion steigert, wobei der Erfolg vom Alter und den Erbanlagen abhängt. Diese einfachen Veränderungen in Ihrer Ernährung könnten neben der Nasenatmung der Schlüssel zur lebenslangen Gesundheit des Herz-Kreislauf-Systems sein.

Die meisten von uns denken nicht eine Sekunde lang an die Gesundheit ihres kardiovaskulären Systems. Wir gehen einfach davon aus, dass das Herz seine Aufgaben in jedem Fall siebzig Jahre oder länger erfüllen wird. Aber Herzprobleme sind nicht auf Menschen mit einer entsprechenden gesundheitlichen Vorbelastung beschränkt, sie treten auch bei jungen und ansonsten völlig gesunden Menschen auf. Solchen vermeidbaren Herzproblemen kann man ganz einfach vorbeugen, indem man seinen Stickstoffmonoxidspiegel erhöht und seine Atemgewohnheiten verändert.

Im Jahr 1909 veröffentlichte der amerikanische Physiologe Dr. Yandell Henderson bahnbrechende Ergebnisse über die Beziehung zwischen Atmung und Herzfrequenz.[207] Sie sind auch heute noch relevant. In einem Beitrag mit dem Titel *Acapnia and Shock – Carbon Dioxide as a Factor in the Regulation of Heart Rate* (Akapnie und Schock – Kohlendioxid als Faktor zur Regulierung der Herzfrequenz) beschreibt Henderson, wie er in der Lage war, die Herzfrequenz von Hunden nach Belieben zu regulieren, von vierzig Schlägen oder weniger pro Minute bis zu zweihundert oder mehr, nur indem er ihre Atmung veränderte. Henderson bemerkte, dass selbst eine »leichte Reduzierung des Kohlendioxids im Blut eine Beschleunigung der Herzfrequenz verursachte«.[208]

Vor ein paar Jahren habe ich mit einer etwa dreißigjährigen Frau namens Tessa gearbeitet, die über Herzprobleme klagte, die durch einen schnellen Herzschlag gekennzeichnet waren. Ihr Ruhepuls lag bei rund neunzig Schlägen pro Minute (die durchschnittliche Herzfrequenz liegt zwischen sechzig und achtzig Schlägen pro Minute), was ihr das Gefühl gab, dass ihr »Herz gleich aus der Brust springen würde«. Dieses Gefühl war für Tessa ein großer Stressfaktor. Sie hatte bereits eine Reihe von Spezialisten zurate gezogen, doch körperlich schien mit ihr alles in Ordnung zu sein.

Um dem Problem auf den Grund zu gehen, hatte Tessa sich mehreren körperlichen Untersuchungen unterzogen und es war ein EKG erstellt worden. Die gute Nachricht war, dass ihr Herz-Kreislauf-System gesund war. Die schlechte Nachricht war, dass es immer noch keine Erklärung und keine Lösung für ihr Dilemma gab. Nach der Diagnose war sie überzeugt, an einer Krankheit zu leiden, die die moderne Medizin nicht zu heilen vermochte.

Leider ist Tessa mit ihren Problemen nicht allein. Der verstorbene Pneumologe Dr. Claude Lum schrieb eine Reihe von Artikeln, in denen er exakt ebendiese Erfahrungen an Patienten ohne körperliche Anomalien, aber mit dem gleichen Symptommuster beschreibt. All diesen Fällen gemeinsam war eine Tendenz zum Überatmen – eine scheinbar harmlose Gewohnheit, die als »mysteriöse Ursache« hinter zahlreichen Beschwerden und Gebrechen auf allen medizinischen Spezialgebieten gilt.[209]

Nachdem Tessa und ihr Ehemann die herkömmlichen Lösungsmöglichkeiten ausgeschöpft hatten, stießen sie zufällig auf meine Arbeit. Sie waren erleichtert zu hören, dass Überatmen tatsächlich zu Herzklopfen mit ungewöhnlich schnellem Herzschlag führen kann. Da sie nichts zu verlieren hatten, meldeten sich sowohl Tessa als auch ihr Mann zu meinem Kurs an.

Als Tessa in der Klinik ankam, schien sie ein Bild an Gesundheit zu sein, Anfang dreißig, schlank und zierlich gebaut. Einige Augenblicke lang beobachtete ich ihre Atmung, ohne dass sie es bemerkte. Sie schien durchgängig durch die Nase zu atmen, aber mir fiel auf, dass sie alle paar Minuten seufzte, ihre Schultern hob und einen großen Atemzug nahm. Ich hatte über die Jahre hinweg viele Male beobachtet, wie sich regelmäßiges Seufzen auswirkt, oft bei Menschen, die zu Angstgefühlen neigen. Genau wie die Mundatmung ist es eine Gewohnheit, die normalerweise unbemerkt bleibt. Ich erklärte Tessa, dass es für die Beseitigung ihrer Herzbeschwerden ausgesprochen wichtig sei, dass sie sich das regelmäßige Seufzen abgewöhnt.

Obwohl ein Seufzer meist unbewusst geschieht, haben wir immer noch ein gewisses Maß an Kontrolle, um dieses Verhaltensmuster zu reduzieren und zu beseitigen. Ich erklärte Tessa, dass sie den Atem anhalten oder stattdessen schlucken sollte, wenn sie das Bedürfnis zu seufzen verspürte. Wenn sie versehentlich einen Seufzer zuließ, sollte sie den Atem danach zehn Sekunden lang anhalten, um die Überatmung auszugleichen. Ich brachte ihr auch eine Entspannungsübung bei und zeigte ihr die Übung »Reduziert und richtig atmen«, die sie sechsmal am Tag jeweils für zehn Minuten ausführte. Außerdem begann Tessa, ihrer Atmung den ganzen Tag über mehr Aufmerksamkeit zu schenken, sodass ihr Atem stets ruhig und entspannt blieb.

Als das Paar eine Woche später wiederkam, erklärte Tessa, dass sie sich viel ruhiger fühlte und überbrachte mir die fantastische Nachricht, dass ihr Puls auf durchschnittlich sechzig bis siebzig Schläge pro Minute zurückgegangen war. Tessas Fall war eine meiner ersten Erfahrungen mit der Auswirkung des Überatmens auf die kardiovaskuläre Gesundheit. Ich werde diese Erfahrung nie vergessen. Tessas Geschichte zeigt sehr deutlich, wie Überatmen uns auf ganz verschiedene Art und Weise – und möglicherweise ernsthaft – zu beeinträchtigen vermag.

Um die Effekte der Atmung auf die Herzfrequenz zu demonstrieren, fordere ich meine Kursteilnehmer häufig auf, ihren Puls zu fühlen und in schneller Folge sechs oder sieben große Atemzüge durch den Mund zu nehmen – innerhalb von Sekunden spüren sie, wie ihr Puls sich beschleunigt. Dann bitte ich die Kursteilnehmer, sanft, langsam und entspannt zu atmen und zu beobachten, wie sich der Puls verlangsamt. Wenn die Atemfrequenz und das Atemzugvolumen einen so unmittelbaren und signifikanten Einfluss auf das Herz haben, müssen wir uns fragen, welche Auswirkungen schlechte Atemgewohnheiten auf die langfristige Herzgesundheit haben können.

Das Herz erfüllt eine lebenswichtige Körperfunktion und wie alle Muskeln ist es auf eine ausreichende Durchblutung und Sauerstoffversorgung angewiesen, um richtig arbeiten zu können. Wie Henderson nachgewiesen hat, führt Überatmung bei normalen Stoffwechselbedingungen zu einer reduzierten Konzentration von Kohlendioxid im Blut.

Dieser Zustand der Hypokapnie (von Henderson Akapnie genannt) kann die Herzfunktion beeinträchtigen, da er die Blutzirkulation verringert und die Durchblutung des Herzens reduziert.[210] Da niedrige Kohlendioxidwerte im Blut den Sauerstoff stärker an die roten Blutkörperchen binden, führt dies zu einer verminderten Sauerstoffversorgung des Herzens.[211] Auf der anderen Seite führt die Erhöhung des Kohlendioxidgehaltes im Blut, indem man das Atemzuguvolumen reduziert und normalisiert, zu einer verbesserten Durchblutung und damit zu einer erhöhten Sauerstoffverfügbarkeit – wodurch das Herz sofort und zuverlässig mit Sauerstoff versorgt wird.

Herzstillstand bei Sportlern

Jedes Jahr sterben leistungsfähige und gesunde junge Sportler am sogenannten Sekundentod oder plötzlichen Herzstillstand. Diese Todesfälle haben weitreichende Auswirkungen, nicht nur auf Familien, Freunde und Mitschüler, sondern auf ganze Gemeinschaften.

Cormac McAnallen spielte Gaelic Football für seine Heimat, den County Tyrone, und gewann während seiner Karriere so gut wie jede Auszeichnung, die man in diesem Sport gewinnen kann. Er war Student an der Queen's University Belfast und am University College Dublin und wurde 2004 zum Absolventen des Jahres der Queens University ernannt.

Am 2. März 2004 starb Cormac im Alter von nur vierundzwanzig Jahren plötzlich im Schlaf an einem unbemerkten Herzleiden. Cormac wurde von Angehörigen aller Gesellschaftsschichten geehrt, einschließlich der irischen Präsidentin Mary McAleese, die ihn »einen der größten gälischen Fußballspieler seiner Zeit« nannte.[212]

Wie kann es sein, dass gesunde Athleten ohne weitere offensichtliche Risikofaktoren einen Herzstillstand erleiden oder Anomalien im EKG aufweisen? Diese Frage weckte während der Recherche zu diesem Buch meine Neugier. Schließlich sind die meisten Sportler in der Blüte ihrer Jahre, ernähren sich gut, rauchen nicht, haben einen normalen Cholesterinspiegel und Blutdruck und achten grundsätzlich auf ihre Gesundheit. Abgesehen von der genetischen Veranlagung, über die wir natürlich keinerlei Kontrolle haben, stellt sich die Frage, welche anderen Faktoren das Risiko eines Herzstillstands bei Sportlern erhöhen könnten.

Auf der Suche nach den Gründen für ungeklärtes Herzversagen bei jungen Sportlern haben mehrere Studien EGK-Anomalien untersucht, um einen Zusammenhang zwischen dem Erregungsleitungssystem, das den Herzrhythmus steuert, und einem plötzlichen Herztod zu finden.[213]

Wenn das Herz nicht normal schlägt – also entweder zu schnell, zu langsam oder unregelmäßig –, spricht man von Herzrhythmusstörungen. Zum Herzstillstand kommt es, wenn die elektrischen Impulse, die den Zeitpunkt und den Rhythmus des Herzschlags steuern, durcheinandergeraten. Wenn das geschieht, ist das Herz nicht mehr in der Lage,

Blut effizient durch den Körper zu pumpen. Und wenn dieser Zustand nicht unverzüglich behandelt wird, tritt unweigerlich der Tod ein.[214]

Um die Überlebenschancen zu erhöhen, ist eine sofortige kardiopulmonale Reanimation (CPR) mit Herzdruckmassage und Mund-zu-Mund-Beatmung sowie anschließender Defibrillation unerlässlich. Obwohl der Herzstillstand oft ohne Vorwarnung auftritt, gibt es manchmal Anzeichen wie unregelmäßige Herzfrequenz, Brustschmerzen, Schwindel, Ohnmacht, Blackouts und grippeähnliche Symptome. Kurz vor dem Herzstillstand fühlt sich der Sportler möglicherweise benommen oder unwohl und bricht dann zusammen. Die Atmung setzt aus und er verliert schnell das Bewusstsein, wenn Blut und Sauerstoff nicht mehr in ausreichender Menge ins Gehirn gelangen. Wenn die Durchblutung nicht innerhalb weniger Minuten wiederhergestellt wird, kann es zu irreparablen Hirnschäden und in der Folge zum Tod durch plötzliches Herzversagen und Kreislaufstillstand kommen.

Ein EKG (Elektrokardiogramm) ist die Aufzeichnung der elektrischen Aktivität des Herzens, wobei die Frequenz und Regelmäßigkeit des Herzschlags gemessen werden. So können auch Schäden am Herzmuskel erkannt werden. Bei der Auswertung von EKG-Anomalien achten Ärzte auf bestimmte Indikatoren, die mit einer Reihe lebensbedrohlicher Herzerkrankungen zusammenhängen.[215]

Studien haben ergeben, dass bestimmte EKG-Änderungen bei jungen Sportlern häufig auftreten und in der Regel Anpassungsreaktionen des Herzens auf regelmäßiges Training widerspiegeln. Bestimmte abnorme EKG-Muster, wie z. B. die T-Wellen-Inversion und die ST-Senkung, erwiesen sich jedoch als potenzielle Vorboten für einen plötzlichen und unerwarteten Herzstillstand während des Trainings.[216] Deutlich anormale EKGs bei jungen und scheinbar gesunden Sportlern können erste Hinweise auf eine zugrunde liegende Herzerkrankung sein.[217]

Die ST-Senkung gilt als ein Anzeichen für eine reduzierte Durchblutung der Herzgefäße,[218] und es scheint einiges darauf hinzudeuten, dass ein Zusammenhang zwischen der ST-Senkung und dem Risiko eines plötzlichen Herztodes besteht. In einer Studie, an der 1769 Männer ohne offensichtliche koronare Herzkrankheiten teilnahmen, traten in den folgenden achtzehn Jahren insgesamt zweiundsiebzig Todesfälle auf. Bei allen zeigte sich auf dem EKG eine asymptomatische ST-Senkung während des Trainings.[219]

Weiter oben habe ich beschrieben, wie Überatmung den Blutfluss und die Sauerstoffzufuhr zum Herzen verringert. An dieser Stelle stellt sich die Frage, ob die Menge an Luft, die wir atmen, eine Rolle bei der Entstehung eines Herzstillstands spielt. Dies könnte meines Erachtens ein wichtiger Faktor für die Untersuchung des plötzlichen Herztodes bei jungen Sportlern sein.

Eine Studie, die von Forschern der griechischen Universität Patras durchgeführt wurde, hat gezeigt, dass die Menge der Luft, die wir atmen, zu Veränderungen im EKG führen kann.[220] Während der Studie erhöhten insgesamt vierhundertvierundsiebzig gesunde Probanden ohne offensichtliche Herzerkrankung für fünf Minuten ihre Atemfrequenz auf mehr als dreißig Atemzüge pro Minute, um die Effekte der Hyperventilation herbeizuführen. Die EKG-Messwerte zeigten bei zweiundsiebzig Probanden Anomalien, unter anderem auch ST-Senkungen und T-Wellen-Inversionen, wobei 80,5 Prozent der Anomalien innerhalb der ersten Minute der Hyperventilation auftraten. Interessanterweise ergab die Studie, dass Alter, Geschlecht, Rauchen und Bluthochdruck keinen Einfluss auf die Häufigkeit der Anomalien hatten. Dies zeigt, dass auch vollkommen gesunde Personen anfällig für durch Hyperventilation verursachte Anomalien sein können.

Wenn eine Erhöhung der Atemfrequenz auf dreißig Atemzüge pro Minute über fünf Minuten hinweg zu EKG-Anomalien führen kann, welche Auswirkungen hat dann schweißtreibendes Training auf das Herzkrankheitsrisiko eines Sportlers, wenn man bedenkt, dass die Luftzufuhr bei mäßiger bis intensiver Aktivität auf fünfzig bis siebzig Atemzüge pro Minute ansteigen kann? Sollte man Sportlern nicht beibringen, wie man ein gesundes Atemzugvolumen während des Trainings sicherstellt, um die Auswirkungen der Überatmung auf die kardiovaskuläre Gesundheit zu verringern?

Penny ist Gesundheits- und Fachkrankenpflegerin für Kardiologie und arbeitet seit dreißig Jahren in einem Krankenhaus in Limerick. Als gesunde und fitte Frau mit normaler Statur machte sich Penny Sorgen, als sie in ihren Sechzigern bei sich Symptome von Herzrhythmusstörungen bemerkte. Das Problem hatte sich in den letzten Jahren schleichend entwickelt. Penny beschrieb das Gefühl als »einen großen Schmetterling, der in der linken Seite meiner Brust flatterte«. Es konnte zu jeder Tages- und Nachtzeit auftreten und dauerte manchmal acht Stunden oder länger.

Alles fing an, als Pennys Job anspruchsvoller wurde, sie zusätzliche Verantwortung übernahm und länger arbeitete. Irland erlebte seit einigen Jahren eine Wirtschaftskrise, die zu zahlreichen Einschnitten in unserem Gesundheitssystem führte. Die Hauptlast dieser Veränderungen trug das Personal: die Gesundheits- und Krankenpfleger übernahmen die zusätzliche Arbeitsbelastung. Penny entwickelte in der Folge Angstzustände, die sie als Hauptursache für ihre Herzrhythmusstörungen ansah.

Wenn eine Episode von Herzrhythmusstörungen begann, verspürte Penny das Bedürfnis nach mehr Sauerstoff. Um diesen Lufthunger zu stillen, steigerte ihr Körper ihre Angst und damit ihre Atmung, was wiederum Herzrasen verursachte. Mit dieser Rückwirkung der Symptome auf ihre Beschwerden begann ein Teufelskreis.

Ich traf Penny in meiner Klinik in Limerick und beobachtete, dass sie sowohl durch die Nase als auch durch den Mund atmete. Ihre Atmung war erkennbar, sie atmete in den Brustkorb, und es gab keine natürliche Pause nach dem Ausatmen. Ihr BOLT-Wert lag bei 8 Sekunden, sodass ich keinen Zweifel daran hatte, dass sie chronisch hyperventilierte: Dies konnte die mögliche Ursache für ihre Herzprobleme sein. Um Pennys Atmung wiederherzustellen, brachte ich ihr bei, wie sie mit Unterstützung des Zwerchfells atmen kann. Ich wies sie an, eine Hand auf ihre Brust und eine Hand direkt über ihren Bauchnabel zu legen, damit sie spüren konnte, wo ihre Atmung einsetzte, und ihren Atem leichter in den Bauch lenken konnte. Einatmen: Bauch raus. Ausatmen: Bauch rein. Pennys nächster Schritt war es, mit den Händen etwas Druck auf Brust und Bauch auszuüben, sodass sie einen leichten Widerstand gegen ihre Atmung erzeugte. In Blöcken von drei Minuten versuchte Penny, ihre Atmung zu beruhigen, sanft zu verlangsamen und weniger Luft in ihren Körper gelangen zu lassen, um einen leichten Luftmangel zu erzeugen. Ich habe Penny gebeten, diese Übung fünfmal am Tag zehn Minuten lang durchzuführen. Der Rest ihres einfachen Programms bestand darin, ständig durch die Nase zu atmen und den Mund nachts mit einem medizinischen Klebeband zu verschließen, um sicherzustellen, dass sie auch während des Schlafens nicht durch den Mund atmete.

Penny kam in den folgenden Wochen mehrere Male zu mir, und in der dritten Woche hatte sich ihr BOLT-Wert auf 25 Sekunden erhöht. Und was noch viel wichtiger war: Ihre Symptome waren deutlich zurückgegangen.

Die Übung, die ich Penny beibrachte, ist der von Dr. Claude Lum entwickelten Papworth-Methode sehr ähnlich. Dr. Lum war bekannt für seine Forschungen zur Überatmung und wurde als »der Archetyp des fürsorglichen Arztes« beschrieben: sympathisch und überaus geduldig, insbesonders im Umgang mit Menschen mit psychosomatischen Erkrankungen.[221] 1959 war Dr. Lum im Papworth Hospital in Cambridge Teil eines Teams, das sich mit der Entwicklung kardiopulmonaler Bypasstechniken (Herz-Lungen-Maschinen) beschäftigte, und in den folgenden Jahrzehnten wuchs sein Interesse für gewohnheitsmäßige Hyperventilation. Gemeinsam mit einem Team von Physiotherapeuten entwickelte er die Papworth-Methode, um diese weit verbreitete Atemstörung zu behandeln. Dr. Lum setzte sich mit Vorträgen und Artikeln, von denen viele in angesehenen medizinischen Fachzeitschriften wie *The Lancet*, dem *Journal of the Royal Society of Medicine* und dem *Journal of Psychosomatic Research* veröffentlicht wurden, sehr dafür ein, ein größeres Bewusstsein für das Krankheitsbild des Überatmens zu schaffen.[222] Als echter Ausnahme-Arzt verfügte er über den nötigen Antrieb und Mut, einen großen Teil seines Arbeitslebens auf dieses Thema zu verwenden, um damit die eigentliche Ursache so vieler Zivilisationskrankheiten aufzudecken, die sonst bestenfalls symptomatisch mit Medikamenten behandelt werden.

Herzinfarkt

Der Myokardinfarkt, besser bekannt als Herzinfarkt, tritt auf, wenn die Durchblutung des Herzens stark eingeschränkt oder ganz unterbrochen ist. Die Unterbrechung des Blutflusses führt zu Sauerstoffmangel, wodurch Teile des Herzmuskelgewebes geschädigt werden oder ganz absterben. Herzinfarkte treten häufig während oder nach körperlicher

Anstrengung oder emotionalem Stress auf. Beide Umstände erhöhen das Atemzugvolumen, und wenn das Atemzugvolumen größer ist als der Stoffwechsel es benötigt, wird der Lunge und dem Blut Kohlendioxid entzogen. Dies wiederum führt zu einer verminderten Durchblutung und reduzierten Sauerstoffversorgung des Herzens.[223]

Bis zu zehn Prozent der Herzinfarktpatienten zeigen Symptome, die auf eine Hyperventilation zurückzuführen sind. In einer speziellen Studie zeigten drei bis sechs Prozent der Patienten bereits kurz nach dem Herzinfarkt normale Befunde in der Koronarangiographie, was darauf hindeutet, dass die Infarkte nicht auf eine zugrunde liegende Herzkrankheit zurückzuführen sind, sondern auf Überatmung.[224]

Eine verminderte Durchblutung des Herzmuskels durch Hyperventilation kann bei manchen Menschen ganz oder teilweise für den Herzinfarkt verantwortlich sein. Folglich können die Art und Weise, wie wir atmen, und die daraus resultierenden Mengen an Kohlendioxid in unserem Blut erhebliche Auswirkungen auf die Gesundheit und Funktion unseres Herzens haben.

Auf den folgenden Seiten widmen wir uns der Frage, ob Patienten mit Herzproblemen – einschließlich derjenigen, die bereits einen Herzinfarkt erlitten haben – stärker als normal atmen, ob Atemübungen zur Korrektur des Atemzugvolumens das Risiko für weitere Herzprobleme verringern können und ob eine Überatmung während der Reanimation deren Ausgang beeinträchtigen kann.

Herzkrankheiten und Hyperventilation

Menschen mit bestimmten Herzerkrankungen neigen dazu, stärker und intensiver zu atmen als Gesunde. Viele von ihnen zeigen eine Verringerung der Symptome, wenn ihr Atemzugvolumen auf ein normales Maß reduziert wird. Wenn diese Menschen zunächst die Übung »Reduziert und richtig atmen« praktiziert hätten, würden sie dann ein geringeres Risiko haben, Herzkrankheiten zu entwickeln?

Eine Studie an zwanzig Patienten mit mittelschwerer bis schwerer chronischer Herzinsuffizienz zeigte, dass diese Personen ein Atemzugvolumen zwischen 15,3 und 18,5 Liter pro Minute hatten.[225] Angesichts der Tatsache, dass das normale Atemzugvolumen zwischen vier und sechs Liter pro Minute beträgt, hatte jeder dieser Patienten ein Atemzugvolumen, das für zwei oder drei Personen ausreichen würde. Diese und ähnliche Studien zeigen, dass Patienten mit chronischer Herzinsuffizienz und nach einem Herzinfarkt häufig zu intensiv atmen.[226] Patienten mit schwerer Atmung klagten auch bei körperlicher Anstrengung über ein Gefühl der Atemnot. Das verwundert nicht, wenn man berücksichtigt, dass die Art und Weise, wie man im Ruhezustand atmet, darüber entscheidet, wie man während körperlicher Belastung atmet. Im Ruhezustand deutlich erkennbar in den Brustkorb zu atmen, führt zu erhöhter Atemnot beim Training, und der Teufelskreis des Überatmens nimmt seinen Lauf.

Aus diesen Forschungsarbeiten geht hervor, dass die Art und Weise, wie wir atmen, die Herzgesundheit beeinflusst und dass ein erhöhtes Atemzugvolumen mit dem Schweregrad der chronischen Herzinsuffizienz korreliert. Das Überatmen verringert nicht nur die Fähigkeit des Herzens, Blut durch den Körper zu pumpen. Ein übermäßiges Atemzugvolumen verringert auch die Blutzufuhr zu einem Teil des Herzmuskels, was zu einer unzureichenden Sauerstoffversorgung führt. In einer Studie aus dem Jahr 2004, die im *European Journal of Cardiovascular Prevention and Rehabilitation* veröffentlicht wurde, wurden fünfundfünfzig Männer zwei Monate nach einem Herzinfarkt untersucht.[227] Nachdem sie ein Programm mit Atemübungen absolviert hatten, ging das Atemzugvolumen pro Minute deutlich zurück – um etwa fünfzig Prozent, von 18,5 auf 9,8 Liter. Wenn man wiederum bedenkt, dass das normale Atemzugvolumen pro Minute vier bis sechs Liter beträgt, macht diese Studie deutlich, dass Herzinfarktpatienten weit mehr atmen als nötig, dass dieses zu hohe Volumen jedoch durch einfache Atemübungen normalisiert werden kann.

Darüber hinaus zeigten die Patienten, die diese Atemübungen durchführten, eine Erhöhung der Kohlendioxidkonzentration im Blut von 33,2 mmHg auf das Maximum innerhalb des Normbereichs, 44,2 mmHg. Aufgrund der Verbesserungen des Atemzugvolumens und der Lungenfunktion empfehlen die Verfasser der Studie ein Atemtraining als eine wertvolle Rehabilitationsmaßnahme nach einem Herzinfarkt.[228] Andere Studien bestätigen diese Vorteile und belegen, wie Atemübungen die Lungenfunktion nachhaltig positiv beeinflussen und die Symptome von Herzproblemen reduzieren können.[229]

Hyperventilation während der Reanimation

Wir haben deutlich gesehen, wie die Wirkung der Übung »Reduziert und richtig atmen« den Blutfluss und die Sauerstoffversorgung verbessern und vielleicht sogar Herzinfarkte bei Menschen verhindern kann, die zu viel atmen. Das Überatmen kann zahlreiche gesundheitliche Probleme hervorrufen. Doch es ist darüber hinaus mit einem weiteren, noch größeren Risiko verbunden, das über Leben und Tod entscheiden kann.

Die Herz-Lungen-Wiederbelebung oder kardiopulmonale Reanimation (CPR) wird im Falle eines Herzstillstands durchgeführt, um die normale Gehirnfunktion zu gewährleisten, bis weitere Maßnahmen zur Wiederherstellung der Blutzirkulation und der Atmung ergriffen werden können. Wir wissen, dass Hyperventilation zu einer verminderten Durchblutung und so zu einer verminderten Sauerstoffversorgung des Herzens führt,[230] aber Studien zeigen auch, dass sich eine übermäßige Beatmung während der CPR negativ auf die Überlebenschancen auswirkt.[231]

Forscher untersuchten Fälle, in denen eine Herz-Lungen-Wiederbelebung unter übermäßiger Luftzufuhr durch gut ausgebildetes, aber übereifriges Rettungspersonal zum Tod führte.[232] Trotz ihrer Ausbildung erzeugten diese medizinischen Fachkräfte bei ihren Patienten die Effekte einer Hyperventilation, indem sie versuchten, sie durch höhere Beatmungsfrequenzen als nötig wiederzubeleben. Es wird vermutet, dass der hohe Druck auf die Atemwege, der dadurch entsteht, dass dem Patienten mehr Luft verabreicht wird als nötig, eine schädliche – und in letzter Konsequenz tödliche – Auswirkung auf die Blutzirkulation des Patienten hat. Eine Studie zu dem Thema schließt mit folgendem Warnhinweis: »Um diese neu identifizierten und tödlichen Folgen der Überbeatmung während der Herz-Lungen-Wiederbelebung zu reduzieren, ist eine zusätzliche Ausbildung der Anwender der CPR dringend erforderlich.«[233]

Wenn man sich die oben genannten Ergebnisse ansieht, ist es erschreckend, festzustellen, dass ausgerechnet das Verfahren, das Leben retten soll, in Wahrheit den gegenteiligen Effekt haben könnte. Noch erschreckender ist es, wenn man bedenkt, dass der Zusammenhang zwischen Atemzugvolumen und Blutfluss zum Herzen erstmals bereits vor über einem Jahrhundert dokumentiert wurde. Glücklicherweise gab es seit 2007 gewaltige Veränderungen bei den CPR-Maßnahmen. Zunehmend liegt der Schwerpunkt während der CPR jetzt auf der Herzdruckmassage zum Erhalt der Durchblutung und nicht mehr auf der Mund-zu-Mund-Beatmung.

Im Laufe der Jahre habe ich viele junge Sportler auf allen Leistungsniveaus erlebt, die für ihr jeweiliges Trainingsniveau zu intensiv atmen. In diesem Kapitel habe ich versucht, die Zusammenhänge zwischen zu hohem Atemzugvolumen, reduzierter Sauerstoffversorgung des Herzens und daraus resultierenden EKG-Anomalien, Herzinfarkt und chronischen Herzerkrankungen darzustellen. Es liegt nahe zu vermuten, dass ein nicht gut mit Sauerstoff versorgtes Herz schlechter in der Lage ist, den Anforderungen eines intensiven Trainings gerecht zu werden. Dennoch lese ich jeden Monat Berichte über Kinder, Jugendliche und junge Erwachsene, die in der Blüte ihres jungen Lebens an unentdeckten Herzerkrankungen starben. Ich frage mich dann oft: Hätte diese Tragödie verhindert werden können, wenn das Opfer dazu angehalten worden wäre, normal und durch die Nase zu atmen? Ob bei Sportlern oder unsportlichen Menschen – wir müssen dem Atemzugvolumen dringend mehr Aufmerksamkeit widmen und ein verbessertes Bewusstsein dafür schaffen. Wenn dadurch auch nur ein einziges junges Leben gerettet werden könnte, wäre das die Mühe wert.

KAPITEL 12

Trainingsbedingtes Asthma behandeln

Als der heute dreiundvierzigjährige Julian ein Kind war, wurde sein Asthma unter anderem mit Hustenmitteln behandelt. Reisen an die Küste wurden in der Hoffnung verordnet, die Meeresluft würde die Atemprobleme lindern, und auch das Einatmen von Dampf aus einem Kochtopf wurde als Heilmittel versucht. Julian erinnert sich daran, dass er in manchen Nächten so schlecht Luft bekam, dass er wachblieb und den Kopf aus dem Fenster hielt, um zu versuchen zu atmen. Jeder, der in den 1970er- und 1980er-Jahren als Kind an Asthma litt, kann wahrscheinlich bezeugen, dass seine besorgten Eltern alles Erdenkliche versucht haben, um ihrem Kind das Atmen zu ermöglichen.

In den späten 1980er-Jahren wurden Julian – neben regelmäßigen Krankenhausbesuchen zur Inhalationstherapie – verschiedene lindernde und vorbeugende Medikamente verschrieben. Dieser nie endende Zyklus von Medikamenteneinnahme und Krankenhausaufenthalten dauerte viele Jahre. Und obwohl Julian versuchte, sich fit zu halten, merkte er oft, dass er nicht atmen konnte, besonders während der frühen Morgenstunden.

2006 nahm Julian Asthmamedikamente in immer höheren Dosen ein, während sein Fitness-Level allmählich abnahm. Es war ein vollkommen unproduktiver Kreislauf, der anfing, seine Gesundheit und sein Wohlbefinden ernsthaft zu beeinträchtigen. Julians Geschichte ist typisch für Menschen mit mittlerem bis schwerem Asthma: Obwohl Sport bei Asthma sehr hilfreich sein kann, neigen viele Betroffene dazu, ihn aus Angst vor einem Anfall zu vermeiden.

Anfang 2007 besuchte Julian einen meiner Kurse in Dublin, bei dem wir uns auf das Atmen durch die Nase, das »Reduziert und richtig atmen« und das Praktizieren von Atempausen während des Gehens konzentrierten. Julian nahm am Tag nach dem Kurs die letzte Dosis seiner Bedarfsmedikation.

Innerhalb von sechs Monaten hatte sich Julians Asthma drastisch gebessert, und Weihnachten 2007 setzte er auch seine vorbeugenden Medikamente ab. Seine Fitness verbesserte sich und er war jetzt in der Lage, fünfmal pro Woche eine Meile am Tag zu schwimmen. Im Jahr 2008 versah Julians Hausarzt dessen Krankenakte mit dem Vermerk »Asthma abgeklungen«. In den nächsten drei Jahren entwickelte sich Julians Trainingsplan dahingehend, dass er pro Woche insgesamt acht Stunden trainierte: Er absolvierte hochintensives Indoor-Cycling, Zirkeltraining und Stretching-Kurse. Ergänzend setzte er die Techniken zur Nasenatmung und zur Reduzierung des Atemzugvolumens ein, die er in meinem Kurs gelernt hatte.

Diese Veränderungen, kombiniert mit einer Anpassung seiner Essgewohnheiten, ermöglichten es Julian, seine Leistungsfähigkeit zu verbessern und von mehr Energie und Ausdauer auf einem höheren Aktivitätsniveau zu profitieren. Im Alter von vierzig Jahren lief Julian fünf Halbmarathons und legte über 1 200 Trainingskilometer zurück. In seinem dritten Halbmarathon erzielte er seine persönliche Bestzeit von 1:46 Stunden, zwei Wochen später absolvierte er den Marathon in Berlin mit 3:57 Stunden. Nach dem Berlin-Marathon lief er den Dublin-City-Marathon in vier Stunden. Binnen sechs Monaten hatte Julian seine Halbmarathonzeit um mehr als acht Minuten verkürzt.

In sechs Jahren hatte Julian einen bemerkenswerten Weg zurückgelegt: von einer zufälligen Begegnung mit einem meiner Bücher und dem Besuch meines Atemkurses über die Verbesserung seiner Fitness und das Absetzen der Asthma-Medikamente bis zum Laufen von Halb- und Vollmarathons in einer sehr respektablen Zeit.

Das Wort Asthma stammt aus dem Griechischen und bedeutet »schweres Atemholen«. Obwohl Asthma schon sehr lange existiert, betrifft es heute mehr Menschen als je zuvor. Trainingsbedingtes Asthma betrifft schätzungsweise vier bis zwanzig Prozent der Gesamtbevölkerung und elf bis fünfzig Prozent bestimmter Sportlergruppen.[234] Interessanterweise zeigte eine Studie, dass, während fünfundfünfzig Prozent der Fußballer und fünfzig Prozent der Basketballer verengte Atemwege aufweisen, welche Asthma begünstigen, Wasserballspieler deutlich weniger Asthmasymptome zeigen.[235] Weiter unten in diesem Abschnitt werden wir untersuchen, woran das liegen könnte.

Was verursacht Asthma? Zu den gängigsten Theorien gehört die Hygiene-Theorie. Sie stützt sich auf die Annahme, dass zu viel Sauberkeit dazu führt, dass Kinder nicht genügend Krankheitserregern ausgesetzt sind, was ihr Immunsystem im späteren Leben beeinträchtigt. Eine zweite häufig angeführte Erklärung ist eine Zunahme der Umweltverschmutzung. Doch obwohl dies durchaus ein Auslöser sein kann, ist es nicht unbedingt die Ursache. Zum Beispiel hat der Westen Irlands, in dem ich lebe, eine hohe Asthma-Rate, aber eine sehr gute Luftqualität.

Könnte es einen anderen Faktor geben, der eine Rolle bei der Entstehung von Asthma spielt – vielleicht gewohnheitsmäßiges Überatmen? Wäre dies der Fall, dann könnte eine Verringerung des Atemzugvolumens sicherlich zu einem Rückgang der Beschwerden führen. Indem wir die Ursachen und Symptome von Asthma und die physiologischen Veränderungen betrachten, die sich aus der Erkrankung ergeben, können wir feststellen, wie wichtig Atemübungen bei der Behandlung von Asthma sein können.

Da das Krankheitsbild von Asthma durch Atembeschwerden gekennzeichnet ist, wäre es eine logische Herangehensweise, die Ursache zunächst bei schlechten Atemgewohnheiten zu suchen. Die Behandlung von Asthma von dieser Warte aus anzugehen, ist nicht neu; so gingen bereits der griechische Arzt Galen und im Mittelalter Paracelsus vor. Beide empfahlen zur Behandlung von Husten und verengten Atemwegen Atempausen und Atemübungen.[236]

Die Häufigkeit von Asthma nimmt im Verhältnis zum Wohlstand zu. Wachsender Wohlstand führt zu einer Veränderung des Lebensstandards: Nahrungsmittel werden stärker industriell verarbeitet, der Wettbewerbsdruck nimmt zu, Häuser werden luftdicht gedämmt, wir bewegen uns weniger, und die meisten Berufe werden im Sitzen ausgeübt. Vor fünfzig Jahren waren unsere Lebens- und Arbeitsbedingungen ganz andere, und die Asthma-Raten lagen deutlich niedriger. Damals aßen die Menschen mehr naturbelassene Lebensmittel, waren geringerem Wettbewerbsdruck ausgesetzt, die Häuser waren zugiger, und die meisten Berufe waren mit körperlicher Arbeit verbunden. Der damalige Lebensstil war einem normalen Atemzugvolumen eher förderlich, sodass Asthma weitaus seltener auftrat.

Als normales Atemzugvolumen eines gesunden Erwachsenen betrachtet man sechs Liter Luft pro Minute,[237] wohingegen Erwachsene mit Asthma im Ruhezustand ein Atemzugvolumen von zehn bis fünfzehn Litern pro Minute aufweisen,[238] also zwei- bis dreimal mehr als erforderlich. Stellen Sie sich vor, welche Auswirkungen es auf das respiratorische System hat, wenn jemand jeden Tag die ganze Zeit über zwei- bis dreimal so viel atmet wie nötig!

Eine normale Atmung im Ruhezustand geht mit regelmäßigen, nicht hörbaren Atemzügen einher, die vom Bauch ausgehen und durch die Nase eingesogen und ausgeblasen werden. Menschen mit Asthma zeigen hingegen eine gewohnheitsmäßige Mundatmung mit regelmäßigem Seufzen, Schniefen und sichtbaren Bewegungen der oberen Brust. Wenn sich das Asthma verschlimmert, nehmen je nach Schwere der Erkrankung Symptome wie das asthmatypische Pfeifen, die Atemnot und die erhöhte Atemfrequenz zu.[239] Mit anderen Worten: Je schwerer das Asthma wird, desto größer wird auch das Atemzugvolumen.

Es ist umfassend nachgewiesen, dass Menschen mit Asthma zu viel atmen. Was noch zu klären ist, ist, ob die Zunahme des Atemzugvolumens eine Ursache oder die Auswirkung der Erkrankung ist. Wenn sich die Atemwege verengen, kommt es zu einem Erstickungsgefühl, und eine normale Reaktion darauf ist es zu versuchen, mehr Luft in die Lunge aufzunehmen, um dieses Gefühl loszuwerden. Atmen Personen mit Asthma also aufgrund ihrer Krankheit schwerer, oder verursacht schweres Atmen eine Verengung der Atemwege? In jedem Fall handelt es sich um einen Teufelskreis: Verengte Atemwege führen zu einer schwereren Atmung, was zu einer Zunahme des Atemzugvolumens führt, was wiederum zu einer Verengung der Atemwege führt, was die Krankheit verschlimmert und damit zwangsläufig die Etablierung schlechter Atemgewohnheiten zur Folge hat.

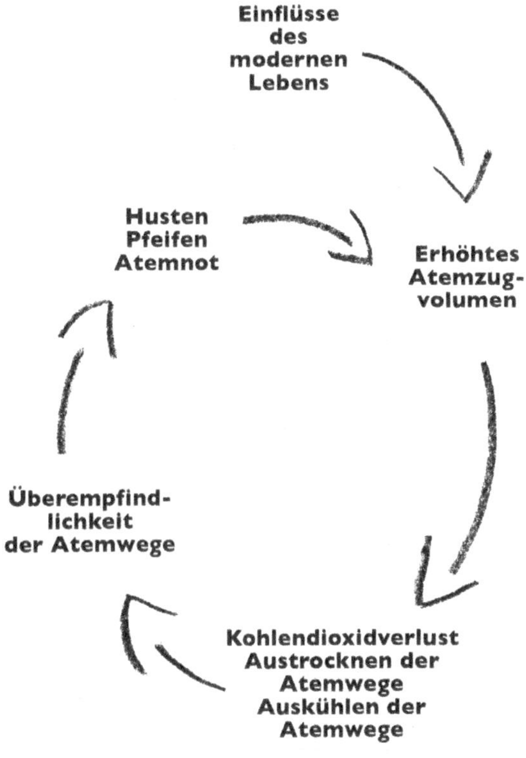

Der einzige Weg um festzustellen, ob zu viel Atmung Asthma verursacht, besteht darin, zu untersuchen, was passiert, wenn eine Gruppe von Asthma-Patienten Atemübungen zur Normalisierung des Atemzugvolumens durchführt.

Eine Studie am Mater Hospital in Brisbane kam zu dem Ergebnis, dass, wenn das Atemzugvolumen erwachsener Asthma-Patienten von vierzehn Litern auf 9,6 Liter pro Minute reduziert wird, ihre Symptome um siebzig Prozent verringert werden, der Bedarf an Notfallmedikamenten um neunzig Prozent und der Bedarf an präventiv eingesetzten

Steroiden um fünfzig Prozent.[240] Die Studie fand einen direkten Zusammenhang zwischen der Reduktion des Atemzugvolumens und der Verbesserung des Asthmas. Je näher das Atemzugvolumen sich dem Normbereich näherte, desto geringer fielen die Asthmasymptome wie Husten, Pfeifen, Engegefühl in der Brust und Atemnot aus. Die Kontrollgruppe der Studie, die die Asthma-Therapie des Krankenhauses absolvierte, machte keinerlei Fortschritte. Das ist allein auf die Tatsache zurückzuführen, dass deren Atemzugvolumen unverändert blieb.[241] Weitere Studien haben gezeigt, dass Asthma-Patienten, die trainiert hatten ihr Atemzugvolumen zu reduzieren, innerhalb von drei bis sechs Monaten eine weitaus bessere Asthmakontrolle aufwiesen und deutlich weniger Bedarf an präventiven Steroiden und Notfallmedikamenten hatten.[242]

Seit 2002 habe ich Tausenden von Kindern und Erwachsenen mit Asthma beigebracht, wie sie die Grundursache ihrer Erkrankung – übermäßiges Atmen – angehen können. Als Ursache für Asthmasymptome werden häufig Auslöser wie Tierhaare, Hausstaubmilben, Sport, Umweltverschmutzung, übermäßige Hygiene und Wetterveränderungen genannt. Doch meiner Erfahrung nach kann die überwiegende Mehrheit der Betroffenen durch einfaches Erlernen der Übung »Reduziert und richtig atmen« die Kontrolle über ihr Befinden erlangen. Langwierige Asthmasymptome können fast immer auf übermäßiges Atmen zurückgeführt werden. Sobald ein Teilnehmer die Übungen verstanden hat und sich die nötige Zeit nimmt, um seine Atemgewohnheiten zu ändern, erzielt er dauerhafte und reproduzierbare Ergebnisse.

Nachdem eine Reihe klinischer Studien gezeigt hat, dass Asthmasymptome und der Bedarf an Asthmamedikamenten durch Atemreduktionsübungen signifikant abnehmen, besteht kein Zweifel mehr daran, dass Überatmen eine wesentliche Ursache für Asthma ist.[243] Natürlich ist es auch normal, dass Menschen, die zu Asthma neigen, ihr Atemzugvolumen erhöhen, um das Erstickungsgefühl zu kompensieren. Doch dieses Verhalten ist nur Teil der körperlichen Feedbackschleife. Die Grundlagen unserer modernen Lebensweise erhöhen das Atemzugvolumen, was bei genetisch entsprechend veranlagten Personen Asthma auslösen kann. Wenn der Asthma-Anfall anfängt, atmet der Patient schneller und intensiver, was zu einer weiteren Verschlechterung seines Zustandes führt. Es ist wichtig, diese Feedbackschleife zu erkennen. Der erste Schritt zur Behandlung von Asthma ist es, übermäßiges Atmen zu reduzieren.

Ich kann mich in jedes Kind oder jeden Erwachsenen mit Asthma hineinversetzen, weil ich mehr als zwanzig Jahre lang mit denselben Symptomen zu kämpfen hatte. Ich war nicht einmal in der Lage, sehr einfache sportliche Übungen durchzuführen. Meine Nase war ständig verstopft und ich atmete durch den offenen Mund. Jahr für Jahr musste ich höhere Dosen meiner Asthma-Medikamente einnehmen, ohne irgendein Anzeichen dafür, dass sich meine Symptome bessern würden. Mein Schlaf, meine Konzentration, meine Stimmung und meine Lebensqualität waren extrem beeinträchtigt. Es war nur ein Zufall, dass ich in die Lage versetzt wurde, mein Asthma zu behandeln, weil ich auf die Arbeit des russischen Arztes Konstantin Buteyko gestoßen war. Innerhalb weniger Tage ließ mein pfeifender Atem merklich nach, einfach dadurch, dass ich lernte, meine Nase zu befreien und mein Atemzugvolumen zu normalisieren. Ich bin nun seit zwölf Jahren frei von dem asthmatypischen Pfeifen – und alles, was ich getan habe um das zu erreichen, war zu lernen wieder normal zu atmen.

All das hatte einen so enormen Einfluss auf mein Leben, dass ich 2001 beruflich umsattelte und mich unter der Leitung des mittlerweile leider verstorbenen Dr. Buteyko ausbilden ließ. Im Jahr 2002 gründete ich Asthma Care, um dazu beizutragen, dass asthmakranke Kinder und Erwachsene diese Informationen ebenfalls erhalten. Unsere Kliniken sind mittlerweile in mehreren Ländern aktiv.

Der erste Schritt zur Behandlung chronischer Überatmung ist der Wechsel von der Mund- zur Nasenatmung. Die Nasenatmung ist für alle wichtig; für Asthmatiker ist sie jedoch überlebenswichtig. Wenn das Atemzugvolumen größer ist als normal, neigt man dazu den Mund zu öffnen, um mehr Luft in die Lunge zu befördern. Menschen, bei denen Asthma diagnostiziert wurde, haben oft das Gefühl, dass sie beim Atmen durch die Nase nicht genügend Luft aufnehmen, was sie veranlasst, durch den Mund zu atmen.[244]

Die Mundatmung begünstigt Asthma auf unterschiedliche Weise:

- Bei der Mundatmung werden Schwebstoffteilchen, Keime und Bakterien nicht aus der Luft gefiltert.[245]
- Der Mund ist dabei, die Luft vor dem Eintritt in die Lunge auf die richtige Temperatur und Feuchtigkeit zu bringen, einfach weniger effektiv als die Nase.[246]
- Da der Mund einen größeren Durchlass für den Atem bietet als die Nase, ist das Atemzugvolumen tendenziell höher. Das führt dazu, dass zu viel Kohlendioxid aus der Lunge ausgestoßen wird. Kohlendioxid ist ein natürlicher »Öffner« der glatten Muskulatur in den Atemwegen. Der Verlust von Kohlendioxid führt daher dazu, dass sich die vom Asthma bereits verengten Atemwege noch weiter verengen.
- Anders als bei der Nasenatmung profitieren wir bei der Mundatmung nicht vom Stickstoffmonoxid aus der Nase, das u.a. die Abwehrkräfte der Lunge unterstützt.[247]

Unter Berücksichtigung all dieser Faktoren ist es nicht verwunderlich, dass die Mundatmung bei Menschen mit leichtem Asthma zu einer Beeinträchtigung der Lungenfunktion führt und so eine bedeutende Rolle bei der Verschlimmerung der Asthmasymptome spielt.[248]

Es ist nicht nur wichtig, im Ruhezustand durch die Nase zu atmen, sondern das Gleiche ist auch während körperlicher Anstrengung vorteilhaft. In einem Artikel, der in der Fachzeitschrift *American Review of Respiratory Disease* veröffentlicht wurde, untersuchten die Forscher die positiven Auswirkungen der Nasenatmung auf trainingsbedingtes Asthma. Die Studie stellte fest, dass die meisten Asthma-Patienten spontan mit offenem Mund atmen, wenn sie angewiesen wurden »natürlich« zu atmen. Die Autoren fanden heraus, dass die Mundatmung während des Trainings die Atemwege noch weiter verengte. Im Gegensatz dazu trat bei den Probanden, die angewiesen wurden, während des Trainings nur durch die Nase zu atmen, kein trainingsbedingtes Asthma auf. Die Arbeit kommt zu dem Schluss, dass »der Nasenrachenraum und der Mundteil des Rachens eine wichtige Rolle beim Phänomen der trainingsbedingten Bronchokonstriktion spielen«.[249] Vereinfacht ausgedrückt: Die Effekte der Nasenatmung sind wesentlich bei der Reduzierung oder vollständigen Vermeidung von trainingsbedingtem Asthma.[250]

Die Tatsache, dass Spitzensportler mit Asthma oft das Schwimmen gegenüber anderen Bewegungsformen bevorzugen, ist kein Zufall. Beim Schwimmen wird das Gesicht unter Wasser getaucht, wodurch die Menge an Luft, die in die Lunge gelangt, reduziert und die Toleranz des Sportlers gegenüber Kohlendioxid erhöht wird. Obwohl der Schwimmer durch den Mund einatmen kann, ist die Schutzwirkung der reduzierten Atmung nach wie vor deutlich spürbar. Unter Umständen bevorzugt ein Kind oder ein Erwachsener mit Asthma auch das Schwimmen, weil das Wasser einen sanften Druck auf Brust und Bauch ausübt, wodurch das Atemzugvolumen weiter eingeschränkt und die sportliche Leistung verbessert wird.

In Hinblick auf das Atemmuster und -volumen unterscheiden sich die Bewegung an Land und das Schwimmen für Asthma-Patienten fundamental.[251] An Land ist ihr Atem während der Übung nicht so eingeschränkt wie im Wasser. Das bedeutet, dass sie sehr leicht überatmen können, was zu verengten Atemwegen, einer Verringerung der CO_2-Menge im Blut und einem niedrigeren BOLT-Wert führt. Bei einem Asthma-Patienten verursacht das Überatmen im Ruhezustand auch ein Überatmen während des Trainings, was wiederum zu trainingsbedingtem Asthma führt. Das Trainieren im Wasser bewirkt jedoch auf natürliche Weise, dass man seine Atmung einschränkt und das Atemzugvolumen dem Normbereich annähert – eine viel sicherere und effizientere Trainingsumgebung für Menschen mit Asthma.[252]

Zu Beginn dieses Kapitels haben wir uns Statistiken angesehen, die zeigten, dass die Atemwegsverengung in einer Gruppe von Sportlern fünfundfünfzig Prozent der Fußballer und fünfzig Prozent der Basketballer betraf, aber keinen einzigen Wasserball-Spieler.[253] Durch welche Faktoren lässt sich ein so offenkundiger Unterschied erklären? Die Antwort, wie Sie wahrscheinlich schon erraten haben, ist einfach. Zum Wasserball-Training gehört es, den Atem anzuhalten und unter Wasser zu schwimmen, was zu einer höheren Toleranz gegenüber Kohlendioxid, erhöhten Mengen an Stickstoffmonoxid und einem reduzierten Atemzugvolumen führt. Und bei normalem Atemzugvolumen treten keine Asthma-Tendenzen auf.

Wenn Sie jedoch Asthma haben und nicht schwimmen gehen wollen, gibt es einen einfacheren Weg. Der Ansatz unseres Programms vereint alle positiven Aspekte des Schwimmens – und noch weitere dazu. Obwohl die Bewegung beim Schwimmen natürlich ihre Vorzüge hat, ist es nachgewiesen, dass der Aufenthalt in Chlorwasser nicht ideal für Asthmatiker ist, da das Chlor das Lungengewebe schädigen kann.[254] Auch wenn das Schwimmen das Atemzugvolumen reduziert, ist es wichtig, schlechte Atemgewohnheiten auch außerhalb des Beckens anzugehen. Viele Schwimmer bleiben gewohnheitsmäßige Mundatmer und haben weiterhin schlechte Atemgewohnheiten, die ihre sportliche Leistungsfähigkeit reduzieren und ihr Asthmaleiden aufrechterhalten.

Der Erfolg bei der Behandlung von Asthma beruht auf der Möglichkeit, Ihren BOLT-Wert mit der Übung »Reduziert und richtig atmen« und der Höhentrainingssimulation zu erhöhen, wie es in diesem Buch beschrieben wird. Ein speziell auf Ihre Bedürfnisse zugeschnittenes Programm finden Sie in Teil 4 dieses Buches. Das allgemeine Ziel ist es, den BOLT-Wert auf 40 Sekunden zu erhöhen. Der beste Zeitpunkt, den BOLT-Wert zu messen, um Ihren Fortschritt zu verfolgen, ist gleich morgens nach dem Aufstehen. Wenn Ihr BOLT-Wert unter 20 Sekunden bleibt, werden Ihre Asthmasymptome andauern. Wenn jedoch Ihr BOLT-Wert am frühen Morgen mehr als 20 Sekunden beträgt, werden die Symptome wie Pfeifen, Husten, Atemnot und Engegefühl in der Brust verschwinden. Es ist wichtig zu beachten, dass Sie auch noch dann, wenn Sie einen BOLT-Wert von 20 Sekunden erreicht haben, anfällig für bestimmte Symptome sein können, sofern Sie mit einem entsprechenden Auslöser konfrontiert sind. Um Ihre Asthmasymptome vollständig zu beseitigen, ist ein BOLT-Wert von 40 Sekunden erforderlich.

Während Sie auf das Erreichen eines hohen BOLT-Wertes hinarbeiten, können – abhängig von Ihrer Krankengeschichte und den auslösenden Faktoren – weiterhin Symptome auftreten. Ihre Fähigkeit, die Asthmasymptome mithilfe der untenstehenden Übung zu bekämpfen, hängt von zwei Faktoren ab: Davon, wie hoch Ihr BOLT-Wert im Ruhezustand ist und wie schnell Sie nach Symptombeginn reagieren. Je früher Sie mit der Übung beginnen, desto einfacher ist es Symptomen vorzubeugen. Solange Sie Ihre Symptome ignorieren und hoffen, dass sie von selbst verschwinden, hat das Asthma die Tendenz sich zu verstärken und zu verselbstständigen. Wenn Sie häufig Asthmasymptome haben, wissen Sie, dass sich das Pfeifen und Husten im Laufe der Zeit meist verschlechtert. Deshalb ist es wichtig, frühzeitig einzugreifen.

Atemübung gegen Asthma

Diese Übung kann einen Asthmaanfall verhindern, aber fragen Sie erst Ihren Arzt, ob er Ihnen eine Ausübung der Übung empfiehlt. Versuchen Sie es bei den ersten Anzeichen von Engegefühl in der Brust, Pfeifen, Husten oder einer Erkältung mit folgender Übung. Wenn es Ihnen nicht gelingt, die Symptome innerhalb von zehn Minuten zu beenden, dann nehmen Sie Ihre Notfallmedikamente. Wenn Sie schwere Symptome haben, dann nehmen Sie selbstverständlich sofort die Notfallmedikamente ein. Wenn Ihr Notfallmedikament Ihre Symptome nicht innerhalb von ein paar Minuten lindert, ist es ratsam, auf der Stelle einen Arzt aufzusuchen.

Um Asthmasymptomen Einhalt zu gebieten, bevor sie sich verschlimmern, führen Sie die folgenden Schritte durch:

- Nehmen Sie einen kleinen, lautlosen Atemzug durch die Nase und atmen Sie auf dieselbe Weise aus.
- Halten Sie den Atem an und gehen Sie etwa zehn bis fünfzehn Schritte.
- Bleiben Sie stehen, lassen Sie die Nase los und atmen Sie wieder sanft ein und aus.
- Warten Sie dreißig bis sechzig Sekunden und wiederholen Sie die Übung.
- Halten Sie erneut den Atem an und gehen Sie zehn bis fünfzehn Schritte weiter, danach halten Sie wieder an und atmen dreißig bis sechzig Sekunden durch die Nase.
- Wenn Sie nur leichte Symptome haben, können Sie den Atem auch für mehr als zehn bis fünfzehn Schritte anhalten.
- Führen Sie die Übung mindestens zehn Minuten lang durch.

Neben dem Gebrauch der Nasenatmung und dem Erreichen eines hohen BOLT-Wertes spielt das Aufwärmen eine immens wichtige Rolle, um trainingsbedingtes Asthma zu vermeiden. Die minimale Aufwärmzeit sollte zehn Minuten betragen. Ein gutes Aufwärmprogramm umfasst schnelles Gehen und die Durchführung einer mittleren bis langen Atempause etwa einmal pro Minute. Erhöhen Sie nach dieser zehnminütigen Einheit das Tempo bis zu der maximalen Geschwindigkeit, bei der Sie die Nasenatmung noch aufrechterhalten können. Wenn Sie das Bedürfnis verspüren Ihren Mund zu öffnen, verlangsamen Sie das Tempo. Nach der Durchführung der Übung versuchen Sie, Ihre Atmung wieder zu normalisieren.

Die positiven Ergebnisse der Atemreduktionsübung und der Nasenatmung bei Asthmasymptomen zeigen sich schnell und sind erstaunlich. Angesichts einer derart einfachen Methode gibt es wirklich keinen Grund, sich auch nur einzigen Tag länger mit Asthmabeschwerden zu plagen.

KAPITEL 13

Trainieren, trainieren!

Zwei Millionen Jahre lang haben wir ohne Supermärkte, Mikrowellen und McDonald's überlebt. Um sich selbst und seine Familie zu ernähren, war in der Vergangenheit Muskelarbeit erforderlich. Man sammelte Beeren und Pflanzen oder setzte einem Tier nach – oft über mehrere Tage –, bis es vor Erschöpfung zusammenbrach.

Vergleichen Sie das mit unserem heutigen Couch-Potato-Lebensstil – kennen Sie viele Menschen, die sich selbst versorgen könnten, wenn Lebensmittel nicht so bequem im Laden verfügbar wären? Eines ist sicher – es würde einen grundlegenden Einstellungswandel voraussetzen. Um zu essen, müssten wir uns regelmäßig nachhaltig körperlich betätigen – genau das, wofür der menschliche Körper gemacht ist und was ihn gut gedeihen lässt. Warum sollten wir jetzt damit aufhören, nur weil wir unsere Nahrung nicht mehr jagen müssen?

Für die meisten von uns mag es vielleicht zu spät sein, um ein Weltklassesportler zu werden, aber uns bleiben immer noch die positiven Effekte regelmäßiger körperlicher Betätigung, und Freude macht diese auch. Selbst wenn Sie Ihr bisheriges Leben vorwiegend im Sitzen verbracht haben, können Sie Ihre Fitness langsam und stetig entwickeln und positive Veränderungen für Ihre Gesundheit herbeiführen. Sich aufzuraffen und den Computer auszuschalten, gibt einem ein großartiges Gefühl von Selbstachtung und Erfolg. Schon wenn Sie wenige Wochen lang fünfmal pro Woche eine Stunde pro Tag trainieren, werden Sie einen bemerkenswerten Unterschied im

Hinblick auf Ihren Schlaf, Ihre Stimmung und Ihren Gesundheitszustand spüren.

Trotz aller medizinischen Fortschritte nehmen Zivilisationskrankheiten immer mehr zu. Man könnte sagen, dass wir die Verantwortung für unsere Gesundheit lieber der Pharmabranche überlassen, als selbst unsere Lebensweise und Ernährung zu verändern, um Krankheiten gar nicht erst entstehen zu lassen. Jedes Jahr erkranken mehr Menschen an Asthma, Herzkrankheiten, Diabetes, Bluthochdruck und Krebs. Nicht nur das, es werden auch noch ständig neue »Krankheiten« erschaffen – manche mögen das darauf zurückführen, dass die großen Pharmaunternehmen einen ständigen Bedarf an neuen Marktanteilen und steigenden Aktienkursen haben. Wir leben vielleicht länger, doch wir sind dafür auf den Konsum riesiger Mengen von Medikamenten angewiesen, sobald wir uns einem Alter von 50 oder 60 Jahren nähern. Eine weitaus bessere Option, um das Entstehen von Krankheiten zu verhindern – und darüber hinaus eine, die weder schädlich noch mit Kosten verbunden ist –, ist ein regelmäßiger flotter Spaziergang oder eine Runde Joggen. Wenn Sie noch nie zuvor regelmäßig trainiert haben, konsultieren Sie bitte vorab Ihren Arzt, um sich grünes Licht geben zu lassen, bevor Sie starten.

Eine Sache, über die sich so ziemlich alle Gesundheitsexperten einig sind, ist, dass regelmäßige körperliche Bewegung innerhalb unserer Belastungsgrenzen ausgesprochen wichtig für uns ist. Dutzende von Studien haben in den letzten Jahren gezeigt, dass regelmäßige körperliche Aktivität zahlreiche gesundheitliche Vorteile mit sich bringt, darunter ein geringeres Risiko für Herz-Kreislauf-Erkrankungen, Krebs und Diabetes.[255]

Bereits in den 1950er-Jahren untersuchten Studien den Zusammenhang zwischen regelmäßiger körperlicher Bewegung und kardiovaskulärer Gesundheit. Eine der frühesten Studien unter der Leitung von Dr. Jeremy Morris untersuchte die Häufigkeit von Herzinfarkten bei 31 000 Mitarbeitern der öffentlichen Verkehrsbetriebe. Morris fand heraus, dass Busschaffner, die den größten Teil ihres Tages damit verbrachten, die Treppe von Doppeldeckerbussen hinauf- und hinunterzulaufen, und dabei zwischen fünfhundert und siebenhundert Schritte zurücklegten, weitaus weniger Herzkrankheiten hatten als Busfahrer, die neunzig

Prozent ihres Tages im Sitzen verbrachten. Dazu kam, dass Herzkrankheiten bei den Busschaffnern erst später im Leben auftraten, wodurch ein tödlicher Ausgang weniger wahrscheinlich war.[256]

Die Studie wurde mit mehr als 100 000 Postangestellten wiederholt, und wieder stellte man fest, dass bei denjenigen, die die Post täglich zu Fuß oder mit dem Fahrrad auslieferten, weniger Fälle von Herzerkrankungen auftraten als bei Angestellten in sitzenden Berufen wie Telefonisten, Beamten und Angestellten.[257] Die Erkenntnisse von Dr. Morris sind heute noch genauso aktuell wie vor sechzig Jahren, und da wir immer größere Teile unseres Arbeitstages hinter einem Schreibtisch verbringen, steigt auch der Bedarf an regelmäßigem körperlichen Training. Dabei ist entscheidend, dass wir dieses Training innerhalb unseres persönlichen Limits durchführen.

Nasenatmung ist der beste Weg, um sicherzustellen, dass wir im Rahmen unseres Leistungsvermögens trainieren; darüber hinaus geben uns die Zeitspanne, über die wir anstrengungslos den Atem anhalten können und unser BOLT-Wert wichtige Anhaltspunkte für ein gesundes Maß an Belastung. Wenn Ihr BOLT-Wert unter 20 Sekunden liegt, ist Ihr Atemzugvolumen größer als der Bedarf Ihres Körpers, was das Risiko des Überatmens beim Training erhöht. Wenn Ihr BOLT-Wert unter 20 Sekunden liegt, sollte beim Training die gesamte Atmung durch die Nase erfolgen, um das Atemzugvolumen nicht noch weiter zu erhöhen.

Wenn der BOLT-Wert größer als 20 Sekunden ist, ist es in Ordnung, wenn Sie während des Trainings über kurze Zeiträume durch den Mund atmen. Erst wenn Sie einen BOLT-Wert über 30 Sekunden erreicht haben, sind Sie in der Lage, intensiv zu trainieren, ohne eine Überatmung zu riskieren. Und selbstredend ist es das Ziel eines professionellen Sportlers, einen BOLT-Wert von 40 Sekunden zu erreichen.

Nur bei einem hohen BOLT-Wert von 40 Sekunden befindet sich das Atemzugvolumen auf normalem Niveau. Alles andere deutet auf gewohnheitsmäßiges Überatmen hin. Und obwohl man erwarten würde, dass alle Sportler einen hohen BOLT-Wert haben, ist dies in Wahrheit selten der Fall. Ich habe die BOLT-Werte Hunderter Sportler gemessen, vom Sonntagssportler bis zur Sportelite auf olympischem Niveau. Und wissen Sie was? In der überwiegenden Mehrheit der Fälle ergab die

BOLT-Messung einen Wert unter 20 Sekunden. Einige Messungen lagen sogar bei weniger als 10 Sekunden, also so niedrig wie bei Menschen mit schwerem Asthma. Das ist schockierend, wenn man bedenkt, wie sehr ein derartiges Überatmungsausmaß bei intensivem Training belastet. Daher sollte jeder, der ernsthaft Sport treibt, darauf bedacht sein, seine Atmung zu reduzieren und seinen BOLT-Wert zu erhöhen.

Der beste Weg, um die Vorteile der reduzierten Atmung, der Nasenatmung und eines höheren BOLT-Wertes kennenzulernen, ist es, das Programm dieses Buches für zwei bis drei Wochen in das Training zu integrieren. Das gilt für jede Veränderung an Ihrem Sportprogramm. In Teil 4 dieses Buches finden Sie ein Programm, das speziell auf Ihren BOLT-Wert, Ihre Trainingsgeschichte und Ihren Gesundheitszustand abgestimmt ist. Zwei oder drei Wochen sind, wenn man das große Ganze im Blick behält, eine relativ kurze Zeitspanne, und die meisten Menschen werden innerhalb weniger Tage positive Veränderungen bemerken. Wenn Sie erst einmal in den Genuss der positiven Effekte kommen, bin ich mir sicher, dass Sie die Prinzipien gerne in Ihren Alltag integrieren werden – für den gesamten Rest Ihres Lebens.

Als ich selbst meine ersten Schritte bei der Umstellung meiner Atmung machte, als ich lernte, meine Nase zu befreien, und von der Mundatmung auf die Nasenatmung wechselte, spürte ich sofort, wie sich die Spannung in meinem Kopf löste, und nachdem mich das asthmatypische Pfeifen zwanzig Jahre lang begleitet hatte, reduzierten sich meine Symptome gleich innerhalb des ersten Tages um fünfzig Prozent. Einfach, indem ich durch die Nase atmete.

Selbst wenn Sie in der Haupttrainingssaison keine hundertprozentige Umstellung auf die Nasenatmung vornehmen wollen, sollten Sie bedenken, dass alles, was Sie tun, um das Programm dieses Buches in Ihre Trainingsroutine zu integrieren, Ihnen einen Gewinn bringt. Letztendlich hängt Ihr Erfolg davon ab, ob Sie in der Lage sind, Ihren BOLT-Wert zu verbessern – bei jeder Steigerung um fünf Sekunden vermehren Sie die Vorteile. In Teil 4 dieses Buches finden Sie eine Reihe von Programmen, die ich erstellt habe. Sie sind individuell auf Ihr aktuelles Training, Ihren BOLT-Wert, Ihr Alter und Ihren allgemeinen Gesundheitszustand angepasst. Wählen Sie das Programm für sich aus, das am besten zu Ihrem Fitness-Level und Ihrem Leistungstand passt, und steigern Sie den Schwierigkeitsgrad, wenn Sie das Gefühl haben, dass Sie das Maximum aus der jeweiligen Stufe herausgeholt haben.

Tun Sie mir einen Gefallen?

Ich bin sehr optimistisch, dass sich, wenn Sie die in diesem Buch beschriebenen Prinzipien befolgen und darauf hinarbeiten, Ihren BOLT-Wert zu erhöhen, Ihre Gesundheit und sportliche Leistung in vielerlei Hinsicht verbessern wird. Seit 2002 beobachte ich enorme Verbesserungen in der sportlichen Leistungsfähigkeit von Amateur- und Profisportlern, die die Konzepte des Programms dieses Buches angewendet haben. Ich konnte im Rahmen meiner Tätigkeit auch die negativen Auswirkungen der chronischen Überatmung auf die Gesundheit der Atemwege, des Geistes und des Herz-Kreislauf-Systems beobachten. Mein Ziel ist es, diese einfachen Techniken allgemein bekannt zu machen, um allen Lesern eine einfache und effektive Möglichkeit an die Hand zu geben, Ihre Gesundheit und Ihr Wohlbefinden zu verbessern.

Und Sie können mir helfen, bei anderen ein Bewusstsein für diese Zusammenhänge zu schaffen!

Ich würde mich sehr freuen, wenn Sie die in diesem Buch beschriebenen Praktiken ausprobieren und dann Ihren Freunden und Familienmitgliedern davon erzählen, die sich für Gesundheit und Sport interessieren oder die an einer der in diesem Buch beschriebenen Beschwerden leiden. Sie können auch einen Beitrag zu diesem Anliegen leisten, indem Sie auf Amazon eine Rezension über dieses Buch schreiben. Bitte geben Sie dieses Buch an alle weiter, von denen Sie glauben, dass sie von den Techniken des Programms profitieren können.

Und zu guter Letzt: Wenn Sie noch Fragen haben oder mir einfach nur über Ihre persönlichen Erfahrungen mit dem Programm dieses Buches berichten möchten, schreiben Sie mir bitte eine kurze Nachricht. Ich würde mich freuen, von Ihnen zu hören. Sie erreichen mich unter patrick@OxygenAdvantage.com.

TEIL 4

Ihr persönliches Programm

Zusammenfassung und Basisprogramm

Jedes Mal, wenn ich mit einem Klienten arbeite, entwickle ich für ihn ein individuelles Programm mit Atemübungen und Hinweisen. Ich passe das Programm an seinen jeweiligen Lebensstil an, um ihm zu helfen, sein Ziel sicher und schnellstmöglich zu erreichen. Beim Festlegen eines Programms ist es notwendig, den jeweiligen gesundheitlichen Zustand und den BOLT-Wert zu berücksichtigen. Außerdem ist es hilfreich, einen Einblick in den Lebensstil des Betreffenden zu bekommen, um die Übungen so zuzuschneiden, dass sie den vorhandenen Zeitplan und die aktuellen Trainingsroutinen so wenig wie möglich beeinträchtigen. Ich weiß, dass es eine Herausforderung ist, Zeit für das Training zu finden, wenn man ein sehr aktives Leben führt. Dafür habe ich größtes Verständnis. Deshalb bietet das Programm dieses Buches schnelle, einfache und für jeden durchführbare Techniken, die problemlos jedem bestehenden Programm angepasst werden können. Es ist unbezweifelbar, dass ein niedriger BOLT-Wert Müdigkeit, Konzentrationsprobleme und eingeschränkte Produktivität zur Folge hat. Wenn Sie sich täglich nur eine halbe bis eine Stunde Zeit für das Praktizieren der Übungen nehmen, wird sich Ihr BOLT-Wert erhöhen, und Ihr Energielevel, Ihr Wohlbefinden und Ihre Leistungsfähigkeit werden steigen.

Tausende von Klienten, die ich begleitet habe, haben den Beweis erbracht, dass die Zeit, die wir damit verbringen, die Sauerstoffzufuhr unseres Körpers zu verbessern, eine außerordentlich lohnenswerte Investition in unsere Gesundheit ist.

Der beste Weg, sich dem Programm anzunähern, ist es, es als Veränderung des Lebensstils zu betrachten, als etwas, das Sie gut in Ihren Alltag integrieren können – statt die Übungen im Lauf des Tages nur der Form halber zu praktizieren. Mit dieser Herangehensweise wird das Training zu einem festen Teil Ihres Tagesablaufs, statt als lästige Pflicht wahrgenommen zu werden.

Kurzüberblick

Beim Hyperventilieren oder Überatmen wird mehr Luft eingeatmet, als Ihr Körper im Ruhezustand bzw. während des Trainings benötigt. Hyperventilieren führt zu

- einer Verminderung des Kohlendioxidanteils im Blut.
- Mundatmung.
- einer zu geringen Nutzung von Stickstoffmonoxid.
- einer reduzierten Freisetzung von Sauerstoff aus den roten Blutkörperchen (siehe Bohr-Effekt, Seite 18).
- einer Verengung der glatten Muskulatur in den Blutgefäßen und Atemwegen.
- unerwünschten Auswirkungen auf den Blut-pH-Wert.
- einer reduzierten Sauerstoffversorgung der arbeitenden Muskeln und Organe, einschließlich Herz und Gehirn.
- einer erhöhten Übersäuerung und Erschöpfungsanfälligkeit während des Trainings.
- einer eingeschränkten sportlichen Leistung.
- negativen Auswirkungen auf den allgemeinen Gesundheitszustand.

Das Programm dieses Buches zu praktizieren, bringt folgende Vorteile mit sich:

- Besserer Schlaf und mehr Vitalität
- Leichteres Atem und weniger Kurzatmigkeit während des Trainings

- Natürliche Steigerung der Produktion von EPO und roten Blutkörperchen
- Verbesserung der Sauerstoffversorgung von arbeitenden Muskeln und Organen
- Weniger Milchsäureaufbau und reduzierte Muskelerschöpfung
- Verbesserte Atemökonomie und bessere VO_2max
- Verbesserte aerobe Leistung
- Verbesserte anaerobe Leistung

Zusammenfassung der Übungen

Die folgenden Übungen wurden bereits in den vorhergehenden Kapiteln ausführlich erläutert. Die Kurzanleitungen soll Ihnen bei der Durchführung der einzelnen Programme (ab Seite 265) als Unterstützung dienen.

1. Body-Oxygen-Level-Test (BOLT) – Test zum Ermitteln des Sauerstoffgehalts im Körper
2. Übung zum Freimachen der Nase
3. Reduziert und richtig atmen
4. Reduziert und richtig atmen beim Joggen, Sprinten oder anderen sportlichen Aktivitäten
5. Atemregeneration, verbesserte Konzentration
6. Simuliertes Höhentraining beim Gehen
7. Simuliertes Höhentraining beim Laufen, Radfahren und Schwimmen
8. Simuliertes Höhentraining für Fortgeschrittene
9. Reduziert und richtig Atmen für Fortgeschrittene

1. Body-Oxygen-Level-Test (BOLT)

(weitere Informationen siehe Seite 36)

Sie können Ihre Fortschritte messen, indem Sie beobachten, wie sich Ihre Atemlosigkeit während körperlicher Betätigung verringert, oder indem Sie Ihr allgemeines Wohlbefinden beobachten, oder indem Sie wie folgt Ihren BOLT-Wert messen.

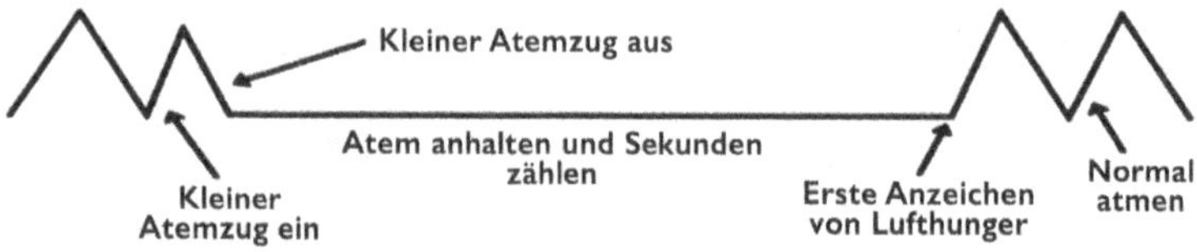

1. Nehmen Sie einen kleinen, lautlosen Atemzug durch Ihre Nase und lassen Sie die Luft wieder leise durch Ihre Nase entweichen.
2. Halten Sie Ihre Nase mit den Fingern zu, um zu verhindern, dass Luft in Ihre Lungen gelangt.
3. Zählen Sie die Anzahl der Sekunden, bis Sie den ersten unbedingten Wunsch verspüren, Luft zu holen.
4. Beim ersten deutlichen Drang einzuatmen spüren Sie möglicherweise unwillkürliche Bewegungen Ihrer Atemmuskultur. (Ihr Bauch fängt eventuell an zu zucken und der Bereich um Ihren Nacken kann sich anspannen.)
5. Lassen Sie Ihre Nase los. Atmen Sie durch die Nase ein.
6. Ihr Einatmen am Ende der Atempause sollte ruhig sein.

Ihr BOLT-Wert ist die Zeitspanne in Sekunden, über die Sie in der Lage sind, den Atem anzuhalten, bis Sie die ersten körperlichen Signale zum Atmenholen spüren. Um Ihren BOLT-Wert zu erhöhen, müssen Sie

- zu jeder Zeit nasal atmen, auch während körperlicher Anstrengung und im Schlaf.
- tiefe Atemzüge beim Seufzen, Gähnen und Sprechen vermeiden.
- diejenigen Übungen des Programms dieses Buches praktizieren, die Ihrem gesundheitlichen Zustand und Ihrem Fitness-Level entsprechen.

Wenn Sie die Übungen in Ihre tägliche Alltagsroutine integrieren, sollte Ihr BOLT-Wert in der ersten Woche um drei bis vier Sekunden ansteigen. Nach kontinuierlicher Praxis über mehrere Wochen hinweg kann es passieren, dass Sie feststellen, dass sich Ihr BOLT-Wert hartnäckig bei etwa 20 Sekunden hält. Üben Sie weiter und integrieren Sie Atemanhalteübungen in Ihr körperliches Training, um Ihren BOLT-Wert auf über 20 Sekunden zu erhöhen. Bei einigen Menschen dauert es sechs Monate, bis sie einen BOLT-Wert von 40 Sekunden erreichen. Doch bis dahin werden Sie sich im Hinblick auf Ihre Gesundheit und Ihre Fitness auf einem ganz anderen Level bewegen als zuvor. Genießen Sie den Weg dorthin!

2. Übung zum Freimachen der Nase

(weitere Informationen siehe Seite 80)

(Bitte führen Sie diese Übung nicht durch, wenn Ihr BOLT-Wert weniger als 10 Sekunden beträgt oder wenn Sie schwanger sind, Bluthochdruck, Herz-Kreislauf-Probleme, Diabetes oder andere ernsthafte gesundheitliche Beschwerden haben.)

Um die Nase freizumachen, führen Sie bitte die folgenden Schritte aus:

1. Nehmen Sie einen kleinen, unhörbaren Atemzug durch die Nase und lassen Sie die Luft mit einem ebenso kleinen, leisen nasalen Atemzug entweichen.
2. Halten Sie Ihre Nase mit den Fingern zu und halten Sie die Luft an.
3. Gehen Sie so viele Schritte wie möglich, während Sie Ihren Atem anhalten. Versuchen Sie dabei, einen starken Luftmangel aufzubauen – natürlich ohne es zu übertreiben!
4. Wenn Sie wieder weiteratmen, tun Sie dies nur durch Ihre Nase. Ihre Atmung sollte sich sofort wieder beruhigen.
5. Nach der Wiederaufnahme der Atmung ist der erste Atemzug für gewöhnlich tiefer als bei normaler Atmung. Stellen Sie sicher, dass sich Ihre Atmung so schnell wie möglich beruhigt, indem Sie Ihren zweiten und dritten Atemzug unterdrücken.
6. Sie sollten in der Lage sein, Ihre normale Atmung nach dieser Atempause innerhalb von zwei bis drei Atemzügen wiederherzustellen. Sollte dies nicht möglich sein, haben Sie die Luft zu lange angehalten.

7. Warten Sie ungefähr eine Minute, und wiederholen Sie dann die Übung.
8. Wiederholen Sie diese Übung fünf- oder sechsmal, bis die Nase frei ist.

3. Reduziert und richtig atmen

(weitere Informationen siehe Seite 95)

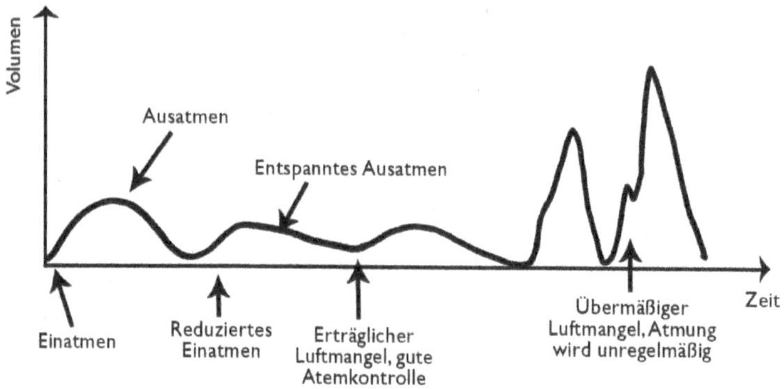

1. Legen Sie eine Hand auf Ihre Brust und die andere direkt über Ihren Nabel, um Ihre Atmung besser beobachten zu können.
2. Atmen Sie ein und wölben Sie dabei Ihren Bauch sanft nach außen.
3. Atmen Sie wieder aus und ziehen Sie dabei Ihren Bauch sanft nach innen.
4. Beobachten Sie Ihr Atemmuster und notieren Sie Volumen und Tiefe jedes Atemzugs.
5. Üben Sie mit Ihren Händen sanften Druck aus, um die Atembewegungen etwas zu reduzieren. Es sollte sich anfühlen, als würden Sie gegen Ihre Hände atmen.
6. Reduzieren Sie die Tiefe von Atemzug zu Atemzug.
7. Atmen Sie kürzer und mit weniger Volumen ein, als Sie es vom Gefühl her gern tun würden.
8. Lassen Sie ein entspanntes Ausatmen zu: Atmen Sie sanft, langsam und leicht aus.

9. Bringen Sie ein Gefühl der Entspannung in Ihre Atmung.
10. Spannen Sie Ihren Körper nicht an, halten den Atem nicht an und unterbrechen Sie die Atmung nicht. Atmen Sie ruhig weiter, aber nehmen Sie weniger Luft auf als vorher.
11. Ziel dieser Übung ist es, einen erträglichen Lufthunger zu erzeugen. Versuchen Sie, diesen drei bis fünf Minuten lang aufrechtzuerhalten. Wenn Ihr Atemrhythmus unregelmäßig wird oder wenn sich Ihre Atemmuskulatur zusammenzieht, ist der Luftmangel, den Sie erzeugt haben, zu groß. Sollten diese Anzeichen auftreten, beenden Sie die Übung und machen Sie erst weiter, wenn Ihre Atmung sich wieder normalisiert hat.

4. Reduziert und richtig atmen beim Sport

(weitere Informationen siehe Seite 112)

Unabhängig davon, welche Sportart Sie bevorzugen: Denken Sie daran, Ihren Atem zu beobachten und sich Ihres Körpers bewusst zu sein. Lenken Sie Ihre gesamte Aufmerksamkeit von Ihrem Geist in Ihren Körper. Bewegen Sie sich mit jeder Zelle Ihres Körpers, vom Scheitel bis zu den Fußspitzen. Erlauben Sie Ihrem Körper, sein perfektes Arbeitstempo zu finden, indem Sie dauerhaft und durch Ihre Nase atmen. Steigern Sie Ihr Tempo kontinuierlich bis zu dem Punkt, an dem Sie noch eine stetige und gleichmäßige Nasenatmung aufrechterhalten können. Wenn Ihr Atemrhythmus durcheinandergerät und Sie Ihren Mund öffnen müssen um zu atmen, wissen Sie, dass Ihre Trainingsintensität zu hoch ist. Falls erforderlich, verlangsamen Sie Ihr Tempo für zwei bis drei Minuten, bevor Sie Ihren Lauf fortsetzen.

Versuchen Sie, beim Laufen jede sanfte Verbindung zwischen Ihren Füßen und dem Boden zu spüren, während Sie sich vorwärtsbewegen. Vermeiden Sie es, Ihre Schritte hart auf dem Asphalt aufprallen zu lassen, da dies Verletzungen und Schmerzen in den Gelenken verursachen kann. Bringen Sie stattdessen ein Gefühl der Leichtigkeit in Ihren Körper und stellen Sie sich vor, Sie würden den Boden beim Laufen kaum berühren. Stellen Sie sich vor, Sie laufen über dünne Zweige. Treten Sie so vorsichtig auf, dass diese nicht brechen. Ihr Mantra sollte sein: leichter Schritt, entspannter Körper, steter, gleichmäßiger Atem. Wenn Sie Ihren Mund während Ihrer Übung geschlossen halten, wird sich Ihre Atmung schnell erholen.

5. Atemregeneration, verbesserte Konzentration

(weitere Informationen siehe Seite 167)

Praktizieren Sie die folgende Übung drei bis fünf Minuten lang, um nach körperlichem Training wieder zu Kräften zu kommen und Ihren Atem sowie Ihren Geist zu beruhigen.

1. Atmen Sie wie gewohnt durch die Nase aus.
2. Halten Sie Ihre Nase mit den Fingern zu. Halten den Atem zwei bis fünf Sekunden lang an.
3. Atmen Sie zehn Sekunden lang normal durch die Nase.
4. Wiederholen Sie die ersten drei Schritte.

Wichtige Hinweise zum simulierten Höhentraining:

Bitte führen Sie keine Übung zur Simulation von Höhentraining durch, wenn Ihr BOLT-Wert weniger als 20 Sekunden beträgt (oder weniger als 30 Sekunden bei der Fortgeschrittenenvariante) oder wenn Sie schwanger sind, Bluthochdruck, kardiovaskuläre Probleme, Diabetes oder sonstige ernsthafte gesundheitliche Beschwerden haben. Diese Übungen sollen zwar einen mittleren bis starken Lufthunger erzeugen, aber Sie sollten es auf keinen Fall übertreiben. Nach jedem Atemanhalten sollten Sie in der Lage sein, Ihre normale Atmung innerhalb von zwei bis drei Atemzügen wiederherzustellen. Wenn Sie beim Durchführen dieser Übungen Schwindel oder andere unerwünschte Nebenwirkungen verspüren, beenden Sie sie bitte sofort.

6. Simuliertes Höhentraining beim Gehen

(weitere Informationen siehe Seite 153)

Falls Sie ein Pulsoxymeter besitzen, kann es zusätzlich motivierend sein, während des Trainings die Abnahme der Sauerstoffsättigung zu beobachten. Gehen Sie während der Übung und halten Sie bei den ersten zwei bis drei Atempausen den Atem so lange an, bis Sie einen mittelstarken Lufthunger verspüren. Bei den weiteren Durchgängen ist es förderlich, den Atem anzuhalten, bis Sie einen relativ starken Lufthunger verspüren.

Gehen Sie etwa eine Minute lang, während Sie durch Ihre Nase atmen.

Atmen Sie sanft aus und halten Sie den Atem an. Danach atmen Sie fünfzehn Sekunden lang minimal: Atmen Sie vorsichtig aus, halten Sie Ihre Nase zu und gehen Sie weiter, während Sie den Atem anhalten, bis Sie einen mittelstarken Lufthunger verspüren. Dann lassen Sie Ihre Nase los, atmen Sie durch sie ein und minimieren Sie Ihre Atmung für fünfzehn Sekunden, indem Sie nur kurze Atemzüge machen. Nach dreißig Sekunden Gehen unter Nasenatmung halten Sie erneut den Atem an, bis Sie einen mittelstarken Lufthunger verspüren. Minimieren Sie nun Ihre Atmung für fünfzehn Sekunden. Danach atmen Sie normal durch die Nase weiter.

Gehen Sie dreißig Sekunden weiter und wiederholen Sie den Vorgang: Gehen Sie etwa dreißig Sekunden lang weiter, während Sie durch die Nase atmen. Atmen Sie dann sanft aus und halten Sie Ihre Nase erneut mit den Fingern zu. Gehen Sie, während Sie den Atem anhalten, bis Sie einen mittleren bis starken Lufthunger verspüren. Lassen Sie Ihre Nase los und minimieren Sie die Atmung, indem Sie etwa fünfzehn Sekunden lang nur kurze Atemzüge machen. Atmen Sie dann normal durch Ihre Nase weiter.

Wiederholen Sie das Luftanhalten acht- bis zehnmal: Halten Sie etwa jede Minute einmal den Atem an, während Sie weitergehen. So erzeugen Sie einen mittleren bis starken Bedarf an Luft. Minimieren Sie Ihre Atmung nach jedem Atemanhalten fünfzehn Sekunden lang. Wiederholen Sie diese Atempausen beim Gehen insgesamt acht- bis zehnmal.

Eine typische Reihe mit einer steigenden Anzahl von Schritten pro Atemanhalten könnte wie folgt aussehen: 20, 20, 30, 35, 42, 47, 53, 60, 60, 55.

7. Simuliertes Höhentraining beim Laufen, Radfahren und Schwimmen

(weitere Informationen siehe Seite 135)

Atempausen beim Laufen

Atempausen können auch in anspruchsvollere Trainingseinheiten eingebaut werden, wie zum Beispiel beim Laufen:

1. Laufen Sie etwa zehn bis fünfzehn Minuten. Dann atmen Sie sanft aus und halten den Atem an, bis ein starker Luftmangel erreicht ist. Die Atempause kann zehn bis vierzig Schritte lang andauern und hängt von Ihrer Laufgeschwindigkeit und Ihrem BOLT-Wert ab.
2. Nach der Atempause laufen Sie etwa eine Minute lang mit Nasenatmung weiter, bis sich Ihre Atmung teilweise erholt hat.
3. Wiederholen Sie die Atemanhalteübung während Ihres Lauftrainings acht- bis zehnmal. Das Atemanhalten sollte eine Herausforderung darstellen und es Ihnen gleichzeitig ermöglichen, innerhalb einiger Atemzüge zu einer normalen Atmung zurückzukehren.

Atempausen beim Radfahren

Eine ähnliche Übung kann beim Radfahren durchgeführt werden:

1. Sobald Ihr Körper aufgewärmt ist, atmen Sie aus und halten den Atem für die Dauer von fünf bis fünfzehn Pedalumdrehungen an.
2. Nehmen Sie die normale Nasenatmung wieder auf und fahren Sie etwa eine Minute lang weiter.
3. Wiederholen Sie diese Atemanhalteübung während Ihrer Fahrt acht- bis zehnmal.

Atempausen beim Schwimmen

Erhöhen Sie während des Schwimmens die Anzahl der Schwimmzüge zwischen den Atemzügen. Sie können dies schrittweise tun, indem Sie die Anzahl der Züge zwischen den Atemzügen über eine Reihe von Bahnen von drei auf fünf auf sieben erhöhen.

8. Simuliertes Höhentraining für Fortgeschrittene

(weitere Informationen siehe Seite 159)

Bei dieser Übung ist es zwingend notwendig, Ihre Blutsauerstoffsättigung mit einem Pulsoxymeter zu überwachen, um sicherzustellen, dass Ihr SaO_2-Wert nicht unter achtzig Prozent fällt.

1. Gehen Sie etwa eine Minute lang. Atmen Sie aus und halten Sie die Luft über ungefähr vierzig Schritte an. Dann nehmen Sie einen winzigen Atemzug, als würden Sie etwas Luft »nippen«. Dieses winzige bisschen Luft reicht gerade aus, um Spannungen abzubauen. Halten Sie den Atem danach über weitere zehn Schritte an.

2. Atmen Sie ein klein wenig Luft ein oder aus. Dann halten Sie den Atem etwa über weitere zehn Schritte an.
3. Fahren Sie mit diesem Wechsel zwischen kurzen Atempausen und »Nippen« fort, bis Sie einen relativ starken Luftmangel verspüren.
4. Sollte der Luftmangel zu stark sein, verkürzen Sie die Atempause auf eine Dauer von fünf Schritten oder weniger. Mit jedem weiteren Atemanhalten nimmt die Sauerstoffsättigung weiter ab.
5. Fordern Sie sich, jedoch ohne sich unter Druck zu setzen.
6. Überwachen Sie während der gesamten Übung Ihre Blutsauerstoffsättigung. Unterschreiten Sie nicht die Grenze von achtzig Prozent SaO_2.
7. Führen Sie diese Übung ein bis zwei Minuten lang aus.

Reduziert und richtig atmen für Fortgeschrittene

Die fortgeschrittene Variante der Übung »Reduziert und richtig atmen« praktizieren Sie am besten erst, wenn Sie die auf Seite 267 beschriebene Basisübung sicher beherrschen. Im Folgenden erfahren Sie, wie Sie die Atemreduktion mit der Bauchatmung kombinieren, um Ihren BOLT-Wert zu erhöhen.

Bitte beachten Sie, dass es bei der Atemreduktion wie bei jeder Form der körperlichen Anstrengung einfacher und zielführender ist, wenn Sie sie frühestens zwei Stunden nach dem Essen durchführen.

Diese Übung umfasst drei Stufen:

1. Aktivierung und Kräftigung des Zwerchfells
2. Verschmelzen von Atmung und Bauchbewegung
3. Atemreduktion zur Erzeugung eines Luftmangels

Wenn Sie die Bauchatmung regelmäßig praktizieren, wird sie allmählich zu Ihrer natürlichen Atemweise. Diese Übung ist in drei Teile gesplittet, um sicherzustellen, dass Sie die Technik korrekt erlernen und die Bauchatmung allmählich in Ihre normalen Atemgewohnheiten integrieren. Zunächst gilt es zu lernen, den Zwerchfellmuskel zu entspannen, damit er während der Atmung aktiviert werden kann. Im zweiten Schritt müssen Sie lernen, die Bewegungen Ihres Bauchs mit Ihrem Atem in Einklang zu bringen, um das Zwerchfell einzubinden. Auf der letzten Stufe werden Sie in der Lage sein, mittels Bauchatmung sehr leicht und fein zu atmen, um die Sauerstoffversorgung des Körpers im Ruhezustand zu maximieren. Denken Sie daran, dass Sie zunächst Ihre Atemtechnik im Ruhezustand verbessern müssen, bevor Sie lernen, während des Trainings effizient zu atmen.

Stufe 1: Das Zwerchfell entspannen und aktivieren

- Setzen Sie sich gerade hin, aber zwingen Sie sich nicht in eine steife, unnatürlich aufrechte Position, da dies nur die Spannungen in Ihrem Körper vergrößert. Versuchen Sie stattdessen sanft, den Abstand zwischen Ihrem Nabel und Ihrem Brustbein zu vergrößern. Stellen Sie sich eine Schnur vor, die Sie sanft vom Scheitel aus nach oben zieht.
- Während Sie Ihren Körper strecken, stellen Sie sich vor, dass der Raum zwischen Ihren Rippen größer wird.
- Legen Sie eine Hand auf Ihre Brust und die andere Hand direkt über Ihren Bauchnabel. Denken Sie dabei nicht über Ihre Atmung nach.
- Lenken Sie Ihre Aufmerksamkeit auf die Bewegungen Ihrer unteren Hand. Während Sie gerade sitzen, führen Sie Ihre Hand sanft nach vorn, indem Sie Ihren Bauch minimal nach außen wölben – gerade genug, um die Bewegung zu spüren. Es besteht keine Notwendigkeit, an dieser Stelle irgendwelche Veränderungen an Ihrer Atmung vorzunehmen – diese Stufe dient in erster Linie dazu, die Bauchbewegung zu fördern.
- Ziehen Sie den Bauch nun sanft nach innen und beobachten Sie, wie sich Ihre Hand dabei sanft mitbewegt.
- Führen Sie diese einfache Übung einige Minuten lang durch, um das Zwerchfell zu aktivieren.
- Alternativ können Sie diese Übung auch in Rückenlage, mit angewinkelten Knien und flach auf dem Boden aufgesetzten Füßen ausführen.

Stufe 1 in Kürze

- Wölben Sie sanft Ihren Bauch heraus. Beobachten Sie, wie sich Ihre Hand nach vorn bewegt.
- Ziehen Sie Ihren Bauch sanft ein. Beobachten Sie, wie sich Ihre Hand zu Ihnen bewegt.

Wenn Ihr Zwerchfell aufgrund jahrelanger Atmung mit dem oberen Brustbereich besonders starr ist, wird Ihnen die folgende Übung helfen, den Muskel zu aktivieren und Ihre Atmung zu verbessern:

- Atmen Sie sanft durch Ihre Nase ein.
- Atmen Sie ebenso sanft durch Ihre Nase aus.
- Halten Sie die Nase mit den Fingern zu und schließen Sie den Mund, um das Einströmen von Luft zu verhindern.
- Machen Sie nun eine Bewegung, als würden Sie versuchen, ein- und auszuatmen, während Sie gleichzeitig den Atem anhalten.
- Bei diesem Ein- und Ausatmen können Sie spüren, wie sich Ihr Bauch nach außen und innen bewegt, während sich Ihre Atemmuskulatur kontrahiert, um das Zwerchfell bei der Entspannung zu unterstützen.
- Wenn Sie einen mittelstarken Drang zu atmen verspüren, lassen Sie Ihre Nase los und atmen Sie normal durch die Nase weiter.
- Führen Sie diese Übung zwei- oder dreimal durch, um die Entspannung des Zwerchfells zu fördern.

Wenn Sie das Gefühl haben, dass Sie Ihren Bauch kontrolliert einziehen und nach außen wölben können, wechseln Sie zu Stufe 2, bei der die Bauchbewegungen in Ihre Atmung integriert werden.

Stufe 2: Verschmelzen von Atmung und Bauchbewegung

- Setzen Sie sich aufrecht hin.
- Legen Sie eine Hand auf Ihre Brust und die andere Hand auf Ihren Bauch.
- Entspannen Sie beim Atmen die Schultern. Halten Sie sie ganz natürlich.
- Reduzieren Sie nach und nach die Atembewegungen im Brustbereich. Überlassen Sie die Führung Ihrem Geist und Ihren Handbewegungen.
- Versuchen Sie gleichzeitig, Ihre Bauchbewegungen mit Ihrer Atmung in Einklang zu bringen.
- Wölben Sie den Bauch beim Einatmen sanft nach außen. Stellen Sie sich vor, Sie atmen in Ihren Bauch hinein. (Machen Sie keine zu große Bewegung, da dies Schwindel verursachen kann.)
- Beim Ausatmen ziehen Sie Ihren Bauch sanft nach innen.
- Ihre Atmung sollte sanft, lautlos und ruhig sein.
- Führen Sie diese Übung einige Minuten lang durch, um sich an die Bewegungen Ihres Zwerchfells und Ihrer Atmung zu gewöhnen.

Wenn Ihnen die Übung sehr schwierig erscheint, probieren Sie aus, ob es Ihnen in leicht hochgelagerter Rückenlage leichter fällt, die Bauchatmung zu aktivieren. Absolvieren Sie die folgende Übung auf einer Matte liegend mit einem kleinen Kissen unter dem Kopf und gebeugten Knien – wie auf dem Bild zu sehen.

- Legen Sie ein relativ großes Buch auf den Bereich direkt über Ihrem Bauchnabel.
- Leiten Sie die Atmung bei der Einatmung in Ihren Bauch. Wölben Sie dabei den Bauch sanft nach außen, um das Buch nach oben zu heben.
- Lassen Sie das Buch beim Ausatmen sanft in seine ursprüngliche Position zurücksinken.
- Das Einatmen ist die aktive Phase, das Ausatmen ist passiv, wenn Sie die Luft natürlich und anstrengungslos aus dem Körper strömen lassen. Stellen Sie sich beim Einatmen vor, dass Sie Ihren

Bauch mit einer kleinen Menge Luft aufblasen, und beobachten Sie, wie das Buch sich leicht nach oben hebt. Stellen Sie sich beim Ausatmen einen Ballon vor, aus dem langsam und ganz von selbst die Luft entströmt.

Stufe 2 in Kürze:

- Atmen Sie ein. Wölben Sie dabei Ihren Bauch sanft nach außen.
- Atmen Sie aus. Ziehen Sie Ihren Bauch dabei sanft ein.

Wenn Sie in der Lage sind, Ihre Atmung mit den Bewegungen des Zwerchfells abzustimmen, fahren Sie mit Stufe 3 fort.

Stufe 3: Verringerung des Atemzugvolumens bei Bauchatmung

Machen Sie sich keine Sorgen, wenn Sie versucht haben, Stufe 1 und 2 zu absolvieren, aber feststellen mussten, dass Sie noch nicht in der Lage sind, von der oberen Brust- zur Bauchatmung zu wechseln – es kann einige Zeit in Anspruch nehmen, sich an eine neue Atemweise zu gewöhnen. Das gilt ganz besonders, wenn Sie jahrelang in den oberen Brustbereich geatmet haben. Sie können trotzdem mit Stufe 3 fortfahren: Üben Sie einfach alle drei Phasen so lange weiter, bis Ihnen der Ablauf leichter fällt. Je öfter Sie diese Übungen anwenden, desto größer wird Ihre Toleranz gegenüber Kohlendioxid.

Bei der Atemreduktion geht es darum, die Menge an Luft verringern, die Sie pro Minute in Ihre Lungen aufnehmen. Wenn Sie Ihre Atmung reduzieren, wird das Blut stärker mit Kohlendioxid angereichert, was die Entspannung des Zwerchfells unterstützt. Wenn Sie die Zwerchfellatmung bereits beim Absolvieren von Stufe 1 und 2 gemeistert haben, wird es Ihnen relativ leicht fallen, Ihr Atemzugvolumen auf Stufe 3 auf ein normales Maß zu reduzieren.

Es gibt zwei zentrale Wege, wie man das Atemzugvolumen mittels Zwerchfellatmung reduzieren kann. Der erste funktioniert, indem Sie bewusst ein Gefühl der Entspannung im Körper aufbauen. Damit ermöglichen Sie es Ihren Atembewegungen auf sanfte Weise, sich zu verlangsamen und weicher zu werden. Wenn sich Ihr Körper entspannt, reduziert sich Ihre Atmung automatisch. Der zweite Weg ist, sich auf Ihr bestehendes Atemmuster einzulassen und den Umfang jeder Ein- und Ausatmung zu notieren. Indem Sie sich ein oder zwei Minuten lang auf den Rhythmus Ihrer Atmung konzentrieren, entwickeln Sie ein Gefühl dafür, wie viel Luft Sie in Ihren Körper aufnehmen. Während Sie so Ihrer Atmung folgen, regen Sie diese sanft dazu an langsamer zu werden, sodass sich Ihre Atembewegungen allmählich bis zu dem Punkt reduzieren, an dem Sie einen leichten Luftbedarf verspüren.

Dieser Drang zu atmen ist das Schlüsselelement der Übungen zur Atemreduktion. Er ist ein Zeichen dafür, dass Sie dabei sind, gesündere, effizientere Atemgewohnheiten zu entwickeln. Wenn Sie zum ersten Mal eine Übung zur Atemreduktion machen, fällt es Ihnen möglicherweise schwer, das Gefühl von Luftmangel auszuhalten. Doch es ist wichtig, weiter zu üben, wenn Sie körperliche Veränderungen herbeiführen und Ihre sportliche Leistung verbessern wollen. Der folgende Satz ist der wichtigste Punkt dieses gesamten Buches. Er beinhaltet das, was ich meinen Klienten und Kursteilnehmern Tag für Tag zu vermitteln versuche:

Das einzige, was Ihnen sagt, dass Sie dabei sind Ihr Atemzugvolumen zu reduzieren, ist das Gefühl, dass Sie gern einen tieferen Atemzug nehmen würden.

Das Bedürfnis, einen tieferen Atemzug zu nehmen, ähnelt dem Gefühl, das Sie während der Messung Ihres BOLT-Wertes erlebt haben. Dieses Verlangen nach Luft sollte Sie nicht stressen, sondern eher dem ähneln, was Sie bei einem normalen Spaziergang spüren.

In Stufe 3 bringen wir Bauchatmung und Atemreduktion zusammen. Um diese Übung durchzuführen, kann es hilfreich sein, sich vor einen Spiegel setzen und die Atembewegungen zu beobachten:

- Setzen Sie sich gerade hin.
- Legen Sie eine Hand auf Ihre Brust und die andere auf Ihren Bauch.
- Visualisieren Sie eine Schnur, die Sie von Ihrem Scheitel aus sanft nach oben zieht. Stellen Sie sich vor, der Raum zwischen Ihren Rippen würde sich sanft weiten.
- Wölben Sie Ihren Bauch beim Einatmen sanft nach außen. Beschränken Sie Ihre Brustbewegungen auf ein Minimum.
- Beim Ausatmen ziehen Sie Ihren Bauch sanft ein und bewegen dabei weiterhin den Brustkorb so wenig wie möglich.
- Atmen Sie durch die Nase ein und aus und folgen Sie jedem Atemzug mit Ihrer Aufmerksamkeit.
- Lassen Sie sich auf die Schwingung jeder Ein- und Ausatmung ein. Versuchen Sie, ein Gefühl für die Größe und Frequenz Ihrer Atemzüge zu entwickeln.
- Üben Sie beim Atmen mit Ihren Händen einen sanften Druck gegen Ihren Bauch und Ihre Brust aus, um für die Atmung einen zusätzlichen Widerstand zu schaffen.
- Atmen Sie gegen Ihre Hände und konzentrieren Sie sich dabei darauf, dem Umfang der Atemzüge von Atemzug zu Atemzug zu reduzieren.
- Nehmen Sie mit jedem Atemzug etwas weniger Luft auf, als Sie gerne einatmen würden. Lassen Sie die Einatmung kleiner oder kürzer werden.
- Atmen Sie entspannt aus. Überlassen Sie der natürlichen Elastizität Ihrer Lunge und Ihres Zwerchfells die Aufgabe, die ihnen beim Ausatmen zukommt. Stellen Sie sich einen Ballon vor, aus dem sanft und langsam von selbst die Luft entweicht.

Durch die Verringerung des Einatmens und das entspannte Ausatmen werden auch die sichtbaren Atembewegungen kleiner. Vielleicht können Sie das im Spiegel sehen.

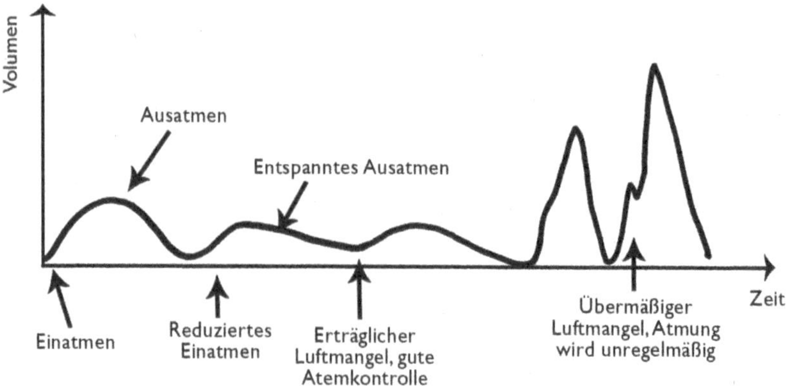

Mit einer einfachen Übung wie dieser können Sie Ihre Atembewegungen um zwanzig bis dreißig Prozent reduzieren. Wenn sich Ihre Bauchmuskeln angespannt anfühlen, sich verkrampfen oder zucken, oder wenn Ihr Atemrhythmus gestört wird oder außer Kontrolle gerät, dann ist der Luftmangel zu groß. Unterbrechen Sie in diesem Fall die Übung für etwa fünfzehn Sekunden und machen Sie erst weiter, wenn der Luftmangel verschwunden ist.

Der häufigste Fehler bei dieser Übung ist das absichtliche Anspannen der Brust- oder Bauchmuskulatur, um die Atembewegungen zu beschränken. Sobald Ihnen auffällt, dass das geschieht, dann machen Sie eine kurze Pause von etwa fünfzehn Sekunden. Wenn Sie die Übung wieder aufnehmen, unterstützen Sie die Atemreduktion, indem Sie mit den Händen sanften Druck auf Brust und Bauch ausüben. Auf diese Art und Weise regen Sie Ihre Atmung ganz entspannt dazu an sich zu verlangsamen und zu reduzieren, statt diesen Effekt erzwingen zu wollen.

Machen Sie sich keine Gedanken über die Anzahl Ihrer Atemzüge pro Minute. Im Idealfall erhöht sie sich nicht. Wenn Ihr BOLT-Wert jedoch unter 20 Sekunden liegt, stellen Sie möglicherweise fest, dass Ihre Atemfrequenz während der Übung ansteigt. Versuchen Sie in diesem Fall, Ihre Atmung zu verlangsamen. Mit steigendem BOLT-Wert wird es immer einfacher, bei Atemreduktionsübungen die Kontrolle über die Atmung zu behalten.

Womöglich können Sie den Luftmangel zunächst nur zwanzig Sekunden lang aufrechterhalten, bevor der Drang zu atmen zu stark wird. Mit zunehmender Praxis wird es Ihnen gelingen, die Luft über längere Zeiträume anzuhalten. Denken Sie immer daran, dass Sie versuchen, einen Luftmangel zu erzeugen, der für Sie erträglich ist – er soll nicht belastend sein. Setzen Sie es sich zum Ziel, diesen tolerierbaren Lufthunger drei bis fünf Minuten lang aufrechtzuerhalten. Zwei Sätze von jeweils fünf Minuten helfen bereits, Ihr Atemzentrum neu einzustellen und die Toleranz Ihres Körpers gegenüber Kohlendioxid zu verbessern.

Bei Atemreduktionsübungen ist es entscheidend, dass Sie einen Lufthunger erzeugen, um einen Anstieg des Kohlendioxidwertes im Blut zu bewirken. Wenn dies geschieht, wird das Atemzentrum im Gehirn wieder auf ein ruhigeres und normaleres Atemzugvolumen zurückgestellt. Um das Atemzentrum nur ein wenig neu einzustellen, muss man das Gefühl des Lufthungers für eine Dauer von ungefähr zehn Minuten erzeugen. Sie können die meisten Übungen in diesem Buch in zwei Sätze von jeweils fünf Minuten unterteilen oder zehn Minuten am Stück üben, wenn Sie sich sicher fühlen und bereits Erfahrung mit der Atemreduktion haben.

Allgemeines Programm

Bitte beachten Sie: Die Übungen des Programms dieses Buches, bei denen durch Anhalten des Atems beim Gehen, Joggen oder Sprinten ein mittlerer bis starker Luftmangel erzeugt wird, haben eine ähnliche Wirkung wie Hochintensitätstraining. Deswegen sind sie nicht für Ältere, Schwangere oder Menschen mit Bluthochdruck, Herz-Kreislauf-Erkrankungen, Typ-1-Diabetes, Nierenkrankheiten, Depressionen, Krebs oder anderen ernsthaften gesundheitlichen Problemen geeignet. Dieser Personenkreis sollte stattdessen die Nasenatmung und die Übung »Reduziert und richtig atmen« praktizieren (siehe Seite 95), bis sich Ihre gesundheitliche Situation verbessert hat.

Wie bei jeder anderen körperlichen Aktivität ist es außerdem ratsam, die Übungen frühestens zwei Stunden nach dem Essen zu beginnen.

Trainingsprogramm bei BOLT-Werten unter 10 Sekunden

(auch für Ältere und Personen mit gesundheitlichen Einschränkungen)

- Messen Sie Ihren BOLT-Wert jeden Morgen nach dem Aufwachen.
- Atmen Sie Tag und Nacht durch die Nase. Um die Nasenatmung in der Nacht zu gewährleisten, verschließen Sie Ihren Mund während des Schlafes mit medizinischem Klebeband (siehe Seite 83).
- Führen Sie die Atemregenerationsübung (siehe Seite 114) den ganzen Tag über immer wieder durch, idealerweise sechsmal pro Tag jeweils zehn Minuten lang, indem Sie die Luft zwei bis fünf Sekunden lang anhalten.
- Eine weitere Option zur Atemregeneration ist es, durch die Nase auszuatmen, dann die Nase zuzuhalten und den Atem über fünf bis zehn Schritte beim Gehen anzuhalten. Machen Sie eine Minute Pause und wiederholen Sie das Ganze zehnmal.
- Versuchen Sie, jeden Tag zehn bis fünfzehn Minuten mit geschlossenem Mund langsam zu gehen. Wenn Sie spüren, dass Sie durch Ihren Mund atmen müssen, halten Sie an, bis sich Ihr Atem wieder beruhigt hat.
- Wenn Ihr BOLT-Wert auf 15 Sekunden ansteigt, wird es Ihnen viel leichter fallen, Ihren Körper zu entspannen und die Übung »Reduziert und richtig atmen« durchzuführen. Sobald Sie einen BOLT-Wert von 15 Sekunden erreicht haben, sollten Sie diese Übung anstelle der Übung zur Atemregeneration praktizieren. Menschen mit einem so niedrigen BOLT-Wert sollten mindes-

tens eine Stunde Zeit für das tägliche Training der Übung »Reduziert und richtig atmen« reservieren (sechs Sätze zu je zehn Minuten).

- Wenn sich Ihr BOLT-Wert erhöht, wird es Ihnen sehr viel leichter fallen, sich sportlich zu betätigen. Im Hinblick auf den erzielbaren Fortschritt ist es realistisch, dass Sie innerhalb von sechs bis acht Wochen einen BOLT-Wert von 25 Sekunden erreichen.
- Füllen Sie die folgende Tabelle aus, um Ihren Fortschritt zu verfolgen.

Der fünfundsechzigjährige Michael genießt es, langsam zu gehen. Er hat chronisches Asthma und leidet unter Symptomen wie Husten, Atemnot und pfeifendem Atem. Michaels BOLT-Wert beträgt sieben Sekunden. Sein Programm setzt auf Qualität statt Quantität.

Am Anfang fällt es Michael aufgrund seines niedrigen BOLT-Wertes schwer, die Technik »Reduziert und richtig atmen« anzuwenden. Der Lufthunger lässt seine Atmung schnell unregelmäßig werden. Deshalb ist es für Michael die beste Option, sich zunächst nur auf die Nasenatmung (tagsüber und nachts) zu konzentrieren und den Tag über viele kurze Atemanhalteübungen zu absolvieren, indem er die Atemregenerationsübung praktiziert. Außerdem hilft dies Michael, seinen Körper zu entspannen und darauf zu achten, dass seine Atmung sanfter wird, solange das in Hinblick auf seine Atemwegserkrankung nicht zu belastend ist und seine Atmung gleichmäßig bleibt.

Sanftes Gehen oder Walken allein genügt in Michaels Fall vollkommen, um einen erträglichen Lufthunger zu erzeugen. Er muss während des Gehens nicht den Atem anhalten, wenn er sich dabei nicht wohlfühlt. Gelegentliches Atemanhalten während eines Spaziergangs hilft, um Engegefühle in der Brust in den Griff zu kriegen und den BOLT-Wert zu erhöhen. Wenn Michael während seiner langsamen Spaziergänge Atempausen macht, dann sollten diese auf maximal zehn Schritte beschränkt sein. Auf keinen Fall sollte er die Luft über den Punkt hinaus anhalten, an dem er die Kontrolle über seine Atmung verliert. Das würde seinen Atemfluss stören und möglicherweise Asthmasymptome verursachen.

BOLT-Wert unter 10	Beispiel	Tag 1	Tag 2	Tag 3	Tag 4	Tag 5	Tag 6	Tag 7
BOLT	7 Uhr 7 Sekunden							
Atemregeneration	7 Uhr 10 Minuten							
Atemregeneration	10 Uhr 10 Minuten							
Atemregeneration	11 Uhr 10 Minuten							
Atemregeneration	14 Uhr 10 Minuten							
Atemregeneration	15 Uhr 10 Minuten							
Atemregeneration	21 Uhr 10 Minuten							
Langsamer Spaziergang	16 Uhr 10 Minuten							

Die Übung »Reduziert und richtig atmen« ist für Michael insgesamt sehr wertvoll und er kann sie viel einfacher durchführen, sobald sich sein BOLT-Wert auf 15 Sekunden eingependelt hat. Michaels BOLT-Wert wird weiter steigen, wenn er bis zu sechsmal täglich jeweils zehn Minuten die Atmung reduziert. Das klingt nach harter Arbeit. Doch lassen Sie es sich gesagt sein: Das Leben mit Asthma ist schon an für sich hart und kostet Michael viel an Lebensqualität und Produktivität. Mehrmals täglich Zeit für Atemreduktionsübungen aufzuwenden, ist die beste Investition, die Michael machen kann.

Trainingsprogramm bei BOLT-Werten von 10 bis 20 Sekunden

- Messen Sie Ihren BOLT-Wert jeden Morgen nach dem Aufwachen.
- Atmen Sie immer durch die Nase. Tragen Sie über Nacht medizinisches Klebeband auf den Lippen, um die Nasenatmung zu gewährleisten (siehe Seite 83).
- Beobachten Sie im Laufe des Tages regelmäßig Ihre Atmung, um sicherzustellen, dass sie ruhig und leicht bleibt.
- Schlucken Sie oder halten Sie den Atem an, wenn Sie den Drang verspüren zu seufzen. Wenn Ihnen trotzdem ein Seufzer entschlüpft, atmen Sie sanft durch die Nase aus und halten Sie zum Ausgleich den Atem fünf bis zehn Sekunden lang an.
- Machen Sie dreimal am Tag für jeweils zehn Minuten die Übung »Reduziert und richtig atmen« (siehe Seite 95) oder führen Sie alternativ die Übung zur Atemregeneration durch – einmal am Morgen, einmal am Nachmittag und zuletzt vor dem Schlafengehen.
- Führen Sie die Übung »Reduziert und richtig atmen« (siehe Seite 95) für dreißig bis sechzig Minuten pro Tag beim Gehen oder Walken durch; wenn Ihr BOLT-Wert mehr als 15 Sekunden beträgt, können Sie auch langsam joggen.
- Füllen Sie die nachfolgende Tabelle aus, um Ihren Fortschritt zu verfolgen.

BOLT-Wert **10– 20 Sekunden**	**Beispiel**	**Tag 1**	**Tag 2**	**Tag 3**	**Tag 4**	**Tag 5**	**Tag 6**	**Tag 7**
BOLT	6:30 Uhr 15 Sekunden							
Reduziert und richtig atmen	6:30 Uhr 10 Minuten							
Reduziert und richtig atmen	8 Uhr 10 Minuten							
Reduziert und richtig atmen	22 Uhr 10 Minuten							
30 Min. bis 1 Std. Training	15 Uhr 40 Minuten							

Jennifer arbeitet als Sales- und Marketingmanagerin für ein in Großbritannien ansässiges Bekleidungsgeschäft. Ihr Job ist anstrengend, Sie verbringt viele Stunden im Auto oder vor dem Computerbildschirm. Die Fahrten nehmen einen großen Teil ihrer Zeit in Anspruch – sowohl das Pendeln zum Büro und nach Hause als auch die Fahrten zu den Filialen. Ihr regelmäßiges Training ist längst ihrem vollen Terminkalender zum Opfer gefallen. Als sich ihr fünfunddreißigster Geburtstag nähert, wird ihr bewusst, wie es um ihre Gesundheit und Fitness bestellt ist, und sie beschließt, ein neues Übungsprogramm zu beginnen.
Jennifers anfänglicher BOLT-Wert beträgt zwölf Sekunden, wobei sie keinerlei offensichtliche gesundheitliche Einschränkungen hat. Am Anfang kommt es vor allem darauf an, einen weitverbreiteten Fehler zu vermeiden und es nicht zu übertreiben. Wenn man jahrelang keinen Sport treibt, gerät man schnell in Versuchung, das Manko auszugleichen, indem man sich in sehr intensives Training stürzt. Doch über seinem aktuellen Leistungsvermögen zu trainieren, kann schnell zu Atemlosigkeit und Versagensgefühlen führen. Manchmal reicht das schon, um einen zu veranlassen, seine Trainingspläne wieder aufzugeben – dabei hätte man erhebliche Fortschritte gemacht, wenn man einfach die aktuelle Leistungsfähigkeit berücksichtigt hätte. Das Mantra zum Start eines Übungsprogramms sollte immer lauten: langsam und stetig. Intensität und Dauer des Trainings sollten pro Woche um maximal zehn Prozent erhöht werden.

Ich fange bei Jennifer sehr sachte an und passe ausgewählte Übungen ihrem BOLT-Wert und ihrem Fitness-Level an. Um ihren Körper sanft an eine verbesserte Kohlendioxidtoleranz zu gewöhnen, steigert Jennifer sich von täglichen Spaziergängen zu moderatem Joggen, sobald sich ihr BOLT-Wert auf 20 Sekunden erhöht hat. Während ihrer ersten Joggingwoche wechselt sie ab zwischen zwei Minuten Gehen und zwei Minuten Joggen. In der zweiten und dritten Woche beginnt sie, drei Minuten am Stück zu joggen, gefolgt von einer Minute Gehen. In der vierten Woche hat sie ihr lang ersehntes Ziel erreicht, eine halbe Stunde am Stück zu joggen – und was noch viel wichtiger ist: Sie ist in der Lage, dabei problemlos den Mund geschlossen zu halten. Alles in allem erzielt Jennifer durch Nasenatmung, sanfte Übungen zur Atemreduktion und regelmäßige körperliche Betätigung beeindruckende Ergebnisse, und das ohne erhöhtes Verletzungsrisiko oder Abgeschlagenheit durch übermäßiges Training. Durch durchdachte Anpassung des neuen Programms an ihre persönlichen Bedürfnisse kann Jennifer ihre neu gewonnene Fitness genießen, ohne dass dies ihr berufliches Engagement und ihren Tagesablauf beeinträchtigt.

Trainingsprogramm bei BOLT-Werten von 20 bis 30 Sekunden

- Messen Sie Ihren BOLT-Wert jeden Morgen nach dem Aufwachen.
- Atmen Sie sowohl tagsüber als auch nachts durch die Nase. Tragen Sie nachts medizinisches Klebeband auf den Lippen, um die Nasenatmung zu gewährleisten (siehe Seite 83).
- Reduzieren Sie dreimal am Tag für jeweils zehn Minuten Ihre Atmung mit der Übung »Reduziert und richtig atmen« (siehe Seite 95), und zwar jeweils am Morgen, am Nachmittag und zuletzt vor dem Schlafengehen.
- Wärmen Sie sich vor dem Training zehn Minuten lang auf, indem Sie zu Fuß gehen und dabei etwa einmal pro Minute die Luft anhalten. Auf diese Weise erzeugen Sie einen mittleren bis starken Lufthunger und simulieren ein Höhentraining (siehe Seite 153).
- Absolvieren Sie während eines schnellen Spaziergangs oder beim Joggen etwa dreißig bis sechzig Minuten lang täglich die Übung »Reduziert und richtig atmen«. Achten Sie dabei auf einen entspannten Körper sowie Bauch- und Nasenatmung, um einen Luftmangel zu erzeugen.
- Simulieren Sie Höhentraining beim Laufen oder Joggen, indem Sie acht bis zehn Atempausen einlegen
- Führen Sie nach jeder körperlichen Betätigung die Übung zur Atemregeneration (siehe Seite 114) durch.
- Füllen Sie die nachfolgende Tabelle aus, um Ihren Fortschritt zu verfolgen.

BOLT-Wert **20–30 Sekunden**	**Beispiel**	**Tag 1**	**Tag 2**	**Tag 3**	**Tag 4**	**Tag 5**	**Tag 6**	**Tag 7**
BOLT	6:15 Uhr 25 Sekunden							
Reduziert und richtig atmen	6:15 Uhr 10 Minuten							
Reduziert und richtig atmen	10 Uhr 10 Minuten							
Reduziert und richtig atmen	22 Uhr 10 Minuten							
Reduziert und richtig atmen beim Walken oder Joggen	15 Uhr 45 Minuten							
Simuliertes Höhentraining	Während des Trainings erledigt							

David ist dreiundzwanzig Jahre alt und begeisterter Sportler. Er trainiert viermal pro Woche und spielt Rugby für seine Heimatstadt. Sein BOLT-Wert liegt bei 20 Sekunden.

David atmet seit Jahren nur durch den Mund und seufzt viel. Er schnarcht und wacht morgens meist erschöpft auf, mit einem trockenen Mund und verstopfter Nase. Er merkt darüber hinaus, dass seine Atmung während des Trainings lauter ist als die seiner Mitspieler, die ihn deswegen auch »den Zug« nennen. Davids schweres Atmen ist bereits lange vor einem Angriff zu hören und warnt seine Gegner vor, bevor er sich an ihre Fersen heftet. Als David zum ersten Mal zu mir kommt, kann ich aus seiner schmalen Gesichtsstruktur, seiner schlaffen Unterlippe und der etwas hervorstehenden und krummen Nase schließen, dass er seit seiner Kindheit durch den Mund atmet.

Wie viele Athleten, die seit vielen Jahren trainieren, um ihre Fitness zu erhalten, schreckt David zunächst davor zurück, sein Fitnessprogramm drastisch zu ändern. Um seine Befürchtungen zu zerstreuen, bespreche ich mit ihm eingehend die physiologischen Grundlagen, die große Bedeutung der optimalen Atmung für den sportlichen Erfolg, die Theorie hinter den BOLT-Messungen sowie die Vorteile eines simulierten Höhentrainings.

David ist in der Lage, beim langsamen Joggen durch die Nase zu atmen. Während intensiven Trainings bereitet ihm das nasale Atmen allerdings Probleme. Training mit Nasenatmung erzeugt einen zusätzlichen Widerstand – aus dem simplen Grund, weil die Nase ein kleineres Atemorgan ist als der Mund. Davids Hauptangst ist, dass er seine Muskelkondition einbüßen könnte, weil die Trainingsintensität durch die Nasenatmung abnimmt. Unter Berücksichtigung dieser Tatsache ist es der beste Ansatz für David, neunzig Prozent des Programms dieses Buches darauf zu verwenden, seinen BOLT-Wert zu verbessern. Sein Programm umfasst simuliertes Höhentraining beim Joggen, stetige Nasenatmung und eine Atemreduktion durch Entspannung – sowohl im Ruhezustand als auch während des regelmäßigen Trainings. Nur wenn das Training so intensiv wird, dass David zeitweise durch den Mund atmen muss, darf er von der Nasenatmung abweichen. Mit der Zeit, wenn Davids BOLT-Wert zunimmt, wird er in der Lage sein, die Nasenatmung auch während intensiver Trainingseinheiten aufrechtzuerhalten. In der Zwischenzeit kann er überprüfen, ob er während des Trainings hyperventiliert, indem er seinen BOLT-Wert vor dem Training und eine Stunde danach überprüft und beide Werte miteinander vergleicht. Sein BOLT-Wert nach dem Training sollte um etwa fünfundzwanzig Prozent höher sein als vorher. Ist er niedriger, ist das für David das Signal, die Intensität seines Trainings bis zu dem Punkt reduzieren, an dem er durchgängig in der Lage ist, durch die Nase zu atmen.

Davids Ziel ist es, innerhalb von zwölf Wochen einen BOLT-Wert von 40 Sekunden zu erreichen. Der Schlüssel zum Erreichen dieses Ziels ist körperliches Training in Kombination mit einem etwas stärkeren Lufthunger.

Trainingsprogramm bei BOLT-Werten über 30 Sekunden

- Messen Sie Ihren BOLT-Wert jeden Morgen nach dem Aufwachen.
- Atmen Sie tagsüber und nachts durch die Nase und tragen Sie beim Schlafen ein medizinisches Klebeband über dem Mund (siehe Seite 83).
- Wärmen Sie sich vor dem Training zehn Minuten lang auf, indem Sie Gehen und dabei etwa einmal pro Minute eine Atempause einlegen, um auf diese Weise ein Höhentraining zu simulieren (siehe Seite 153).
- Führen Sie beim Laufen die Übung »Reduziert und richtig atmen« durch (siehe Seite 95), indem Sie die Trainingsintensität erhöhen, während Sie weiterhin durch die Nase atmen, um einen ziemlich starken Luftmangel zu erzeugen.
- Setzen Sie das Laufen mit Nasenatmung für zwanzig Minuten bis zu einer Stunde lang fort.
- Legen Sie auf halbem Weg Atempausen ein, um ein Höhentraining zu simulieren. Atmen Sie aus und halten Sie den Atem über fünf bis vierzig Schritte an, während Sie zügig weiterlaufen.
- Nach der Atempause nehmen Sie die Nasenatmung wieder auf, während Sie gleichzeitig Ihren Körper entspannen. Bauen Sie beim Weiterlaufen alle paar Minuten Atempausen ein.
- Führen Sie nach körperlicher Betätigung die Übung zur Atemregeneration durch (siehe Seite 111).
- Absolvieren Sie an jedem zweiten Tag eine Einheit simulierten Höhentrainings für Fortgeschrittene (siehe Seite 159).

- Reduzieren Sie zum Abschluss jeden Tages Ihre Atmung mit der Übung »Reduziert und richtig atmen« (siehe Seite 95).
- Füllen Sie die nachfolgende Tabelle aus, um Ihren Fortschritt zu verfolgen.

Brenda ist zweiunddreißig Jahre alt, kerngesund und läuft viermal pro Woche knapp siebzehn Kilometer. Sie ist eine Wettkampf-Langstreckenläuferin mit einem BOLT-Wert zwischen 35 und 40 Sekunden. Um eine hohe BOLT-Punktzahl beizubehalten, ist körperliche Bewegung mit einem mittleren bis starken Lufthunger notwendig.

Wenn Brenda ihren Körper stärker fordern will, erhöht sie ihre Laufgeschwindigkeit bis zum Maximum und läuft dabei mit geschlossenem Mund. Oft ist sie dabei in der Lage, weiter durch die Nase zu atmen, während sie mit Höchstgeschwindigkeit rennt. Da Brendas BOLT-Wert bei etwa 40 Sekunden liegt, ist ihr Körper in der Lage, hochintensive Trainingseinheiten zu absolvieren, ohne dabei auf die Mundatmung ausweichen zu müssen. Da ihre Atmung bereits so effizient ist, reicht Brendas derzeitiges Trainingsprogramm völlig aus, um ihren hohen BOLT-Wert aufrechtzuerhalten.

BOLT-Wert über 30 Sekunden	**Beispiel**	**Tag 1**	**Tag 2**	**Tag 3**	**Tag 4**	**Tag 5**	**Tag 6**	**Tag 7**
BOLT	7 Uhr 35 Sekunden							
Reduziert und richtig atmen beim Laufen	10 Uhr 45 Minuten							
Simuliertes Höhentraining beim Laufen	Während des Laufens erledigt							
Simuliertes Höhentraining für Fortgeschrittene	Um 12 Uhr erledigt		Ruhetag		Ruhetag		Ruhetag	
Reduziert und richtig atmen vor dem Schlafengehen	22:30 Uhr 15 Minuten							

Das BOLT-Siegertreppchen

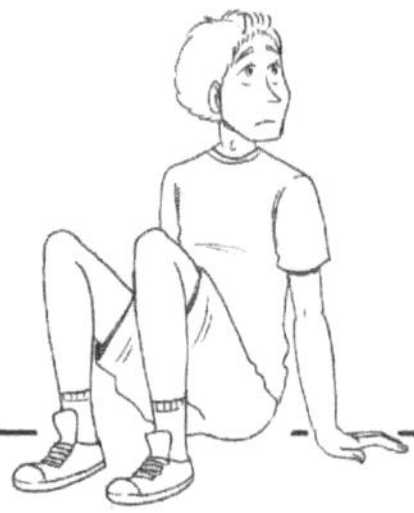

BOLT-Wert unter 10 Sekunden:

Morgendliche BOLT-Wert-Messung

Stetige Nasenatmung

Übung zum Freimachen der Nase (6-mal tägl. je 10 Min.)

10–15 Minuten langsames Gehen mit geschlossenem Mund

»Reduziert und richtig atmen«, wenn der BOLT-Wert auf 15 Sekunden steigt (6-mal tägl. je 10 Min.)

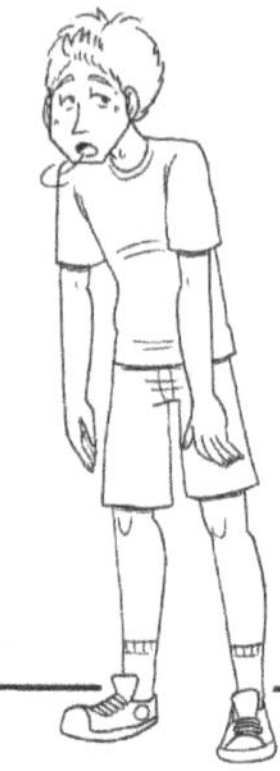

BOLT-Wert 10–20 Sekunden:

Morgendliche BOLT-Wert-Messung

Stetige Nasenatmung

Seufzen und tiefe Atemzüge vermeiden

»Reduziert und richtig atmen« oder Atemregenerationsübung im Sitzen (3-mal tägl. je 10 Min.)

»Reduziert und richtig atmen« beim Gehen oder langsamen Joggen (30–60 Min. tägl.)

Atemregeneration nach körperlicher Betätigung

Überprüfen Sie anhand des folgenden Diagramms Ihren Weg zum Erfolg, während Sie Ihren BOLT-Wert auf über 30 Sekunden steigern.

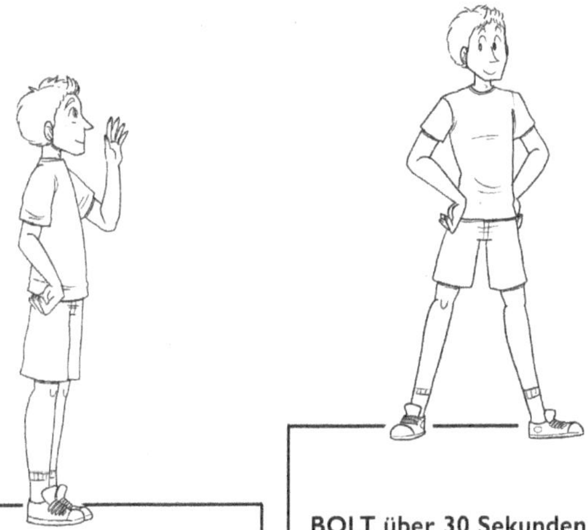

BOLT 20–30 Sekunden, guter Gesundheitszustand:

Morgendliche BOLT-Wert-Messung

Stetige Nasenatmung

»Reduziert und richtig atmen« im Sitzen (3-mal tägl. je 10 Min.)

Aufwärmen vor körperlicher Betätigung

»Reduziert und richtig atmen« beim schnellen Gehen oder Joggen (30–60 Min. tägl.)

Höhentrainingsimulation beim schnellen Gehen oder Joggen

Atemregeneration nach körperlicher Betätigung

BOLT über 30 Sekunden, guter Gesundheitszustand:

Morgendliche BOLT-Wert-Messung

Stetige Nasenatmung

Aufwärmen vor körperlicher Betätigung

»Reduziert und richtig atmen« bei körperlicher Betätigung

Höhentrainingsimulation beim Joggen oder schnellen Laufen

Jeden zweiten Tag Höhentrainingsimulation für Fortgeschrittene

Vor dem Zubettgehen »Reduziert und richtig atmen« (15 Min.)

Trainingsprogramm zur Gewichtsabnahme

(alle BOLT-Werte)

- Atmen Sie stets durch die Nase, sowohl tagsüber als auch nachts.
- Verschließen Sie den Mund beim Schlafen mit medizinischem Klebeband (siehe Seite 83).
- Machen Sie sich während Ihrer alltäglichen Tätigkeiten Ihre Atmung bewusst; sorgen Sie dafür, dass sie möglichst ruhig, entspannt und lautlos ist.
- Führen Sie fünfmal am Tag für jeweils zehn bis fünfzehn Minuten die Übung »Reduziert und richtig atmen« durch (siehe Seite 95). Sie können die einzelnen Sätze z. B. folgendermaßen über den Tag verteilen:
  - 10 Minuten vor der Arbeit
  - 10 Minuten während der Mittagspause
  - 10 Minuten nach der Arbeit
  - 10 Minuten (oder mehr) beim abendlichen Fernsehen
  - 15 Minuten vor dem Schlafengehen
- Führen Sie täglich etwa dreißig bis sechzig Minuten lang die Übung »Reduziert und richtig atmen« beim Gehen durch (siehe Seite 275).
- Wenn Ihr BOLT-Wert bei mehr als 20 Sekunden liegt und Sie keine Probleme mit Atemanhalteübungen haben, führen Sie das simulierte Höhentraining (siehe Seite 153) durch, indem Sie acht bis zehn Atempausen in einen Spaziergang einbauen, um einen mittelstarken Lufthunger zu erzeugen.

- Gehen Sie besonders aufmerksam mit Hungergefühlen um – fragen Sie sich bei jedem Auftreten von Hungergefühlen, ob Sie in diesem Moment wirklich etwas essen müssen, und hören Sie mit dem Essen auf, wenn Sie satt sind.
- Füllen Sie die nachfolgende Tabelle aus, um Ihren Fortschritt zu verfolgen.

Ich habe Ihnen an einer früheren Stelle dieses Buches von Donna erzählt, deren Hauptproblem ihre Frustration und ihr Gefühl des Versagens waren, weil sie nach jeder erfolgreichen Gewichtsabnahme wieder zunahm. Um Donna zu helfen, gesundheitlich wieder auf Kurs zu kommen und ihr Idealgewicht zu erreichen, bat ich sie, nur drei Übungen durchzuführen: Reduziert und richtig atmen, Gehen mit geschlossenem Mund und immer wieder Atemanhalteübungen beim Gehen.

Ihr Anfangs-BOLT-Wert lag bei 12 Sekunden, was typisch ist für jemanden mit einem stressigen und anstrengenden Job und wenig Zeit für körperliche Bewegung. Und obwohl Donna tagsüber durch ihre Nase atmete, wachte sie fast jeden Morgen mit einem trockenen Mund auf, was darauf hindeutete, dass Sie im Schlaf durch den Mund atmete. Ein weiterer Faktor, der mit ihrem niedrigen BOLT-Wert zusammenhing, waren ihre Einschlafschwierigkeiten. Obwohl sie zu einer vernünftigen Zeit zu Bett ging, brauchte sie oft zwei bis drei Stunden, bis sie endlich einschlief. Das Resultat war, dass sie sich beim Aufwachen träge und unausgeruht fühlte – das ist keine ideale Voraussetzung für jemanden, dessen Arbeit und Familie ganze Aufmerksamkeit erfordern.

Mein Hauptziel für Donna war es, ihren BOLT-Wert zu erhöhen, ihren Appetit auf natürlichem Weg zu regulieren und ihren Schlaf und ihr Energielevel zu verbessern.

Der wichtigste Zeitpunkt des Tages, um durch die Übung »Reduziert und richtig atmen« einen tolerierbaren Lufthunger zu erzeugen, war bei Donna die Zeit kurz vor dem Schlafengehen. Es war nicht notwendig, dass sie diese Übung im Bett liegend ausführte. Normalerweise hatte Donna in der Regel spät am Abend etwas Zeit für sich und schaute fern – das war eine hervorragende Möglichkeit, die Atemreduktionsübung zu absolvieren, ohne extra Zeit dafür freiräumen zu müssen. Ich empfahl

Gewichtsverlust	Beispiel	Tag 1	Tag 2	Tag 3	Tag 4	Tag 5	Tag 6	Tag 7
BOLT	7:45 Uhr 17 Sekunden							
Reduziert und richtig atmen	8 Uhr 10 Minuten							
Reduziert und richtig atmen	9:30 Uhr 10 Minuten							
Reduziert und richtig atmen	12:30 Uhr 10 Minuten							
Reduziert und richtig atmen	18 Uhr 10 Minuten							
Reduziert und richtig atmen	23:15 Uhr 15 Minuten							
Reduziert und richtig atmen beim Gehen	15 Uhr							

Donna, sich nicht die Nachrichten oder irgendeine Sendung anzusehen, in der Gewalt oder Aggressionen vorkamen, denn die Übung soll dem Körper Gelegenheit zur Entspannung geben und keine Stressreaktionen auslösen.

Weil sie auf diese Weise kurz vor dem Zubettgehen reduziert atmete, wurde Donnas Schlaf tiefer, sodass sie sogar fünfzehn Minuten früher als üblich aufwachte und bereit für den ersten Übungssatz des Tages war. Es war zudem ausgesprochen wichtig, dass sie sich den Tag über immer wieder bewusst um einen leichten Atem bemühte. Dies bedeutete lediglich, dass sie ihre Aufmerksamkeit immer wieder auf ihren Atem richtete und ihn beruhigte und verlangsamte, bis sie ein mittleres Bedürfnis nach Luft verspürte.

Donna empfand es zu Beginn als Herausforderung, ihren Mund während des Schlafens geschlossen zu halten, aber binnen weniger Nächte hatte sich ihr Körper an diese neue Art des Atmens gewöhnt. Nach der vierten Nacht bemerkte sie, dass sie komplett durchschlief und zudem weniger Schlaf brauchte – sie wachte früher auf und fühlte sich dennoch erholter als zuvor.

Neben dem Praktizieren der Atemübungen war es wichtig, dass Donna auf ihre Hunger- und Durstgefühle achtete. Durch eine verbesserte Sauerstoffversorgung des Gewebes und der Organe kann der Körper Nahrungsmittel effizienter verwerten, was den Appetit auf natürliche Weise reguliert. Ich riet Donna, nur zu essen, wenn sie wirklich hungrig war, und aufzuhören, sobald sie satt war.

Indem sie diese einfache Regel befolgte, verspürte sie während des Tages automatisch weniger Lust auf Snacks und aß sogar später zu Mittag. Es ist wichtig, die Essenszeiten nach den persönlichen körperlichen Bedürfnissen auszurichten statt nach vorgegebenen Tageszeiten. Leider lassen wir uns mehrheitlich von außen diktieren, wann wir essen, statt es zu tun, wenn wir das Bedürfnis danach verspüren. Ein weiterer positiver Nebeneffekt war, dass Donna ein gesteigertes Bedürfnis verspürte, Wasser zu trinken.

Donnas Appetits reduzierte sich merklich, und ihre Fortschritte bei den Atemübungen schlugen sich in einem höheren BOLT-Wert nieder. Innerhalb von zwei Wochen war Donnas BOLT-Wert von 12 auf 20 Sekunden gestiegen, und sie hatte fast drei Kilo abgenommen. Ich ermutigte Donna dazu, ihren Fortschritt noch zu beschleunigen, indem sie in ihren täglichen zwanzigminütigen Spaziergang acht bis zehn Atempausen einbaute, um einen mittelstarken Lufthunger zu erzeugen. Durch diese Übung wird der Sauerstoffpegel vorübergehend gesenkt, um ein Höhentraining zu simulieren, was den Appetit noch weiter reduziert.

Viele Menschen mit einem niedrigen BOLT-Wert neigen ähnlich wie Donna dazu, körperliche Bewegung zu meiden; sie geraten schnell außer Atem, was jedes Training zu einer beschwerlichen Pflicht macht. Als Donnas BOLT-Wert auf 20 Sekunden stieg, verspürte sie plötzlich das Bedürfnis, sich mehr zu bewegen. Das half ihr zusätzlich dabei, ihr Gewicht zu normalisieren, gab ihr mehr Energie und erhöhte ihr Selbstwertgefühl.

Ich habe Donna das gesagt, was ich auch jedem anderen sage: Reduziert und richtig zu atmen ist nicht nur eine Übung – es ist eine eigene Lebensweise. Die Art, wie wir zu jeder Zeit unseres Tages atmen, hat einen Einfluss darauf, wie wir uns fühlen und wie gesund wir sind. Nachdem Donna den richtigen Atem in ihre Lebensweise integriert und einen BOLT-Wert von mehr als 25 Sekunden erreicht hatte, waren die Tage des Jo-Jo-Effekts gezählt. Mittlerweile wiegt Sie zu ihrer großen Freude zweiundsiebzig Kilo (bei einem früheren Gewicht von bis zu einundneunzig Kilo). Ihre erhöhte Vitalität sowie das verbesserte Wohlbefinden motivieren sie zum Weitermachen.

Trainingsprogramm für Kinder und Jugendliche

- Die Übung zum Freimachen der Nase (siehe Seite 80) ist die beste Übung für Kinder, da sie einfach und schnell durchführbar und leicht messbar ist.
- Die Übung zum Freimachen der Nase sollte insgesamt zwölfmal pro Tag durchgeführt werden, unterteilt in zwei Sätze mit jeweils sechs Wiederholungen, davon idealerweise sechs Wiederholungen vor dem Frühstück und sechs im Laufe des Tages. Die Anzahl der Schritte, die ein Kind dabei zu machen in der Lage ist, sollte jede Woche um zehn steigen. Ziel ist es, eine Anzahl von achtzig bis hundert Schritten zu erreichen.
- Wenn ich mit Kindern die Übung zum Freimachen der Nase praktiziere, ermutige ich sie oft dazu, ihren Mund mit medizinischem Klebeband zu verschließen (siehe Seite 83). Auf diese Weise ist sichergestellt, dass der Mund während der Übung geschlossen bleibt und keine Luft eindringt. Medizinisches Klebeband (2,5 Zentimeter breit) ist in jeder Apotheke erhältlich. Reißen Sie ein ungefähr fünfzehn Zentimeter langes Stück ab und falten Sie die Enden zu einer Lasche, damit es sich leichter entfernen lässt.
- Das Band auch beim Fernsehen oder bei anderen Beschäftigungen zu Hause zu tragen, kann auch sehr hilfreich sein, um Kinder daran zu gewöhnen, ausschließlich durch die Nase zu atmen.
- Kinder sollten insbesondere darauf achten, den ganzen Tag über konsequent durch die Nase zu atmen und dabei die Zunge oben

am Gaumen zu platzieren. Wenn Sie mehr über die Mundatmung und den Zusammenhang mit der Gesichtsentwicklung wissen möchten, lesen Sie mein Buch *Buteyko meets Dr. Mew*.

- Füllen Sie die nachfolgende Tabelle aus, um Ihren bzw. den Fortschritt Ihres Kindes zu verfolgen.

Marc ist sieben Jahre alt, hat ständig eine verstopfte Nase und atmet kontinuierlich durch den Mund. Obwohl Marcs Arzt Asthma ausschließt, ist sein Atem im Ruhezustand und beim Essen deutlich hörbar (sehr zur Bestürzung seiner Eltern). Marc gerät beim Fußballspielen schnell außer Atem und braucht Pausen vom Spiel, um wieder zu Atem zu kommen. Außerdem schnarcht er jede Nacht.

Kinder sprechen sehr gut auf das Training eines gesünderen Atemmusters an, wenn es auch sehr viel Einsatz vonseiten der Eltern erfordert, sie zu beobachten und zu begleiten. Ich sage immer, dass der Erfolg eines Kindes von der Motivation der Eltern abhängt. In meinen Kursen motiviere ich die Eltern, indem ich ihnen klarmache, wie wichtig die Nasenatmung für die Gesichtsentwicklung, die Konzentration, den Schlaf und den allgemeinen Gesundheitszustand ihrer Kinder ist. Ich greife dabei gern auf meine eigene Geschichte zurück, da ich ja als Kind selbst Mundatmer war, und schildere den Teilnehmern, wie negativ sich das auf meine Konzentration in der High School und auf dem College ausgewirkt hat. So eine scheinbar harmlose Gewohnheit hat verheerende Folgen.

Um es Kindern und Jugendlichen leichter zu machen, gebe ich ihnen nur eine Übung und ein paar Hinweise, mit denen sie gute Fortschritte machen.

Marc liebt Fußball, und die Aussicht, seine sportliche Leistung zu verbessern, ist für ihn die wichtigste Motivation, um die Übungen zu machen.

Wenn Marc einmal in der Lage ist, achtzig bis hundert Schritte lang die Luft anzuhalten, muss er nur noch genug Wiederholungen machen, um diese Zahl zu halten. Nach ein paar Wochen sollte er z. B. in der Lage sein, achtzig Schritte zu halten, indem er drei Durchgänge pro Tag absolviert.

Kinder und Jugendliche	**Beispiel**	**Tag 1**	**Tag 2**	**Tag 3**	**Tag 4**	**Tag 5**	**Tag 6**	**Tag 7**
Tags 1. Durchgang	25 Schritte							
Tags 2. Durchgang	27 Schritte							
Tags 3. Durchgang	30 Schritte							
Tags 4. Durchgang	25 Schritte							
Tags 5. Durchgang	28 Schritte							
Tags 6. Durchgang	30 Schritte							
Abends 7. Durchgang	35 Schritte							
Abends 8. Durchgang	35 Schritte							
Abends 9. Durchgang	37 Schritte							
Abends 10. Durchgang	30 Schritte							
Abends 11. Durchgang	40 Schritte							
Abends 12. Durchgang	37 Schritte							

ANHANG

Sportliche Höchstleistungen – angeboren oder anerzogen?

Im Jahr 1704 wurde ein Rennhengst namens Darley Arabian aus Syrien nach Großbritannien gebracht, von dem fünfundneunzig Prozent der heutigen männlichen Vollblüter abstammen.[258] Der Tiergenetiker Patrick Cunningham und seine Kollegen von meiner Universität, dem Trinity College in Dublin, verfolgten die Abstammung von fast einer Million Pferden aus den letzten zwei Jahrhunderten zurück und stellten fest, dass dreißig Prozent der Leistungsunterschiede bei Vollblütern allein auf die Gene zurückzuführen sind.[259] In der Debatte »angeboren oder anerzogen« deuten diese Ergebnisse darauf hin, dass die Natur einen entscheidenden Anteil an unseren sportlichen Fähigkeiten hat.

Es gibt einen Bereich, in dem eine Kombination aus genetischer Veranlagung und Verhalten einen erheblichen Einfluss auf die sportliche Leistungsfähigkeit hat: Dies betrifft die Art und Weise, wie sich Gesicht und Kiefer in der Kindheit entwickeln. Werfen Sie zum Beispiel einen Blick auf die Struktur von Gesicht und Kiefer früherer olympischer Sieger wie Usain Bolt, Sanya Ross Richards, Steve Hooker und Roger Federer. Was bei dieser Gruppe (wie bei der überwiegenden Mehrheit der Spitzensportler) auffällt, sind die breite Kieferpartie und die Art, wie das Gesicht nach vorn gewachsen ist. Gute Atemwege sind eine entscheidende Voraussetzung für sportlichen Erfolg; ihre Entwicklung hängt wiederum von einer normalen Gesichtsstruktur ab. Wenn ein Kind über lange Zeit den Mund offenstehen lässt oder viel am Daumen lutscht, wird das Gesicht sich anders entwickeln, als es von der Natur vorgesehen war.

Michael Phelps, der am meisten ausgezeichnete Olympiateilnehmer aller Zeiten, ist einer der wenigen Spitzensportler, der eine andere Gesichtsstruktur aufweist. Aufgrund seines Gesichtsprofils besteht eine hohe Wahrscheinlichkeit, dass er in der Kindheit ein Mundatmer war und er möglicherweise schon als Teenager eine kieferorthopädische Behandlung benötigte. Es ist auch möglich, dass Phelps bewusst oder unbewusst das Schwimmen gewählt hat, da es die Sportart war, in der er die besten Leistungen erbringen konnte. Schon die Bewegung des Schwimmens schränkt die Atmung ein – dies hilft dabei, die negativen Auswirkungen der Mundatmung oder eines ineffizienten Atemmusters auszugleichen.

Obwohl es von der Natur vorgesehen ist, dass wir durch die Nase atmen, atmen viele Kinder – insbesondere solche mit Asthma oder häufig verstopfter Nase – gewohnheitsmäßig durch den Mund. Brasilianische Forscher, die die Verbreitung der Mundatmung bei Kindern im Alter zwischen drei und neun Jahren untersuchten, fanden heraus, dass von dreihundertsiebzig zufällig ausgewählten Studienteilnehmern fünfundfünfzig Prozent Mundatmer waren.[260] Kinder, die regelmäßig durch den Mund atmen, entwickeln häufig negative Veränderungen im Gesicht, im Kiefer und in der Ausrichtung der Zähne. Die Mundatmung beeinflusst die Form des Gesichts auf zwei Arten: Erstens gibt es eine Tendenz, dass das Gesicht lang und schmal wird. Zweitens entwickeln sich die Kieferknochen nicht vollständig und weichen von der idealen Position ab, wodurch sich die Atemwege verkleinern. Wenn die Kieferknochen nicht weit genug vorn im Gesicht positioniert sind, beeinträchtigen sie die Atemwege. Überzeugen Sie sich selbst: Schließen Sie Ihren Mund, strecken Sie Ihr Kinn nach vorn und atmen Sie durch die Nase ein und aus, und achten Sie dabei auf die Art und Weise, wie die Luft hinter den Kiefern nach unten strömt. Jetzt tun Sie das Gleiche noch einmal, aber ziehen Sie Ihr Kinn so weit wie möglich nach hinten – Sie werden wahrscheinlich das Gefühl haben, dass Ihr Hals verschlossen ist, wenn Sie versuchen zu atmen. Das ist genau der Effekt, den eine schlecht entwickelte Gesichtsstruktur auf Ihre Atemwege hat. Es ist kein Wunder, dass Menschen mit verengten Atemwegen die Mundatmung bevorzugen.

Das Wachstum des Gesichts eines Kindes wird in erster Linie durch die Kräfte beeinflusst, die Lippen und Zunge ausüben. Die Lippen und Wangen üben nach innen Druck auf das Gesicht aus, wobei die Zunge als Gegenkraft wirkt. Bei geschlossenem Mund liegt die Zunge am Gaumen an und übt einen leichten Druck aus, der den Oberkiefer formt. Da die Zunge breit und u-förmig ist, folgt daraus, dass auch die Form des Oberkiefers breit und u-förmig sein sollte. Mit anderen Worten: die Form des Oberkiefers spiegelt die Form der Zunge wider. Eine breite u-förmige Oberkieferplatte ist optimal, um alle Zähne aufzunehmen.

Bei der Mundatmung ist es jedoch sehr unwahrscheinlich, dass die Zunge am Gaumen ruht. Überzeugen Sie sich selbst: Öffnen Sie den Mund und legen Sie Ihre Zunge an den oberen Gaumen. Versuchen Sie nun, durch den Mund zu atmen. Es ist zwar möglich, etwas Luft in die Lunge zu bekommen, aber es wird sich nicht »richtig« anfühlen. Daraus folgt, dass die Zunge eines Mundatmers dazu neigt, auf dem Mundboden zu liegen oder auf halber Höhe zu schweben. Da die Oberkieferplatte dann aber nicht durch den normalen Druck der Zunge geformt wird, entwickelt sie sich schmal und v-förmig. In ästhetischer Hinsicht trägt dies zu einer Verschmälerung der Gesichtsstruktur bei, gleichzeitig zu schiefen Zähnen und kieferorthopädischen Problemen. Es ist nachgewiesen, dass das Gesicht von Kindern, die durch den Mund atmen, länger wird.[261]

Die zweite Art, auf welche unsere kindlichen Atemgewohnheiten die Gesichtsstruktur beeinflussen, ist die Position des Kiefers. Die Entwicklung der Kieferknochen hat einen direkten Einfluss auf die Breite der oberen Atemwege. Unsere oberen Atemwege umfassen die Nase, die Nasenhaupthöhlen, die Nasennebenhöhlen und den Rachen. Gute sportliche Leistungen erfordern große obere Atemwege, die es der Luft ermöglichen, frei in und aus der Lunge zu strömen. Obwohl ein hoher BOLT-Wert und eine effektive Atemtechnik entscheidend für eine hohe Leistungsfähigkeit sind, ist es darüber hinaus auch sehr vorteilhaft, über Atemwege zu verfügen, die einen geringen Widerstand bieten. Zum Beispiel wird ein Marathonläufer, der effizient atmet, aber Atemwege mit dem Umfang eines Strohhalms hat, nicht allzu weit kommen.

Das normale Wachstum des Gesichts ist nach vorn gerichtet. Da ein mundatmendes Kind seine Zunge nicht in die Mundhöhle legt, können die Kiefer von der Zunge nicht richtig geformt werden, und das natürliche Vorwärtswachstum der Kiefer wird gehemmt. Dies führt dazu, dass die Kiefer aus ihrer idealen Position verschoben werden und der Luftstrom beeinträchtigt wird. Unbedingte Voraussetzung für eine korrekte Entwicklung der unteren Gesichtshälfte und der Atemwege ist, dass ein Kind gewohnheitsmäßig durch die Nase atmet. Atmen durch die Nase mit der Zunge am Gaumen schafft die idealen Voraussetzungen für eine normale Entwicklung des Gesichts.

In den späten 1990er-Jahren, mit Anfang dreißig, wechselte ich von der Mund- zur Nasenatmung. Doch erst nachdem ich 2006 mit den Therapeuten für myofunktionelle Störungen Joy Moeller, Barbara Greene und Karen Samuel zusammentraf, erfuhr ich, was die richtige Position der Zunge ist. Bis dahin hatte ich nicht einen Moment darüber nachgedacht, und höchstwahrscheinlich hatte meine Zunge in den letzten zweiunddreißig Jahren einfach nur heimatlos herumgelegen. Zusammengenommen haben Joy, Barbara und Karen fast einhundert Jahre damit verbracht, bei ihren Patienten die Zungenplatzierung und die Gesichtsmuskulatur zu verbessern. Damit gingen sie eine Vielzahl von Aspekten an, welche sich nachteilig auf die Kiefer- und Zahnentwicklung auswirken. Unsummen von Geld für kieferorthopädische Behandlungen auszugeben, kann vergeblich sein, wenn schlechte Gewohnheiten wie Mundatmung, falscher Zungenschub und falsches Schlucken nicht behoben werden. Und vielleicht lässt sich eine kieferorthopädische Behandlung ganz vermeiden, wenn man gar nicht erst zulässt, dass diese Gewohnheiten sich ausbilden.

In der korrekten Ruheposition sollten drei Viertel der Zunge sanft gegen den Gaumen drücken, wobei die Zungenspitze direkt hinter den oberen Frontzähnen platziert wird – an der gleichen Stelle, an der wir die Zunge ansetzen, um den Buchstaben »N« zu bilden. Genau wie die Nasenatmung ist auch die optimale Ruheposition der Zunge keine neue Erfindung; sie war über Jahrtausende ein wichtiger Bestandteil des Yoga und des Buddhismus. Yogi Bhajan, der 1968 das Kundalini-Yoga in die Vereinigten Staaten brachte, betrachtete den Gaumen und die Zungenspitze als die beiden wichtigsten Teile des Körpers. Die alten buddhistischen Schriften des Pali-Kanons enthalten Passagen, die beschreiben, wie der Buddha seine Zunge gegen den Gaumen drückte, um den Hunger und den Geist zu kontrollieren.[262]

Charakteristisch für Nasenatmer sind die vorstehende Position der Kiefer, die hohen Wangenknochen, die Größe der Atemwege und die Breite des Gesichts. Der Kiefer ist kräftig und nach vorn gerichtet, sodass das Kinn fast in einer Linie mit der Nasenspitze liegt. Wenn Cartoonzeichner einen dominanten Mann zeichnen, stellen Sie seine Stärke oft durch einen kantigen und übertrieben ausgeprägten Kiefer dar. In sozialer Hinsicht gelten eine breite Gesichtsstruktur und eine starke Kieferpartie als gesünder und attraktiver als ein zurückgesetztes Kinn. Und die klassische quadratische Kieferlinie macht es nicht nur wahrscheinlicher, dass es mit dem Date klappt, sondern wirkt sich unter Umständen auch positiv auf Ihr Bankguthaben aus. In einem Artikel, den Forscher der School of Business an der University of California verfassten, wurde festgestellt, dass Männer mit breiteren Gesichtern stärkere Verhandlungspartner waren, was ihnen einen bis zu 2 200 Dollar höheren Bonus als ihren schmalgesichtigen Kollegen verschaffte. In einer separaten Studie der gleichen Autoren wurde festgestellt, dass Unternehmen, die von Männern mit breiteren Gesichtern geführt werden, finanziell leistungsfähiger waren.[263]

Sozialanthropologen betrachten das äußere Erscheinungsbild als maßgeblich für die Zuordnung zu gesellschaftlichen Rängen und individuellen Rollen im Laufe der Evolution. Schönheit geht über die Oberfläche hinaus – Aristoteles hatte Recht, als er sagte: »Schönheit ist ein besserer Fürsprecher als jedes Empfehlungsschreiben.«

Ein Resultat der gewohnheitsmäßigen Mundatmung ist, dass die Kieferknochen zurücktreten und die Atemwege schmaler sind, was eine verminderte sportliche Leistungsfähigkeit zur Folge hat. Befände sich der Kiefer in einer nach vorn gerichteten Position, wäre die Nase gerader und kleiner. Die Augen sehen müde aus, wenn das Gesicht nach unten abfällt, und die Wangenknochen sind schlecht definiert. Andauernde und gewohnheitsmäßige Mundatmung ist auch mit einer veränderten Körperhaltung verbunden, die reduzierte Muskelkraft, einen geringeren Brustumfang und eingeschränkte Atmung zur Folge hat.[264] Interessanterweise haben Forscher herausgefunden, dass Männer mit größerer Wahrscheinlichkeit Mundatmer sind.

Diese Merkmale sind bei Tausenden von Kindern und Erwachsenen identifizierbar, die durch die Maschen des Gesundheitssystems fallen und denen keiner sagt, dass sie durch die Nase atmen sollten. Betroffene leiden oft unter schlechter Gesundheit, Antriebslosigkeit und Konzentrationsschwäche. Mit den Worten von Dr. Josh Jefferson: »Diese Kinder schlafen nachts nicht gut, weil die Atemwege verschlossen sind; der Schlafmangel kann sich negativ auf ihr Wachstum und ihre schulischen Leistungen auswirken. Bei vielen dieser Kinder werden fälschlicherweise Aufmerksamkeitsdefizitstörungen (ADS) und Hyperaktivität diagnostiziert.«[265]

Dr. Egil Peter Harvold, Experte für Kieferorthopädie und kraniofaziale (den Schädel und das Gesicht betreffende) Anomalien, führte in den 1970er-Jahren umfangreiche Forschungen zur Entwicklung der Gesichtsstruktur von Affen durch. Er entdeckte, dass die Einschränkung der Nasenatmung über mehrere Jahre hinweg zu einer Senkung der Kiefer, schiefen Zähnen und anderer Deformationen im Gesicht führt.[266] Während wir es heute ablehnen würden, Experimente an unschuldigen Tieren durchzuführen, nehmen Hunderttausende von Kindern im realen Leben an einem ähnlichen Experiment teil und entwickeln dieselben durch Mundatmung entstandenen kraniofazialen Anomalien. Die Studien von Dr. Harvold ebneten den Weg für die Behandlung und Vorbeugung von Fehlentwicklungen im Kiefer- und Gesichtsbereich. Er hat so nahezu im Alleingang einen Zweig der Kieferorthopädie in Nordamerika etabliert, der als »Funktionskieferorthopädische Gerätetherapie« bekannt wurde.[267]

Eine Studie aus dem Jahr 2012, in der die langfristigen Veränderungen der Gesichtsstruktur durch Mundatmung untersucht wurden, ergab, dass diese scheinbar »harmlose« Gewohnheit »tatsächlich sofortige und/oder verzögerte Kaskadeneffekte auf mehrere physiologische Funktionen und Verhaltensfunktionen hat«. Säuglinge und Kinder, die aufgrund einer verstopften Nase durch den Mund atmen, entwickeln mit hoher Wahrscheinlichkeit schiefe Zähne und ein längeres, schmaleres Gesicht, was ihr Aussehen nachhaltig beeinträchtigt. Die Mundatmung hat auch einen erheblichen Einfluss auf die Gesundheit des Kindes, einschließlich der Einschränkung der unteren Atemwege, schlechter Schlafqualität, hoher Stressbelastung und einer geringeren Lebensqualität. Untersuchungen haben ergeben, dass die gewohnheitsmäßige Mundatmung sogar mit dem plötzlichen Kindstod in Verbindung gebracht werden kann.[268]

Kiefergesundheit und Atmung

In den letzten Jahren wurde ich gebeten, auf zahnmedizinischen Konferenzen in Europa, Australien und den USA Vorträge über die Nasenatmung zu halten. Konferenzen bieten die wunderbare Gelegenheit, mit internationalen Experten aus der Zahnmedizin und verwandten Fachgebieten einschließlich der Kieferorthopädie zu sprechen. Es gibt zwei spezifische Gruppen innerhalb der Kieferorthopädie, die gegensätzliche Ansichten vertreten: die funktionelle und die traditionelle Kieferorthopädie.

Ein funktioneller Kieferorthopäde legt den Schwerpunkt darauf, das richtige Gesichtsprofil zu erreichen und die Stellung der Zähne zu korrigieren. Funktionskieferorthopädische Geräte werden von Kindern getragen, um das Wachstum von Gesicht, Kiefer und Zähnen so zu steuern, dass sie ihr volles genetisch angelegtes Potenzial entfalten können. Eine unter funktionellen Kieferorthopäden weitverbreitete Ansicht ist, dass zu eng stehende Zähne nicht etwa darauf zurückzuführen sind, dass die Zähne zu groß sind, sondern darauf, dass der Kiefer durch Mundatmung oder Daumenlutschen zu klein geworden ist. Es gilt daher, die Kiefer sanft zu weiten und nach vorn zu führen, um Platz für vorhandene Zähne zu schaffen, wobei das Ziehen einzelner Zähne nur als letzter Ausweg gesehen wird.

Im Vergleich dazu liegt das Hauptaugenmerk der traditionellen Kieferorthopädie auf der Begradigung der Zähne, wobei das Gesichtsprofil und die Größe der Atemwege eine untergeordnete Rolle spielen. Bei zu eng stehenden Zähnen werden in der Regel vier vordere Backenzähne gezogen, auch wenn sie in tadellosem Zustand und die Frontzähne nach hinten gezogen oder gedrückt sind, um den entstandenen Raum zu füllen. Dieses Zurückziehen führt manchmal dazu, dass das Gesicht, vor allem um die Lippen herum, eingedrückt aussieht und die Nase und das Kinn stärker hervortreten. Dieses Zurückziehen der Frontzähne kann zu Problemen mit dem Kiefergelenk führen, wenn der Unterkiefer zu weit zurückgedrängt wird. Wenn sich der Unterkiefer zu weit hinten befindet, beeinträchtigt er die oberen Atemwege, verringert die Größe der Atemwege und damit die sportliche Leistungsfähigkeit.

Wenn Sie selbst ein Kind haben, das sich möglicherweise einer kieferorthopädischen Behandlung unterziehen muss, möchte ich Ihnen einige Ratschläge des Kieferorthopäden Dr. John Mew weitergeben, der sein Leben der Aufgabe gewidmet hat, die normale Entwicklung von Kindergesichtern sicherzustellen:

- Fragen Sie den Kieferorthopäden als erstes, wie viele bleibende Zähne jetzt und zu späteren Zeitpunkten gezogen werden müssen. Tragischerweise verlieren die meisten Kinder, die eine traditionelle kieferorthopädische Behandlung erhalten, vier der Prämolaren (vordere Backenzähne), und fast bei der Hälfte dieser Kinder wird später kein Platz für die Weisheitszähne sein, sodass sie nur 24 Zähne haben werden. Dies kann man vollständig vermeiden, indem man Methoden anwendet, die ein normales Wachstum des Gesichts gewährleisten, bei dem alle 32 Zähne Platz finden.
- Fragen Sie den Arzt, ob er gewährleisten kann, dass das vertikale Wachstum des Gesichts Ihres Kindes nicht zunimmt. Sie haben das Recht, dass der Arzt Sie über alle Arten von Behandlungen informiert und über mögliche Probleme aufklärt.

Wissen ist Macht. Der beste Ansatz, um die richtige Behandlungsmöglichkeit für Ihr Kind zu finden, ist es, sich sowohl über funktionelle als auch über traditionelle kieferorthopädische Behandlungsmethoden zu informieren. Die Wahl der richtigen Methode hat Konsequenzen für das Wohlbefinden Ihres Kindes; es lohnt sich, ein wenig Zeit zu investieren, um eine nichtinvasive Lösung zu finden. Zähne zu ziehen sollte der letzte Ausweg sein.

Kinder zur richtigen Atmung erziehen

Laut amerikanischen Untersuchungen finden bei einem durchschnittlichen nordamerikanischen, weißen Kind 95 Prozent des Kopfumfangswachstums bis zum Alter von neun Jahren statt. Die Entwicklung des Unterkiefers setzt sich jedoch bis etwa zum Alter von achtzehn Jahren fort.[269]

Aufgrund dieser Beobachtungen ist für ein optimales Schädel- und Gesichtswachstum eine frühzeitige Behandlung unerlässlich, die auch die Nasenatmung und eine Korrektur der Zungenposition umfasst. Die negativen Auswirkungen der Mundatmung auf die Entwicklung des Kiefers und des Gesichts fallen am gravierendsten aus, wenn sie vor der Pubertät auftreten, sodass es nur ein kurzes Zeitfenster gibt, um eine kieferorthopädischen Behandlung und damit signifikante Veränderungen in der Gesichtsstruktur eines Kindes zu vermeiden.[270]

Meine Tochter ist drei Jahre alt. Als sie acht Monate alt war und anfing zu zahnen, begann sie ab und zu durch den Mund zu atmen, und seitdem bestärke ich sie darin, durch die Nase zu atmen. Ich bin ihr ein Vorbild, da ich die ganze Zeit über durch die Nase atme, und lobe sie jedes Mal, wenn sie ihren Mund geschlossen hält. Da wir auf dem Land leben, erklärte ich oft, dass Charlie, der Esel, durch die Nase atmet, genauso wie Snowball, die Katze. Wie schlau diese Tiere sind!

Genetisch ist die Wahrscheinlichkeit hoch, dass meine Tochter ein Mundatmer ist, da sowohl meine Frau als auch ich während unserer Kindheit an schweren Atemwegsbeschwerden litten. Je früher Sie Ihr Kind darin bekräftigen, durch die Nase zu atmen und für die richtige Zungenposition Sorge tragen, desto besser. Damit vermeiden sie eventuell nicht nur eine kieferorthopädische Behandlung; diese wenigen Jahre beeinflussen auch die Gesichtsform, den allgemeinen Gesundheitszustand und die Sportlichkeit entscheidend. Selbst ungünstige genetische Veranlagungen können abgemildert werden, wenn das richtige Verhalten in Fleisch und Blut übergegangen ist.

Vor einigen Jahren schrieb ich ein Selbsthilfebuch für Kinder, Jugendliche und Eltern mit dem Titel *Buteyko Meets Dr. Mew* über die kraniofazialen Veränderungen, die mit der Mundatmung verbunden sind. Ich habe mich eingehend mit diesem Thema beschäftigt und viele Gutachten und Studien in meine Arbeit einfließen lassen, die meine Aussagen untermauern. Die meisten Eltern sind schockiert, wenn sie erfahren, dass sie dazu beitragen können, schiefe Zähne, schmale Gesichter, große Nasen und unentwickelte Kiefer zu vermeiden – einfach, indem sie ihr Kind dazu anhalten, durch die Nase zu atmen. Das wird sich nicht nur auf die sportliche Leistungsfähigkeit auswirken, sondern auch auf die lebenslange Gesundheit! Wir können die Auswirkungen der Mundatmung auf die Entwicklung unserer Kinder nicht einfach so hinnehmen. Gewappnet mit dem Wissen über die Vorteile der Nasenatmung, müssen die schädlichen Auswirkungen, die ich in meiner Kindheit als Mundatmer erfahren habe, niemand anderem widerfahren.

Grenzen des Atemanhaltens

Wenn Sie den Atem anhalten, verhindern Sie, dass Sauerstoff in Ihre Lungen gelangt und dass Ihr Körper überschüssiges Kohlendioxid abgibt. Während einer maximalen Atempause nimmt der Sauerstoffpartialdruck im Blut ab. Das führt dazu, dass der Körper für die Versorgung von Herz und Gehirn allen verfügbaren Sauerstoff heranzieht, indem er die Blutgefäße verengt, die keine überlebensnotwendigen Organe versorgen. Es kann zum Beispiel dazu führen, dass sich die Arme und Beine kalt anfühlen, wenn sich die entsprechenden Blutgefäße verengen und der Körper ihnen Blut entzieht. Ein weiterer Effekt ist eine Verlangsamung des Herzschlags, die dazu führt, dass periphere Blutgefäße verengt werden, der Blutdruck steigt und die Milz sich zusammenzieht – der sogenannten Tauchreflex tritt ein.[271] Alle lungenatmenden Lebewesen zeigen diesen Reflex als automatische Schutzreaktion auf einen Rückgang der Sauerstoffversorgung. Der Tauchreflex bringt Babys dazu, instinktiv den Atem anzuhalten, wenn sie unter Wasser geraten. In der Regel ist dieser Reflex bei Erwachsenen, die regelmäßig Atemanhalteübungen absolvieren, stärker ausgeprägt.[272]

Beim Luftanhalten nimmt der arterielle Sauerstoffpartialdruck, der normalerweise bei 100 mmHg liegt, ab, während der Kohlendioxidpartialdruck über sein normales Niveau von 40 mmHg ansteigt. Die kritische Schwelle bzw. der Punkt, an dem ein Individuum das Luftanhalten beenden muss, ist dann erreicht, wenn der Sauerstoffgehalt auf 62 mmHg gesunken ist und der Kohlendioxidwert 54 mmHg erreicht.[273] Zwar ist es für Erwachsene extrem schwierig, den Atem bis zur Ohnmacht anzuhalten, doch man geht davon aus, dass man das Bewusstsein verliert, wenn der Sauerstoff unter 27 mmHg fällt und das Kohlendioxid auf 90–120 mmHg steigt.[274] Der Körper nutzt eingebaute Sicherheitsmechanismen wie den Tauchreflex und die Ohnmacht, um sicherzustellen, dass dem Gehirn nicht zu lange Sauerstoff vorenthalten wird, da dies zu Hirnschäden führen kann.

Die in diesem Buch beschriebenen Atemanhalteübungen sind absolut sicher, solange sie in Grenzen praktiziert werden, innerhalb derer sie sich erträglich anfühlen. Allerdings sollten Menschen mit Bluthochdruck, Herzproblemen, Typ-1-Diabetes oder anderen ernsthaften gesundheitlichen Problemen keine Atemanhalteübungen absolvieren, weder im Ruhezustand noch während körperlicher Aktivität.

Um ein Höhentraining zu simulieren, muss man den Atem anhalten, bis man einen relativ starken Lufthunger verspürt. Auch hier ist es nicht zielführend, es zu übertreiben. Es ist wichtig, dass sich die Atmung innerhalb von zwei bis drei Atemzügen erholen kann. Es ist ratsam, Atemanhalteübungen während eines intensiven Trainings erst zu absolvieren, wenn Sie einen BOLT-Wert von mindestens 20 Sekunden erreicht haben. Bis dahin können Sie daran arbeiten, Ihren BOLT-Wert durch sanftere Atemanhalteübungen im Ruhezustand und während leichter bis moderater körperlicher Betätigung auf 20 Sekunden oder mehr zu verbessern.

Obwohl Atemanhaltetraining die Toleranz gegenüber Kohlendioxid erhöht, beeinträchtigt es interessanterweise nicht die Schutzreaktion des Gehirns bei Sauerstoffmangel. Das ist der große Unterschied zwischen willentlich herbeigeführtem Atemanhalten und dem physiologischen Zustand der Schlafapnoe, bei dem der Atem im Schlaf unbeabsichtigt aussetzt, was zu gravierenden gesundheitlichen Problemen führen kann. Angesichts der erschreckenden Auswirkungen von Atemstillständen konnte man annehmen, dass absichtliches Luftanhalten dieselben Effekte hat. Doch Studien an Menschen, die ihren Atem außerordentlich lange anhalten können, zeigen, dass die Ergebnisse genau gegenteilig sind. Eine Forschungsarbeit von Ivancev et al. befasst sich mit der Fähigkeit zum Atemanhalten und der Kohlendioxidsensitivität von Apnoetauchern, die sich bei ihrem Sport per definitionem dem Risiko eines schweren Sauerstoffmangels aussetzen.[275] Durch ihre lange Praxis sind diese Taucher in der Lage, die Luft sehr lange anzuhalten, ohne dass der Sauerstoff so stark abfällt, dass Gehirnschäden oder Blackouts verursacht werden. Eine weitere Studie von Joulia et al. hat gezeigt, dass Taucher generell einen ausgeprägteren Tauchreflex, eine geringere Sauerstoffsättigung und eine bessere Durchblutung aufweisen.[276]

Stufen des Atemanhaltens

Beim Atemanhalten lassen sich drei Stufen von Luftmangel unterscheiden – von leicht über moderat zu stark.

In der ersten Stufe geben die Atemmuskeln noch keinen Impuls, die Atmung wieder aufzunehmen, weil das Kohlendioxid den Schwellenwert noch nicht erreicht hat. Es entsteht ein leichter Luftmangel.

Die zweite Stufe ist der moderate Luftmangel. Wenn die Luft länger angehalten wird, steigt der Kohlenstoffdioxidpegel im Blut weiter, bis die Konzentration einen Schwellenwert erreicht. Dies gibt den Atemmuskeln den Impuls, zu kontrahieren oder zu zucken, um eine Einatmung zu initiieren. Je länger der Atem angehalten wird, desto häufiger werden die Kontraktionen der Atemmuskulatur, da der Körper versucht, Luft in die Lunge zu ziehen.

Die dritte Stufe ist erreicht, wenn das Verlangen zu atmen so stark wird, dass man einfach gar nicht anders kann, als Luft zu holen. Diesen Zustand bezeichnet man als starken Luftmangel.

- Leichter Luftmangel: kein Verlangen zu atmen
- Moderater Luftmangel: von der ersten unwillkürlichen Kontraktion der Atmemmuskeln bis zu häufigen Kontraktionen
- Starker Luftmangel: starker Drang zu atmen, unwillkürlicher Abbruch des Luftanhaltens

Einflussfaktoren auf die Atemanhaltezeit

Die drei Faktoren, die über die Dauer der Atemanhaltezeit bestimmen, sind erstens die Stoffwechselrate, zweitens die Toleranz gegenüber einem verringerten Sauerstoffniveau und drittens die Gasspeicherung in den Lungen, dem Blut und dem Gewebe.[277]

Die Stoffwechselrate kann durch Entspannung vor und während des Atemanhaltens reduziert werden, während die Toleranz gegenüber einem verringerten Sauerstoffniveau durch regelmäßige Atemanhalteübungen verbessert wird. Weitere Faktoren, die die Dauer des Atemanhaltens beeinflussen, sind:

- Ablenkung
- Ob das Atemanhalten einem Ein- oder einem Ausatmen folgt
- Ob der Sportler vor dem Atemanhalten hyperventiliert

Atemahnalten nach dem Einatmen verlängert die mögliche Atemanhaltezeit, da das Kohlendioxid in einem größeren Luftvolumen verdünnt wird. Auf diese Weise werden die Kohlenstoffdioxidrezeptoren des Gehirns weniger schnell aktiviert.

Die Atemanhaltezeit erhöht sich, wenn man unmittelbar vor dem Schwimmen mehrere Male tief Luft holt. Doch dieser Effekt birgt besonders bei trainierten Schwimmern große Risiken. Tiefe Atemzüge unmittelbar vor dem Schwimmen reduzieren den Kohlendioxidgehalt im Blut erheblich, haben aber wenig Einfluss auf die Erhöhung der Sauerstoffspeicherung. Weil die Gehirnsignale zur Wiederaufnahme der Atmung durch diese Technik abgeschwächt werden, kann der Sauerstoffpegel auf sehr niedrige Werte absinken, bevor der Schwimmer das Bedürfnis verspürt, wieder zu atmen. Diese Situation kann dazu führen, dass der Schwimmer unter Wasser das Bewusstsein verliert. Im schlimmsten Fall kann so sogar der Tod durch Ertrinken herbeigeführt werden. Die Website der United States Navy Seals warnt vor dieser gefährlichen Praxis:

»Wichtiger Hinweis: Wie wir erfahren haben, praktizieren viele Männer, die sich auf das SOF-Training vorbereiten, Atemanhalteübungen unter Wasser. Dies hat in jüngster Zeit zu mehreren Fällen von Ertrinken und Beinahe-Ertrinken geführt. Bitte führen Sie Atemanhalteübungen (unter Wasser) nicht ohne professionelle Aufsicht durch.«[278]

Quellen

1 Cheung S. *Advanced environmental exercise physiology.* 1st ed. *Human Kinetics*, 2009

2 Bohr C, Hasselbalch K, Krogh A. *Concerning a biologically important relationship – the influence of the carbon dioxide content of blood on its oxygen binding.* http://www.udel.edu/chem/white/C342/Bohr%281904%29.html (abgerufen am 20.08.2012)

3 West JB. *Respiratory physiology: the essentials.* Philadelphia: Lippincott Williams and Wilkins, 1995

4 Magarian GJ, Middaugh DA, Linz DH. *Hyperventilation syndrome: a diagnosis begging for recognition.* West J Med. 1983; 138 (5): 733–736

5 Gibbs DM. *Hyperventilation-induced cerebral ischemia in panic disorder and effects of nimodipine.* American Journal of Psychiatry. 1992; 149: 1589–1591

6 Kim EJ, Choi JH, Kim KW, Kim TH, Lee SH. *The impacts of open-mouth breathing on upper airway space in obstructive sleep apnea: 3-D MDCT analysis.* Eur Arch Otorhinolaryngol. 2011; 268 (4): 533–539

Kreivi HR, Virkkula P, Lehto J, Brander P. *Frequency of upper airway symptoms before and during continuous positive airway pressure treatment in patients with obstructive sleep apnea syndrome.* Respiration. 2010; 80 (6): 488–494

Ohki M, Usui N, Kanazawa H, Hara I, Kawano K. *Relationship between oral breathing and nasal obstruction in patients with obstructive sleep apnea.* Acta Otolaryngol Suppl. 1996; 523: 228–230

Lee SH, Choi JH, Shin C, Lee HM, Kwon SY, Lee SH. *How does open-mouth breathing influence upper airway anatomy?* Laryngoscope. 2007; 117 (6): 1102–1106

Scharf MB, Cohen AP. *Diagnostic and treatment implications of nasal obstruction in snoring and obstructive sleep apnea.* Ann Allergy Asthma Immunol. 1998; 81 (4): 279–87, quiz 287–290

Wasilewska J, Kaczmarski M. *Obstructive sleep apnea-hypopnea syndrome in children* [Article in Polish] Wiad Lek. 2010; 63 (3): 201–212

Rappai M, Collop N, Kemp S, deShazo R. *The nose and sleep-disordered breathing: what we know and what we do not know.* Chest. 2003; 124 (6): 2309–2323

7 Eine Studie von Dr. van den Elshout vom Department of Pulmonary Diseases der Universität Nijmegen in den Niederlanden untersuchte die Auswirkungen einer Zunahme (Hyperkapnie) und einer Abnahme (Hypokapnie) von Kohlendioxid auf den Atemwegswiderstand. Insgesamt nahmen fünfzehn gesunde Menschen und dreißig Asthmapatienten an der Studie teil. Die Studie ergab, dass eine Zunahme von Kohlendioxid zu einem »deutlichen Rückgang« des Atemwegswiderstandes sowohl bei den gesunden Teilnehmern als auch bei den Asthmapatienten führte. Das bedeutet, dass die Zunahme von Kohlendioxid die Atemwege geöffnet hat, sodass ein besserer Sauerstofftransfer möglich wird. Interessanterweise verbesserte sich auch

die Atmung bei den Probanden ohne Asthma. Siehe: van den Elshout FJJ, van Herwaarden CL, Folgering HTM. *Effects of hypercapnia and hypocapnia on respiratory resistance in normal and asthmatic subjects.* Thorax. 1991; (46): 28–32

8 Casiday R, Frey R. *Blood, sweat, and buffers: pH regulation during exercise acid-base equilibria experiment.* http://www.chemistry.wustl.edu/~edudev/LabTutorials/Buffer/Buffer.html (abgerufen am 20.08.2012)

9 Lum C. *Hyperventilation: the tip and the iceberg.* J Psychosom Res 1975; 19: 375–383

10 Eine Studie der japanischen Forscher Miharu Miyamura und seiner Kollegen von der Universität Nagoya, in der zehn Marathonläufer und vierzehn untrainierte Personen untersucht wurden, ergab, dass Sportler im Vergleich zu Untrainierten eine deutlich höhere Toleranz gegenüber Kohlendioxid im Ruhezustand aufwiesen. Die Studie ergab, dass die Sportler für die gleiche Menge an Bewegung fünfzig bis sechzig Prozent weniger unter Atemnot litten als untrainierte Personen. Siehe: Miyamura M, Yamashina T, Honda Y. *Ventilatory responses to CO_2 rebreathing at rest and during exercise in untrained subjects and athletes.* The Japanese Journal of Physiology. 1976; 26: 245–254

11 Finaud J, Lac G, Filaire E. *Oxidative stress: relationship with exercise and training.* Sports Medicine. 2006; 36 (4): 327–358

12 Scoggin und andere stellten fest, dass »ein Unterschied zwischen Ausdauersportlern und unsportlichen Personen darin besteht, dass die Reaktion der Atemwege auf Hypoxie (niedriger Sauerstoffgehalt) und Hyperkapnie (höherer Kohlendioxidgehalt) verringert wird«. Siehe: Scoggin CH, Doekel RD, Kryger MH, Zwillich CW, Weil JV. *Familial aspects of decreased hypoxic drive in endurance athletes.* Journal Applied Physiology. 1978; 44 (3): 464–468

In einem Artikel mit dem Titel »Niedrige Luftzufuhr bei Ausdauersportlern«, der in der Zeitschrift *Medicine and Science in Sports* veröffentlicht wurde, stellten die Autoren fest, dass unsportliche Personen bei gleicher Trainingsbelastung weitaus schwerer und schneller atmen als Ausdauersportler. Die Wissenschaftler beobachteten, dass die leichtere Atmung der Sportler den Zusammenhang zwischen »niedriger ventilatorischer Chemosensitivität und herausragender Ausdauersportlerleistung« erklären könnte. Siehe: Martin BJ, Sparks KE, Zwillich CW, Weil JV. *Low exercise ventilation in endurance athletes.* Med Sci Sports. 1979; 11 (2): 181–185

13 In einer Studie, die im *Journal of Applied Physiology* veröffentlicht wurde, die dreizehn Sportler und zehn unsportliche Menschen verglich, fiel die Reaktion der Sportler auf erhöhtes Kohlendioxid siebenundvierzig Prozent geringer aus als bei der Kontrollgruppe der unsportlichen Personen. Die Autoren stellten fest, dass die sportliche Leistungsfähigkeit bei niedrigerem Sauerstoffpartialdruck und höherem Kohlendioxidpartialdruck der maximalen Sauerstoffaufnahme oder VO_2max. entspricht. Siehe: Byrne-Quinn E, Weil JV, Sodal IE, Filley GF, Grover RF. *Ventilatory control in the athlete.* J Appl Physiol. 1971; 30 (1): 91–98

In einer anderen Studie, die am Forschungszentrum für Gesundheit, körperliche Fitness und Sport der Nagoya Universität in Japan durchgeführt wurde, bewerteten Forscher neun zunächst untrainierte Collegestudenten. Fünf der neun Studenten nahmen über vier Jahre drei Stunden am Tag, dreimal in der Woche an einem Sportprogramm teil. Die Forscher fanden heraus, dass die VO_2max nach dem Training zunahm und die Reaktion der Atmung auf erhöhtes Kohlendioxid im Blut während jeder Trainingseinheit deutlich abnahm. Außerdem bestand bei vier der fünf trainierten Probanden eine negative Wechselwirkung zwischen der Reaktion auf Sauerstoff und der maximalen Sauerstoffaufnahme. Ähnlich wie in der vorangegangenen Studie zeigten Probanden mit reduzierter CO_2-Empfindlichkeit eine erhöhte Sauerstoffzufuhr zu den arbeitenden Muskeln. Siehe: Miyamura M, Hiruta S, Sakurai S, Ishida K, Saito M. *Effects of prolonged physical training on ventilatory response to hypercapnia.* Tohoku J Exp Med. 1988; 156 (Suppl): 125–135

14 Saunders PU, Pyne DB, Telford RD, Hawley JA. *Factors affecting running economy in trained distance runners.* Sports Medicine. 2004; 34 (7): 465–485

15 Ebd.

16 Wissenschaftler untersuchten, ob die Kontrolle der Anzahl der Atemzüge beim Schwimmen sowohl die Schwimmleistung als auch die Laufökonomie verbessern kann. Eine Studie, die im skandinavischen *Journal of Medicine and Science in Sports* veröffentlicht wurde, untersuchte achtzehn Schwimmer, darunter zehn Männer und acht Frauen, die zwei Gruppen zugeordnet waren. Die erste Gruppe sollte nur zwei Atemzüge pro Bahn machen, die zweite Gruppe sieben. Da Schwimmen eine der wenigen Sportarten ist, die auf natürliche Weise die Luftaufnahme einschränkt, ist sie für Forscher interessant: Die Verringerung des Luftverbrauchs stellt während des Trainings eine zusätzliche Herausforderung für den Körper dar und kann zu einer Verbesserung der Atemmuskulatur führen. Interessanterweise fanden die Forscher heraus, dass sich die Laufökonomie in der Gruppe, die beim Schwimmen die Atmung reduzierte, um sechs Prozent verbesserte. Siehe: Lavin KM, Guenette JA, Smoliga JM, Zavorsky GS. *Controlled-frequency breath swimming improves swimming performance and running economy.* Scandinavian Journal of Medicine & Science in Sports 2015; 25 (1): 16–24

17 Stanley et al. kamen zu dem Schluss, dass »die Beziehung zwischen der Dauer des Atemanhaltens und dem Kohlendioxidpartialdruck ein nützlicher Index für Chemosensitivität der Atemwege ist«. Siehe: Stanley NN, Cunningham EL, Altose MD, Kelsen SG, Levinson RS, Cherniack NS. *Evaluation of breath holding in hypercapnia as a simple clinical test of respiratory chemosensitivity.* Thorax. 1975; 30: 337–343

Der japanische Forscher Nishino bestätigte, dass Atemanhalten eine der wirkungsvollsten Methoden ist, um das Gefühl von Atemnot zu erzeugen, und dass der Atemanhaltetest »uns viele Informationen über den Beginn und die Ausdauer der Dispnoe (Atemnot)« liefert. Seine Studie stellte zwei verschiedene Atemanhaltetests vor, die hilfreich für die Beurteilung der Atemnot sind. Laut Nishino kann man, da das Anhalten des Atems bis zum ersten deutlichen Wunsch zu atmen nicht durch Trainingseffekte oder Verhaltensweisen beeinflusst ist, daraus einen objektiveren Messwert für die Atemnot ableiten. Siehe: Nishino T. *Pathophysiology of dyspnea evaluated by breath-holding test: studies of furosemide treatment.* Respiratory Physiology Neurobiology. 2009; 167 (1): 20–25

18 McArdle W, Katch F, Katch V. *Exercise Physiology: Nutrition, Energy, and Human Performance.* 1st ed. North American Edition. Lippincott Williams and Wilkins, 2009; S. 289

19 Die Abteilung für Physiotherapie an der Universität Szeged, Ungarn, führte eine Studie durch, die den Zusammenhang zwischen der Atemanhaltezeit und der körperlichen Leistungsfähigkeit bei Patienten mit Mukoviszidose untersuchte. Achtzehn Patienten mit unterschiedlichen Stadien der Mukoviszidose wurden untersucht, um den Wert der Atemanhaltezeit als Indikator für die Belastungstoleranz zu bestimmen. Dazu wurden die Atemanhaltezeiten aller Patienten gemessen. Die Sauerstoffaufnahme (VO_2) und die Kohlendioxidausscheidung wurden Atemzug für Atemzug gemessen, während die Patienten trainierten. Die Forscher fanden einen deutlichen Zusammenhang zwischen der Atemanhaltezeit und der VO_2 (Sauerstoffaufnahme). Sie kamen zu dem Schluss, dass »die freiwillige Atemanhaltezeit ein nützlicher Indikator für die Vorhersage der Belastungstoleranz von Mukoviszidosepatienten sein könnte«. Wenn man diesen Gedanken weiterführt, führt die Erhöhung des BOLT-Wertes bei Mukoviszidosepatienten zu einer höheren Sauerstoffaufnahme und verminderter Atemnot bei körperlicher Anstrengung. Siehe: Barnai M, Laki I, Gyurkovits K, Angyan L, Horvath G. *Relationship between breath-hold time and physical performance in patients with cystic fibrosis.* European Journal Applied Physiology. 2005; 95 (2–3): 172–178

Ergebnisse einer Studie an dreizehn Patienten mit akutem Asthma belegten, dass erstens das Ausmaß der Atemnot, die Atemfrequenz und die Atemanhaltezeit in Zusammenhang mit dem Schweregrad der Behinderung des Luftstroms standen, und dass zweitens die Atemanhaltezeit umgekehrt mit dem Ausmaß der Atemnot, wenn sie im Ruhezustand auftritt, korreliert. Vereinfacht gesagt: Je niedriger die Atemanhaltezeit von Asthmatikern ist, desto größer ist das Atemzugvolumen und die Atemnot. Siehe: Pérez-Padilla R, Cervantes D, Chapela R, Selman M. *Rating of breathlessness at rest during acute asthma: correlation with spirometry and usefulness of breath-holding time.* Rev Invest Clin. 1989; 41 (3): 209–213

20 Swift AC, Campbell IT, McKown TM. *Oronasal obstruction, lung volumes, and arterial oxygenation.* Lancet. 1988; 1 (8577): 73–75

21 Harari D, Redlich M, Miri S, Hamud T, Gross M. *The effect of mouth breathing versus nasal breathing on dentofacial and craniofacial development in orthodontic patients.* Laryngoscope. 2010; 120 (10): 2089–2093

D'Ascanio L, Lancione C, Pompa G, Rebuffini E, Mansi N, Manzini M. *Craniofacial growth in children with nasal septum deviation: a cephalometric comparative study.* International Journal of Pediatric Otorhinolaryngology. 2010; 74 (10): 1180–1183

Baumann I, Plinkert PK. *Effect of breathing mode and nose ventilation on growth of the facial bones.* HNO. 1996; 44 (5): 229–234

Tourne LP. *The long face syndrome and impairment of the nasopharyngeal airway.* The Angle Orthodontist. 1990; 60 (3): 167–176

22 Price WA. *Nutrition and physical degeneration.* 8th ed. Price Pottenger Nutrition Foundation, 2009; 55

23 Catlin G. *Notes of travels amongst the north-american indians.* 1st ed. United States, 1870

24 Sutcliffe S. *Bugatti Veyron review.* 2005 http://www.autocar.co.uk/car-review/bugatti/veyron/first-drives/bugatti-veyron (zuletzt abgerufen am 02.09.2014)

Burton M, Burton R (eds.) *International wildlife encyclopedia.* 3rd ed. Cavendish Square Publishing; 1866/2002; 403

25 Morgan E. *Aquatic Ape Theory.* http://www.primitivism.com/aquatic-ape.htm (zuletzt abgerufen am 02.09.2014)

26 Wikipedia. *Pelecaniformes. http://en.wikipedia.org/wiki/Pelecaniformes (zuletzt abgerufen am 02.09.2014)*

27 Nixon J. *Breathing pattern in the guinea-pig. http://www.aemv.org/Documents/AAV07smallbookfinal.pdf#page=69 (zuletzt abgerufen am 02.09.2014)*

Johnson-Delaney CA, Orosz SE. *The rabbit respiratory system: clinical anatomy, physiology, and pathology.* Vet Clin North Am Exot Anim Pract 2011; 14 (2): 257–266

28 Jackson P, Cockcroft P (eds.) *Clinical Examination of Farm Animals.* 1st ed. Wiley-Blackwell, 2008; 70

29 Timmons BH, Ley R. *Behavioral and psychological approaches to breathing disorders.* 1st ed. Springer, 1994

30 Atkinson W (Yogi Ramacharaka). *Nostril versus mouth breathing.* In: The Hindu-Yogi science of breath. 1903. http://www.sacred-texts.com/eso/sob/sob07.htm (zuletzt abgerunfen am 22.01.2018)

31 Fried R. *The hyperventilation syndrome: research and clinical treatment.* J Neurol Neurosurg Psychiatry 1988; 51 (12): 1600–1601

32 Morton AR, King K, Papalia S, Goodman C, Turley KR, Wilmore JH. *Comparison of maximal oxygen consumption with oral and nasal breathing.* Australian Journal Science Medicine Sport. 1995; 27 (3): 51–55

33 Vural C, Güngör A. *Nitric oxide and the upper airways: recent discoveries.* Tidsskr Nor Laegeforen.1999; 119 (27): 4070–4072

Die Mediziner Maria Belvisi und Peter Barnes und ihre Kollegen vom National Heart and Lung Institute in Großbritannien demonstrierten, dass eine der Aufgaben des Stickstoffmonoxids die Erweiterung der glatten Muskulatur ist, welche die Atemwege umgibt. Siehe: Belvisi MG, Stretton CD, Yacoub M, Barnes PJ. *Nitric oxide is the endogenous neurotransmitter of bronchodilator nerves in humans.* Eur J Pharmacol. 1992; 210 (2): 221–222

Djupesland PG, Chatkin JM, Qian W, Haight JS. *Nitric oxide in the nasal airway: a new dimension in otorhinolaryngology.* Am J Otolaryngol. 2001; 2 (1): 19–32

Lundberg JO. *Nitric oxide and the paranasal sinuses.* Anat Rec (Hoboken). 2008; 291 (11): 1479–1484

Vural C, Güngör A. *Nitric oxide and the upper airways: recent discoveries.* Kulak Burun Bogaz Ihtis Derg. 2003; 10 (1): 39–44

34 Okuro RT, Morcillo AM, Ribeiro MÂ, Sakano E, Conti PB, Ribeiro JD. *Mouth breathing and forward head posture: effects on respiratory biomechanics and exercise capacity in children.* J Bras Pneumol. 2011; 37 (4): 471–479

Conti PB, Sakano E, Ribeiro MA, Schivinski CI, Ribeiro JD. *Assessment of the body posture of mouth-breathing children and adolescents.* Journal Pediatrics (Rio J). 2011; 87 (4): 471–479

35 The Orthodontists Online Community. *Mouth Breathing.* http://orthofree.com/fr/default.asp?contentID=2401 (abgerufen am 07.01.2015)

36 Ebd.

37 Kim EJ, Choi JH, Kim KW, Kim TH, Lee SH, Lee HM, Shin C, Lee KY, Lee SH. *The impacts of open-mouth breathing on upper airway space in obstructive sleep apnea: 3-D MDCT analysis.* Eur Arch Otorhinolaryngol. 2011; 268 (4): 533–539

Kreivi HR, Virkkula P, Lehto J, Brander P. *Frequency of upper airway symptoms before and during continuous positive airway pressure treatment in patients with obstructive sleep apnea syndrome.* Respiration. 2010; 80 (6): 488–494

Ohki M, Usui N, Kanazawa H, Hara I, Kawano K. *Relationship between oral breathing and nasal obstruction in patients with obstructive sleep apnea.* Acta Otolaryngol Suppl. 1996; 523: 228–230

Lee SH, Choi JH, Shin C, Lee HM, Kwon SY, Lee SH. *How does open-mouth breathing influence upper airway anatomy?* Laryngoscope. 2007; 117 (6): 1102–1106

Scharf MB, Cohen AP *Diagnostic and treatment implications of nasal obstruction in snoring and obstructive sleep apnea.* Ann Allergy Asthma Immunol. 1998; 81 (4): 279–87; quiz 287–290

38 Chang HR. Nitric oxide, the mighty molecule: its benefits for your health and well-being. 1st ed. The Mind Society, 2012

39 Ebd.

40 Culotta E, Koshland DE Jr. *NO news is good news.* Science. 1992; 258 (5090): 1862–1865

41 Raju TN. *The Nobel chronicles. 1998: Robert Francis Furchgott (b 1911), Louis J Ignarro (b 1941), and Ferid Murad (b 1936).* Lancet 2000; 356 (9226): 346

Rabelink AJ. *Nobel prize in Medicine and Physiology 1998 for the discovery of the role of nitric oxide as a signalling molecule.* Nederlands tijdschrift voor geneeskunde. 1998; 142 (52): 2828–2830

42 Ignarro L. *NO more heart disease: how nitric oxide can prevent--even reverse--heart disease and strokes.* 1st ed. St. Martin's Griffin (Reprint edition), 2006

Lundberg J, Weitzberg E. *Nasal nitric oxide in man.* Thorax. 1999; (54): 947–952

Cartledge J, Minhas S, Eardley I. *The role of nitric oxide in penile erection.* Expert Opinion Pharmacotherapy. 2001; 2 (1): 95–107

Toda N, Ayajiki K, Okamura T. *Nitric oxide and penile erectile function.* Pharmacology Therapeutics. 2005; 106 (2): 233–266

43 Maniscalco M, Sofia M, Pelaia G. *Nitric oxide in upper airways inflammatory diseases.* Inflammation Res. 2007; 56 (2): 58–69

44 Lundberg JO. *Airborne nitric oxide: inflammatory marker and aerocrine messenger in man.* Acta Physiol Scand Suppl. 1996; 633: 1–27

45 Roizen MF, Oz MC. *You on a diet revised The owners manual for waist management.* New York: Collins, 2008

46 Gunhan K, Zeren F, Uz U, Gumus B, Unlu H. *Impact of nasal polyposis on erectile dysfunction.* American Journal of Rhinology and Allergy. 2011; 25 (2): 112–115

47 Roizen MF, Oz MC. *You on a diet revised The owners manual for waist management.* New York: Collins, 2008

48 Chang HR. Nitric oxide, the mighty molecule: its benefits for your health and well-being. 1st ed. The Mind Society, 2012

49 Fried R. *The hyperventilation syndrome: research and clinical treatment.* J Neurol Neurosurg Psychiatry 1988; 51 (12): 1600–1601

50 Weitzberg E, Lundberg J. *Humming greatly increases nasal nitric oxide.* American Journal of Respiratory and Critical Care Medicine. 2002; 166 (2): 144–145

51 Pei C. *Qi Gong for beginners.* 1st ed. Body Wisdom, 2009

52 Blofeld J. *Taoism: the road to immortality.* 1st ed. Shambhala, 1979

53 Lavelle C. *Kids on fat people.* https://www.youtube.com/all_comments?v=U6rFzngemUE (abgerufen am 02.09.2014)

54 In einem Artikel mit dem Titel »Is man able to breathe once a minute for an hour? – The effect of yoga respiration on blood gases« untersuchte der Forscher Miharu Miyamura die Sensitivität gegenüber Kohlendioxid an einem professionellen Hatha-Yogi, der eine Stunde lang mit einem Atemzug pro Minute atmete. Die Ergebnisse zeigten, dass bei sich durch langes, regelmäßiges Praktizieren des klassischen Yoga die Sensitivität gegenüber Kohlendioxid reduziert. Siehe: Miyamura M, Nishimura K, Ishida K, Katayama K, Shimaoka M, Hiruta S. *Is man able to breathe once a minute for an hour? The effect of yoga respiration on blood gases.* Japanese Journal of Physiology. 2002; 52 (3): 313–316

55 Piszkin T. E-Mail an Patrick McKeown (patrick@oxyadvantage.com). August 2014

56 Babbitt B. *Gun shot at the Oakland Coliseum.* http://www.ttinet.com/tf/about2.htm (abgerufen am 01.07.2012)

57 Douillard J. *Perfect health for kids: ten ayurvedic health secrets every parent must know.* 1st ed. North Atlantic Books, 2004

58 Lane Sebring MD. *What does it really feel like to be a healthy human?* http://the-whole-human.com/article/lane-sebring-md/what-does-it-really-feel-be-healthy-human (abgerufen am 10.06.2013)

59 Ebd.

60 Woorons X, Mollard P, Pichon A, Duvallet A, Richalet JP, Lamberto C. *Effects of a 4-week training with voluntary hypoventilation carried out at low pulmonary volumes.* Respiratory Physiology Neurobiology. 2008; 160 (2): 123–130

61 LaBella CR, Huxford MR, Grissom J, Kim KY, Peng J, Christoffel KK. *Effect of neuromuscular warm-up on injuries in female soccer and basketball athletes in urban public high schools: cluster randomized controlled trial.* Arch Pediatr Adolesc Med. 2011; 165 (11): 1033–1040

Woods K, Bishop P, Jones E. *Warm-up and stretching in the prevention of muscular injury.* Sports Medicine. 2007; 37 (12): 1089–1099

Shellock FG, Prentice WE. *Warming-up and stretching for improved physical performance and prevention of sports -related injuries.* Sports Medicine. 1985; 2 (4): 267–278

62 Dreyer D. *Danny Dreyer, founder & president.* http://www.chirunning.com/about/staff-profile/danny-dreyer/ (abgerufen am 02.09.2014)

63 Dreyer D, Dreyer K. *ChiRunning: a revolutionary approach to effortless, injury-free running.* Touchstone, 2009; 54

64 Wilber RL. *Application of altitude/hypoxic training by elite athletes.* Medicine and science in sports and exercise. 2007; 39 (9): 1610–1624

65 Ekblom BT. *Blood boosting and sport.* Baillieres Best Pract Res Clin Endocrinol Metab. 2000; 14 (1): 89–98

66 Sawka MN, Joyner MJ, Miles DS et al. *American College of Sports Medicine position stand: the use of blood doping as an ergogenic aid.* Med Sci Sports Exerc 1996; 28: i–viii

67 Walsh D. *From Lance to Landis: inside the american doping controversy at the Tour de France.* 1st ed. Ballantine Books, 2007

68 Fotheringham W. Put me back on my bike: in search of Tom Simpson. Random House, 2014

69 BBC World Service. *The death of Tom Simpson.* http://www.bbc.co.uk/programmes/p00hts7t (abgerufen am 02.09.2014)

70 BBC. *Remembering a sensation. http://www.bbc.co.uk/insideout/northeast/series6/cycling.shtml* (abgerufen am 02.09.2014)

71 Ebd.

72 Ungoed-Thomas J. *Lance Armstrong 'given drugs in lunch bag', claims teammate Tyler Hamilton.* The Sunday Times vom 02.09.2012

73 USADA. *Statement from USADA CEO Travis T. Tygart regarding the U.S. Postal Service Pro Cycling Team doping conspiracy.* http://cyclinginvestigation.usada.org/ (abgerufen am 04.01.2015)

74 Winfrey O. *Lance Armstrongs Interview.* http://www.oprah.com/own/Lance-Armstrong-Confesses-to-Oprah-Video (abgerufen am 02.09.2014)

75 Pegden E. *Swart vindicated by Armstrong report.* http://www.stuff.co.nz/sport/other-sports/7805732/Swart-vindicated-by-Armstrong-report (abgerufen am 14.01.2015)

76 RTE. *Rough rider. http://www.rte.ie/tv/programmes/roughrider.html* (abgerufen am 02.09.2014)

77 Medline Plus. *Hemoglobin. http://www.nlm.nih.gov/medlineplus/ency/article/003645.htm* (abgerufen am 15.08.2012)

78 NIH National Institutes of Health. *Hematocrit. http://www.nlm.nih.gov/medlineplus/ency/article/003646.htm* (abgerufen am 20.08.2013)

79 Levine BD, Stray-Gundersen J. *A practical approach to altitude training: where to live and train for optimal performance enhancement.* Int J Sports Med. 1992; 13 (Suppl. 1): 209–212

80 Ebd.

81 Levine BD. *Intermittent hypoxic training: fact and fancy.* High Altitude Med Biol. 2002; 3 (2): 177–193

Levine BD. *Should »artificial« high altitude environments be considered doping?* Scand J Med Sci Sports 2006; 16: 297–301

82 Levine BD, Stray-Gundersen J. »*Living high-training low*«: *effect of moderate-altitude acclimatization with low-altitude training on performance.* Journal of Applied Physiology. 1997; 83 (1): 102–112

83 Ebd.

84 Stray-Gundersen J, Chapman RF, Levine BD. «*Living high-training low*" *altitude training improves sea level performance in male and female elite runners.* Journal of Applied Physiology. 2001; 91 (3): 1113–1120

85 Wallechinsky D, Loucky J. *The complete book of the Winter Olympics.* 1st ed. Turin: Sport Media Publishing, 2006

86 »Aerobes Training mit mittlerer Intensität, das die maximale aerobe Ausdauer verbessert, verändert die anaerobe Kapazität nicht, und das hochintensive Intervalltraining kann sowohl anaerobe als auch aerobe Energieversorgungssysteme deutlich verbessern.« Siehe: Tabata I, Nishimura K, Kouzaki M, Hirai Y, Ogita F, Miyachi M, Yamamoto K. *Effects of moderate-intensity endurance and high-intensity intermittent training on anaerobic capacity and* VO_2max. Medicine and Science in Sports and Exercise. 1996; 28 (10): 1327–1330

87 Bailey SJ, Wilkerson DP, DiMenna FJ, Jones AM. *Influence of repeated sprint training on pulmonary* O_2 *uptake and muscle deoxygenation kinetics in humans.* Journal of Applied Physiology. 2009; 106 (6): 1875–1887

88 Jones A. *Understand the body's use of oxygen during exercise oxygen kinetics – start smart for a mean finish!* http://www.pponline.co.uk/encyc/understand-the-bodys-use-of-oxygen-during-exercise-36326 (abgerufen am 20.04.2013)

Hagberg JM, Hickson RC, Ehsani AA, Holloszy JO. *Faster adjustment to and recovery from submaximal exercise in the trained state.* Journal of Applied Physiology. 1980; 48 (2): 218–224

89 Rahn H, Yokoyama T. *Physiology of breath-hold diving and the Ama of Japan.* National Academy of Sciences Research Council, 1965; 369

90 Hardy A. *Was man more aquatic in the past?* New Scientist vom 17.03.1960

Hardy A. *Was there a Homo aquaticus?* Oxford Univ Scient Soc, Zenith 1977; 15: 4–6

91 AIDA. *World Records.* http://www.aidainternational.org/competitive/worlds -records (abgerufen am 06.07.2012)

92 Isbister JP. *Physiology and pathophysiology of blood volume regulation.* Transfus Sci. 1997; 18 (3): 409–423

Koga T. *Correlation between sectional area of the spleen by ultrasonic tomography and actual volume of the removed spleen.* J Clin Ultrasound. 1979; 7 (2): 119–120

Erika Schagatay ist Forschungsdirektorin an der Mid Sweden University. Ihr Interesse an der Physiologie erwachte, nachdem sie indigene Apnoetaucher aus verschiedenen Stämmen kennengelernt hatte, darunter japanische Ama, indonesische Orang Suku Laut und Bajau, die ihren Atem weitaus länger anhalten konnten, als es laut der medizinischen Literatur möglich war. Schagatay hat eine Reihe von Studien über die Auswirkungen des Atemanhaltens sowohl bei trainierten als auch bei untrainierten Apnoetauchern durchgeführt. Siehe: Mid Sweden University. *People. http://www.miun.se/en/Research/Our-Research/Research-groups/epg/About-EPG/People/* (abgerufen am 29.08.2012)

93 Isbister JP. *Physiology and pathophysiology of blood volume regulation.* Transfus Sci. *1997; 18 (3): 409–423*

94 An einer von Schagatays Studien waren zwanzig gesunde Probanden beteiligt, darunter zehn mit entfernter Milz, um die Umstellungen aufzuzeichnen, die durch kurzzeitige Atempausen verursacht wurden. Die Probanden führten fünf Atempausen von maximaler Dauer (so lange, wie es jedem einzelnen von ihnen möglich war) mit jeweils zwei Minuten Pause durch. Die

Probanden mit Milz zeigten nach dem Luftanhalten eine 6,4-prozentige Erhöhung des Hämatokrits (Hk) und eine 3,3-prozentige Erhöhung der Hämoglobinkonzentration (Hb). Das bedeutet, dass bereits nach fünf Atempausen die Sauerstoffaufnahmekapazität des Blutes deutlich verbessert war. Bei den Personen, bei denen die Milz entfernt worden war, wurden jedoch keine Veränderungen im Blut registriert, die auf das Atemanhalten zurückzuführen sind. Siehe: Schagatay E, Andersson JP, Hallén M, Pålsson B. *Selected contribution: role of spleen emptying in prolonging apneas in humans.* Journal of Applied Physiology. 2001; 90 (4): 1623–1629

In einer weiteren Studie von Schagatay führten sieben männliche Probanden zwei Sätze mit fünf Atempausen mit annähernd maximaler Dauer durch, einen Satz an der Luft und den anderen mit ihren Gesichtern unter Wasser. Die einzelnen Atempausen waren durch zwei Minuten Pause unterbrochen, und zwischen den Sätzen lagen zwanzig Minuten. Sowohl die Hk- als auch die Hb-Konzentration stiegen über beide Atempausen-Sätze um etwa vier Prozent – an der Luft wie im Wasser. Diese Studie liefert insbesondere relevante Informationen über die Nachwirkungen der Atempausen: Da es keinen erkennbaren Anstieg der Werte bei den Atempausen mit dem Gesicht unter Wasser gab, kamen die Wissenschaftler zu dem Schluss, dass »das Atemanhalten oder seine Nachwirkungen der Hauptstimulus sind, der die Kontraktion der Milz evoziert«. Siehe: Schagatay E, Andersson JP, Nielsen B. *Hematological response and diving response during apnea and apnea with face immersion.* European Journal of Applied Physiology. 2007; 101 (1): 125–132

95 Baković und seine Kollegen von der University of Split School of Medicine, Kroatien, führten eine Studie durch, um Milzreaktionen zu untersuchen, die sich aus fünf maximalen Atempausen ergaben. Es wurden zehn trainierte Apnoetaucher, zehn untrainierte Probanden und sieben Probanden mit entfernter Milz einbezogen. Die Studienteilnehmer führten fünf maximale Atempausen durch, wobei ihre Gesichter in kaltes Wasser getaucht waren und zwischen jeder Atempause eine zweiminütige Pause lag. Die Dauer des Atemanhaltens erreichte beim dritten Mal den Höhepunkt, wobei die Atempause bei den trainierten Tauchern hundertdreiundvierzig Sekunden, bei den untrainierten Tauchern hundertsiebenundzwanzig Sekunden und bei den Probanden mit entfernter Milz vierundsiebzig Sekunden lang war. Die Größe der Milz nahm um insgesamt zwanzig Prozent ab, sowohl bei den trainierten als auch bei den untrainierten Probanden. Die Forscher schlossen daraus, dass die »Ergebnisse beim Menschen eine schnelle, vermutlich aktive Kontraktion der Milz als Reaktion auf Atemanhalten zeigen. Eine schnelle Kontraktion der Milz und ihre langsame Wiederherstellung können dazu beitragen, aufeinanderfolgende, in kurzen Abständen wiederholte Atempausen zu verlängern.« Siehe: Baković D, Valic Z, Eterović D, Vuković I, Obad A, Marinović-Terzić I, Dujić Z. *Spleen volume and blood flow response to repeated breath-hold apneas.* Journal of Applied Physiology. 2003; 95 (4): 1460–1466

96 In einer Forschungsarbeit von Dr. Espersen et al. vom Herlev Hospital, Universität Kopenhagen, Dänemark, wurde festgestellt, dass die Milzkontraktion auch bei sehr kurzem Atemanhalten von dreißig Sekunden stattfindet. Die stärkste Kontraktion der Milz erfolgte jedoch während der Freisetzung von Blutzellen in den Blutkreislauf, wenn ein Proband so lange wie möglich die Luft anhielt. Siehe: Espersen K, Frandsen H, Lorentzen T, Kanstrup I-L, Christensen NJ. *The human spleen as an erythrocyte reservoir in diving-related interventions.* Journal of Applied Physiology. 2002; 92 (5): 2071–2079

97 Schagatay E, Andersson JP, Nielsen B. *Hematological response and diving response during apnea and apnea with face immersion.* European Journal of Applied Physiology. 2007; 101 (1): 125–132

98 Ebd.

99 Matt Richardson untersuchte in seiner Dissertation mit dem Titel »Haematological changes arising from spleen contraction during breath hold and altitude in humans« die Rolle höherer Kohlendioxidpegel. Acht Nichttaucher führten an drei verschiedenen Tagen drei Atempausen unter verschiedenen Ausgangsbedingungen durch, die dazu führten, dass die Kohlendioxid-

level, die den Probanden vor jedem Test zur Verfügung standen, variierten. Dem ersten Test ging das Atmen von fünf Prozent CO_2 im Sauerstoff voraus (hyperkapnisch), dem zweiten die Atmung von hundertprozentigem Sauerstoff (normokapnisch) und dem dritten die Hyperventilation von hundertprozentigem Sauerstoff (hypokapnisch). Die Dauer jeder Atemanhaltephase war dabei allen drei Einheiten gleich, und die Ausgangswerte von Hb und Hk waren ebenfalls für alle Bedingungen gleich. Nach den drei Atempausen war der Anstieg von Hb in der hyperkapnischen Studie (mit erhöhtem Kohlendioxid) um 9,1 Prozent höher als bei den Studien mit normalem Kohlendioxid (normokapnisch) und um 71,1 Prozent höher als bei der Studie mit niedrigerem Kohlendioxid (hypokapnisch). Richardson kam zu dem Schluss, dass »ein erhöhter hyperkapnischer Reiz während des Atemanhaltens eine stärkere Milzreaktion und anschließende Hb-Erhöhung hervorrufen kann als eine Atempause, der eine Hyperventilation vorausgeht«. Siehe: Richardson MX. *Hematological changes arising from spleen contraction during apnea and altitude in humans.* Doctoral dissertation, 2008

100 Dillon W, Hampl V, Shultz P, Rubins J, Archer S. *Origins of breath nitric oxide in humans.* Chest. 1996; 110 (4): 930–938

101 Joyner MJ. *VO_2max, blood doping, and erythropoietin.* British Journal of Sports Medicine. 2003; (37): 190–191

Lemaître F, Joulia F, Chollet D. *Apnea: a new training method in sport?* Med Hypotheses. 2010; 74 (3): 413–415

102 Ebd.

103 De Bruijn et al. vom Department of Natural Sciences, Mid Sweden University, untersuchten, ob die EPO-Konzentration erhöht werden könnte, wenn der Körper durch das Anhalten des Atems einem niedrigerem Sauerstoffgehalt ausgesetzt wird. Die Studie wurde mit zehn gesunden Probanden durchgeführt, die drei Sätze mit fünf Atempausen mit maximaler Dauer und jeweils zehn Minuten Ruhezeit dazwischen absolvierten. Die Ergebnisse zeigten, dass die EPO-Konzentration um vierundzwanzig Prozent anstieg, drei Stunden nach dem letzten Atemanhalten ihren Höhepunkt erreichte und zwei Stunden später zum Ausgangswert zurückkehrte. Siehe: de Bruijn R, Richardson M, Schagatay E. *Increased erythropoietin concentration after repeated apneas in humans.* Eur J Appl Physiol 2008; 102: 609–613

104 Cahan C, Decker MJ, Arnold JL, Goldwasser E, Strohl KP. *Erythropoietin levels with treatment of obstructive sleep apnea.* Journal of Applied Physiology. 1995; 79 (4): 1278–1285

In einer Studie von Winnicki et al. von der Medizinischen Universität Danzig, Polen, wurde die Hypothese überprüft, dass die wiederholte Absenkung des Sauerstoffgehalts durch Atemanhalten bei Schlafapnoe den EPO-Spiegel erhöht. An der Studie nahmen achtzehn von schwerer Schlafapnoe Betroffene und zehn mit einer sehr milden Form teil. Die Ergebnisse zeigten eine zwanzigprozentige Erhöhung der EPO-Werte bei Patienten mit schwerer obstruktiver Schlafapnoe, die sich nach Beseitigung der Atempausen durch eine Behandlung verringerte. Siehe: Winnicki M, Shamsuzzaman A, Lanfranchi P, Accurso V, Olson E, Davison D, Somers VK. *Erythropoietin and obstructive sleep apnea.* Am J Hypertens. 2004; 17 (9): 783–786

105 Patton GS Jr. *Third Army, Standard Operating Procedures, 1944.* http://historicaltextarchive.com/sections.php?action=read&artid=384 (abgerufen am 02.09.2014)

106 Lemaître F, Joulia F, Chollet D. *Apnea: a new training method in sport?* Med Hypotheses. 2010; 74 (3): 413–415

Woorons X, Bourdillon N, Vandewalle H, Lamberto C, Mollard P, Richalet JP, Pichon A. *Exercise with hypoventilation induces lower muscle oxygenation and higher blood lactate concentration: role of hypoxia and hypercapnia.* Eur J Appl Physiol. 2010; 110 (2): 367–377

107 Mercola J. *Use this to remove splinters – and to address many other health needs.* http://articles.mercola.com/sites/articles/archive/2012/08/27/baking-soda-natural-remedy.aspx (abgerufen am 10.06.2013)

108 University of Arizona Cancer Center. *Marty Pagel, PhD, awarded $2 million NIH grant to study impact of baking soda on breast cancer.* http://azcc.arizona.edu/node/4187 (abgerufen am 10.08.2012)

109 J Edge et al. führten an der University of Australia in Perth eine Studie über die Effekt von Natriumhydrogencarbonat auf die Fähigkeit der Muskeln durch, die Säure zu neutralisieren, die sich bei Hochintensitätstraining anreichert. In Edges Studie wurden sechzehn Freizeitsportlerinnen nach dem Zufallsprinzip in zwei Gruppen mit jeweils acht Frauen aufgeteilt. Eine Gruppe nahm Natriumhydrogencarbonat ein, die andere Gruppe ein Placebo. Die Natriumhydrogencarbonat-Gruppe zeigte eine höhere Laktatschwelle und eine längere Zeit bis zur Muskelermüdung. Bei ihnen konnte die arbeitende Muskulatur die beim Training entstandene Säure besser neutralisieren, und die Ausdauerleistung verbesserte sich. Siehe: Edge J, Bishop D, Goodman C. *Effects of chronic NaHCO3 ingestion during interval training on changes to muscle buffer capacity, metabolism, and short-term endurance performance.* Journal Applied Physiology. 2006; 101 (3): 918–925

110 In einer Studie an der University of Bedfordshire in Großbritannien untersuchten Forscher die Auswirkungen von Natriumhydrogencarbonat auf die maximale Atemanhaltezeit. Acht Hobby-Apnoetaucher sollten zwei Wettkampfrunden von jeweils drei überwachten Atempausen absolvieren, während sich ihre Gesichter unter Wasser befanden. Die Forscher kamen zu dem Schluss, dass die Einnahme von Natriumhydrogencarbonat vor dem Atemanhalten die maximale Atemanhaltezeit um etwa 8,6 Prozent verlängert. Siehe: Sheard PW, Haughey H. *Sodium bicarbonate and breath-hold times. Effects of sodium bicarbonate on voluntary face immersion breath-hold times.* Undersea Hyperb Med. 2007; 34 (2): 91–97

111 Forscher der Academy of Physical Education in Katowice, Polen, führten eine Studie durch, um die Auswirkungen der oralen Verabreichung von Natriumhydrogencarbonat auf die Schwimmleistung junger Wettkämpfer zu untersuchen. Die Schwimmerinnen und Schwimmer führten zwei Rennen durch; einen nach der Einnahme von Natriumhydrogencarbonat und einen nach der Einnahme eines Placebos. Die Gesamtzeit für das 4 × 50-m-Rennen verbesserte sich durch das Natriumhydrogencarbonat von 1.54.28 auf 1.52.85 Sekunden. Darüber hinaus hatte das Natriumhydrogencarbonat einen bemerkenswerten Einfluss auf den pH-Wert des Blutes im Ruhezustand. Die Forscher kamen zu dem Schluss, dass die Einnahme von Natriumhydrogencarbonat bei jungen Sportlern für einen wirksamen Puffer während des hochintensiven Intervallschwimmens sorgen, und schlugen vor, diese Methode bei jungen Sportlern anzuwenden, um die Trainingsintensität und die Schwimmleistung im Wettkampf bei Distanzen von fünfzig bis zweihundert Metern zu erhöhen. Siehe: Zajac A, Cholewa J, Poprzecki S, Waskiewicz Z, Langfort J. *Effects of sodium bicarbonate ingestion on swim performance in youth athletes.* Journal of Sports Science and Medicine. 2009; (8): 45–50

112 Siegler und Hirscher vom Department of Sport, Health and Exercise Science, University of Hull, UK, führten eine Studie durch, um »das ergogene Potenzial der Einnahme von Natriumhydrogencarbonat (NaHCO3) bei Boxern« zu beobachten. Zehn Amateurboxer wurden nach Gewicht und Fähigkeiten eingeteilt und nahmen entweder Natriumhydrogencarbonat oder ein Placebo ein. Die Sparringskämpfe bestanden aus vier dreiminütigen Runden, die jeweils durch eine einminütige Pause unterbrochen waren. Die Studie kam zu dem Schluss, dass eine Standarddosis Natriumhydrogencarbonat die Schlagwirkung während der vier Runden verbesserte. Siehe: Siegler JC, Hirscher K. *Sodium bicarbonate ingestion and boxing performance.* J Strength Cond Res. 2010; 24 (1): 103–108

113 Almond CSD, Shin AY, Fortescue EB et al. *Hyponatremia among runners in the Boston Marathon.* New England Journal Medicine. 2005; 352: 1550–1556

114 Smith S, Globe Staff. *Marathon runner's death linked to excessive fluid intake.* http://www.remembercynthia.com/Hyponatremia_BostonGlobe.htm (abgerufen am 02.09.2014)

115 wcvb.com. *Marathoner died from too much water hyponatremia a danger in long-distance sports.* http://www.wcvb.com/Doctors-Marathoner-Died-From-Too-Much Water/11334548#!bOn5pH htm (abgerufen am 02.09.2014)

116 Grylls B. *Facing up.* 1st ed. Pan Macmillan, 2001, 29

117 Maggiorini M. *Trekking und die Höhenkrankheit. Ther Umsch. 2001; 58: 387–393*

118 In seiner Doktorarbeit stellte Prof. Dr. Gustavo Zubieta-Calleja fest, dass Patienten mit hohen Hämatokritwerten fast doppelt so lange Atemanhaltezeiten wie der Durchschnitt hatten und die Sauerstoff-Entsättigung bei sehr niedrigen Pegeln aufrechterhalten konnten. Siehe: Zubieta-Calleja G. *Human adaptation to high altitude and to sea level acid-base equilibrium, ventilation and circulation in chronic hypoxia.* Dissertation. Eingesehen im August 2012

119 Gallagher A, Hackett P. *High-altitude illness.* Emergency Medicine Clinics North America. 2004; (22): 329–355

120 Hackett PH, Roach RC. *High-altitude illness.* The New England Journal of Medicine 2001; 345 (2): 107–114

121 Moloney E, O'Sullivan S, Hogan T, Poulter LW, Burke CM. *Airway dehydration? A therapeutic target in asthma.* Chest. 2002; 121: 1806–1811

122 Lee F. *Breathe right and win.* http://www.viewzone.com/breathing.html (abgerufen am 16.08.2012)

123 Piszkin T. Interview with Luiz De Oliveira. E-Mail an Patrick McKeown. (patrick@buteyko-clinic.com); November 2012

124 Ebd.

125 Lee F. *Breathe right and win.* http://www.viewzone.com/breathing.html (abgerufen am 16.08.2012)

126 Piszkin T. Interview with Luiz De Oliveira. E-Mail an Patrick McKeown. (patrick@buteyko-clinic.com); November 2012

127 Lee F. *Breathe right and win.* http://www.viewzone.com/breathing.html (abgerufen am 16.08.2012)

128 Wikipedia. *Joaquim Cruz. http://en.wikipedia.org/wiki/Joaquim_Cruz* (abgerufen am 20.04.2013)

129 Litsky F. *Emil Zatopek, 78, ungainly running star, dies. http://www.nytimes.com/2000/11/23/sports/emil-zatopek-78-ungainly-running-star-dies.html* (abgerufen am 02.09.2014)

130 *RunningJunkies. http://www.runningjunkies.com/emil-zatopek/* (abgerufen am 02.09.2014)

131 Ebd.

132 Vaughan D. *»Running«: a great Czech athlete inspires a French novelist.* http://www.radio.cz/en/section/books/running-a-great-czech-athlete-inspires-a-french-novelist (abgerufen am 02.09.2014)

133 Fairbourn J. http://eightlane.org/blog/2013/10/06/farah-confused-making-2-hour-claim-salazar/ (abgerufen am 02.09.2014)

134 Taormina S. E-Mail an Patrick McKeown (patrick@oxyadvantage.com); 09.12.2013

135 Der französische Forscher Lemaître fand heraus, dass das Atemanhalten auch die Koordination beim Schwimmen verbessern könnte. Nach dem Atemanhaltetraining zeigten die Schwimmer eine Steigerung des Peak-VO_2, und die mit jedem Schwimmzug zurückgelegte Strecke wurde länger. Die Forscher kamen zu dem Schluss, dass ihre Studien darauf hindeuteten, dass »das Atemanhaltetraining die Effektivität sowohl bei maximaler Trainingsbelastung als auch bei submaximalem Training verbessert und die Schwimmtechnik durch die Förderung eines kontinuierlicheren Vortriebs verbessert werden kann.« Siehe: Lemaître F,

Seifert L, Polin D, Juge J, Tourny-Chollet C, Chollet D. *Apnea training effects on swimming coordination.* J Strength Cond Res. 2009; 23 (6): 1909–1914

136 Neben der Untersuchung der Effekte des Atemanhaltetrainings auf die Schwimmkoordination untersuchten Lemaître et al. auch die Effekte kurzer, wiederholter Atempausen auf das Atemmuster trainierter Unterwasserhockeyspieler und einer Kontrollgruppe von wenig Trainierten, die keine Erfahrungen mit Atemanhaltetraining hatten. Jede Gruppe umfasste zwanzig männliche Probanden. Sie führten fünf Atempausen durch, während sie mit eingetauchtem Gesicht Wasser traten. Das Atemanhalten wurde im Abstand von fünf Minuten durchgeführt, jeweils nach einer tiefen, aber nicht maximalen Einatmung. Die Unterwasserhockeyspieler waren nach dem Test (etCO_2) weniger außer Atem, und in der ausgeatmeten Luft wurde bei ihnen eine höhere CO_2-Konzentration festgestellt. Siehe: Lemaître F, Polin D, Joulia F, Boutry A, Le Pessot D, Chollet D, Tourny-Chollet C. *Physiological responses to repeated apneas in underwater hockey players and controls.* Undersea Hyperb Med. 2007; 34 (6): 407–414

137 Espersen K, Frandsen H, Lorentzen T et al. *The human spleen as an erythrocyte reservoir in diving-related interventions.* J Appl Physiol. 2002; 92: 2071–2079

Schagatay E, Haughey H, Reimers J. *Speed of spleen volume changes evoked by serial apneas. Eur* J Appl Physiol. 2005; 93: 447–452

138 Der französische Forscher F. Lemaitre verfasste einen sehr interessanten Beitrag mit dem Titel »Apnea: a new training method in sport?«, in dem er feststellt, dass die Hämoglobinwerte im Ruhezustand bei trainierten Apnoetauchern um fünf Prozent höher sind als bei untrainierten Tauchern. Darüber hinaus zeigten die Apnoetaucher nach drei Atempausen einen im Verhältnis größeren Anstieg des Hämoglobinwertes. Sein Forschungsergebnis wies darauf hin, dass »der langfristige Effekt des Atemanhaltetrainings auf den Hb-Wert in die Leistung der Elitetaucher einbezogen werden könnte«. Siehe: Lemaître F, Joulia F, Chollet D. *Apnea: a new training method in sport?* Med Hypotheses 2010; 74 (3): 413–415

139 Matt Richardson untersuchte die hämatologischen Reaktionen auf maximales Atemanhalten, das von drei Gruppen durchgeführt wurde: von Elite-Apnoetauchern, Spitzen-Langläufern und untrainierten Personen. Der Hämoglobinwert vor dem Test war in der Tauchergruppe tendenziell höher als bei den Langläufern und den untrainierten Personen. Jeder Proband musste drei maximale Atempausen absolvieren, die durch zwei Minuten Pause bei normalem Atmen unterbrochen wurden. Nach dem Atemanhalten reagierten alle Gruppen mit einem Anstieg des Hämoglobins, wobei Taucher den größten Anstieg aufwiesen. Die Dauer der dritten Atempause betrug hundertsiebenundachtzig Sekunden bei den Tauchern, hundertelf Sekunden bei den Langläufern und hunderteinundzwanzig Sekunden bei den Untrainierten. Die Studienautoren beobachteten, dass die höhere Hämoglobinkonzentration bei Tauchern »darauf hindeutet, dass das regelmäßige Atemanhalten einen spezifischen Trainingseffekt bewirken könnte, indem es hämatologische Reaktionen bewirkt, die sich vom denen des Fitnesstrainings unterscheiden«. Siehe: Richardson M, de Bruijn R, Holmberg HC, Björklund G, Haughey H, Schagatay E. *Increase of hemoglobin concentration after maximal apneas in divers, skiers, and untrained humans.* Canadian Journal of Applied Physiology. 2005; 30 (3): 276–281

Bei zehn koreanischen Ama (Apnoetaucherinnen) und drei japanischen Männern, die keine Erfahrung mit Atemanhalten hatten, wurde die Größe der Milz vor und nach wiederholten Tauchgängen mit angehaltenem Atem auf etwa sechs Meter gemessen. Nach dem Atemanhalten blieben Milzgröße und Hämatokrit bei den japanischen männlichen Tauchern unverändert. Bei den Ama nahm das Milzvolumen um 19,5 Prozent ab, das Hämoglobin stieg um 9,5 Prozent und der Hämatokritwert stieg um 9,5 Prozent. Die Studie zeigte, dass langfristiges wiederholtes Atemanhalten eine stärkere Milzkontraktion und eine stärkere daraus resultierende hämatologische Reaktion hervorruft. Siehe: Hurford WE, Hong SK, Park YS,

Ahn DW, Shiraki K, Mohri M, Zapol WM. *Splenic contraction during breath-hold diving in the Korean Ama.* Journal of Applied Physiology. 1990; 69 (3): 932–936

140 Andersson et al. von der Universität Lund in Schweden führten eine Studie mit vierzehn gesunden Probanden durch, die eine Serie von fünf Atempausen mit maximaler Dauer durchführten, während sich ihre Gesichter unter Wasser befanden. Die Forscher beobachteten, dass die Atemanhaltezeit über die gesamte Serie hinweg um dreiundvierzig Prozent zunahm. Siehe: Andersson JP, Schagatay E. *Repeated apneas do not affect the hypercapnic ventilatory response in the short-term.* Eur J Appl Physiol. 2009; 105 (4): 569–574

141 Die Französischen Forscher Joulia et al. beobachteten, dass trainierte Taucher, die sieben bis zehn Jahre Erfahrung im Apnoetauchen hatten, in der Lage waren, ihren Atem in Ruhe für bis zu vierhundertvierzig Sekunden anzuhalten, zum Vergleich mit untrainierten Personen, die ihren Atem höchstens hundertfünfundvierzig Sekunden lang anzuhalten vermochten. Siehe Joulia F, Steinberg JG, Wolff F, Gavarry O, Jammes Y. *Reduced oxidative stress and blood lactic acidosis in trained breath-hold human divers.* Respir Physiol Neurobiol. 2002; 133 (1–2): 121–130

142 Joulia F, Steinberg JG, Faucher M, Jamin T, Ulmer C, Kipson N, Jammes Y. *Breath-hold training of humans reduces oxidative stress and blood acidosis after static anddynamic apnea.* Respir Physiol Neurobiol. 2003; 137 (1): 19–27

143 Geirland J. *Go with the flow.* Wired Magazine. 1996

144 Bentley R, Langford R. *Inner speed secrets: mental strategies to maximize your racing performance.* 1st ed. Motorbooks, 2000

145 Kelly K. (kevin@kevinkellyunlimited.com) ADD Society. E-Mail an Patrick McKeown (patrick@oxygenadvantage.com); 15.08.2013

146 BBC. *Turning into digital goldfish.* http://news.bbc.co.uk/2/hi/1834682.stm (abgerufen am 02.09.2014)

147 Bilton N. *Steve Jobs was a low-tech parent.* http://www.nytimes.com/2014/09/11/fashion/steve-jobs-apple-was-a-low-tech-parent.html?_r=0 (abgerufen am 24.01.2015)

148 Ebd.

149 uk.eurosport.yahoo.com. *Giggsy doing it for himself.* http://sg.newshub.org/giggsy_doing_it_for_himself_53525.html (abgerufen am 02.09.2014)

150 Carter B. *Tiger emerges from Woods as golfing icon.* http://espn.go.com/classic/biography/s/woods_tiger.html (abgerufen am 02.09.2014)

151 *The legend of Bagger Vance.* https://www.movieguide.org/reviews/the-legend-of-bagger-vance.html (abgerufen am 02.09.2014)

152 Isaacson W. *Steve Jobs.* 1st ed. Simon & Schuster, 2011

153 Johnson D, Thom N, Stanley E et al. *Modifying resilience mechanisms in at-risk individuals: a controlled study of mindfulness training in marines preparing for deployment.* The American Journal of Psychiatry. 2014; 171 (8): 844–853

154 Hruby P. *Marines expanding use of meditation training.* http://www.washingtontimes.com/news/2012/dec/5/marines-expanding-use-of-meditation-training (abgerufen am 03.12.2014)

155 Congleton C, Hölzel BK, Lazar SW. *Mindfulness can literally change your brain.* https://hbr.org/2015/01/mindfulness-can-literally-change-your-brain (abgerufen am 24.01.2015)

156 Ebd.

157 RTE. *ROG – The Ronan O'Gara documentry. http://www.rte.ie/tv/programmes/rog.html* (abgerufen am 02.09.2014)

158 Ebd.

159 Forscher haben beobachtet, dass Hyperventilation die geistige Leistungsfähigkeit erheblich beeinflusst. Bruno Balke et al. von der U.S. Air Force School of Aviation in Randolph Field, Texas, untersuchten den Effekt der Hyperventilation bei Jetpiloten und die Frage, ob sie eine mögliche Ursache für unerklärliche Flugzeugunfälle sein könnte. Ziel der Studie war es, den Einfluss der Hyperventilation auf die Aktivität der Muskeln, die der bewussten Steuerung unterliegen, zu untersuchen. Sechs gesunde männliche Personen wurden vor, während und nach einer Hyperventilation von dreißig Minuten Dauer an einem Flugsimulator der US-Luftwaffe getestet. Das Kohlendioxid in der Lunge sank während der Hyperventilation auf 12–15 mmHg (der $PaCO_2$-Normwert liegt bei 40 mmHg). Die Forscher fanden heraus, dass sich die geistige Leistungsfähigkeit um fünfzehn Prozent verschlechterte, wenn die Konzentration des Kohlendioxids im Blut auf 20–25 mmHg sand, und um dreißig Prozent, wenn sie auf 14 mmHg sank. Siehe: Balke B, Lillehei JP. *Effect of hyperventilation on performance.* Journal of Applied Physiology. 1956; 9 (3): 371–374

160 Forscher der Abteilung für Psychologie der Universität Leuven, Belgien, untersuchten den Einfluss von reduziertem Kohlendioxid auf die Leistungsfähigkeit bei Tätigkeiten, die geistige Aufmerksamkeit erforderten. Die Studie zeigte, dass Hyperventilation, die den Kohlendioxidgehalt im Blut reduziert, mit physiologischen Veränderungen im Gehirn und mit Symptomen wie Schwindel und Konzentrationsproblemen verbunden ist. Die Forscher beobachteten eine höhere Fehlerquote und langsamere Reaktionszeiten während der Regeneration des niedrigeren Kohlendioxidpartialdrucks. Siehe: Van Diest I, Stegen K, Van de Woestijne KP, Schippers N, Van den Bergh O. *Hyperventilation and attention: effects of hypocapnia on performance in a stroop task.* Biol Psychol. 2000; 53 (2–3): 233–252

161 Ley et al. von der Abteilung für Psychologie und Statistik an der Universität in Albany in New York fanden heraus, dass Studenten mit großen Angstzuständen niedrigere Spiegel von endexspiratorischem Kohlendioxid und eine höhere Atemfrequenz aufwiesen als Studenten mit weniger Ängsten. Die Studie kam zu dem Schluss, dass »die Gruppe mit den großen Angstzuständen während der Tests mehr Symptome der Hyperventilation und einen größeren Rückgang des endexspiratorischen CO_2-Niveaus als die Gruppe mit wenigen Angstzuständen zeigte«. Siehe: Ley R, Yelich G. *Fractional end-tidal CO_2 as an index of the effects of stress on math performance and verbal memory of test-anxious adolescents.* Biol Psychol. 2006; 71 (3): 350–351

162 Kim EJ, Choi JH, Kim KW, Kim TH, Lee SH, Lee HM, Shin C, Lee KY, Lee SH. *The impacts of open-mouth breathing on upper airway space in obstructive sleep apnea: 3-D MDCT analysis.* Eur Arch Otorhinolaryngol. 2011; 268 (4): 533–539

Kreivi HR, Virkkula P, Lehto J, Brander P. *Frequency of upper airway symptoms before and during continuous positive airway pressure treatment in patients with obstructive sleep apnea syndrome.* Respiration. 2010; 80 (6): 488–494

Ohki M, Usui N, Kanazawa H, Hara I, Kawano K. *Relationship between oral breathing and nasal obstruction in patients with obstructive sleep apnea.* Acta Otolaryngol Suppl. 1996; 523: 228–230

Lee SH, Choi JH, Shin C, Lee HM, Kwon SY, Lee SH. *How does open-mouth breathing influence upper airway anatomy?* Laryngoscope. 2007; 117 (6): 1102–1106

Scharf MB, Cohen AP *Diagnostic and treatment implications of nasal obstruction in snoring and obstructive sleep apnea.* Ann Allergy Asthma Immunol. 1998; 81 (4): 279–87; quiz 287–290

Wasilewska J, Kaczmarski M *Obstructive sleep apnea-hypopnea syndrome in children* [Article in Polish] Wiad Lek. 2010; 63 (3): 201–212

Rappai M, Collop N, Kemp S, deShazo R. *The nose and sleep-disordered breathing: what we know and what we do not know.* Chest. 2003; 124 (6): 2309–2323

Izu SC, Itamoto CH, Pradella-Hallinan M, Pizarro GU, Tufik S, Pignatari S, Fujita RR. *Obstructive sleep apnea syndrome (OSAS) in mouth breathing children.* [Article in English, Portuguese] Braz J Otorhinolaryngol. 2010; 76 (5): 552–556

163 Ghose T. *Altitude causes weight loss without exercise.* http://www.wired.com/wiredscience/2010/02/high-altitude-weight-loss/ (abgerufen am 01.08.2013)

164 Wasse LK, Sunderland C, King JA, Batterham RL, Stensel DJ. *Influence of rest and exercise at a simulated altitude of 4,000 m on appetite, energy intake, and plasma concentrations of acylated ghrelin and peptide YY.* J Appl Physiol. 2012; 112 (4): 552–559

Kayser B, Verges S. *Hypoxia, energy balance and obesity: from pathophysiological mechanisms to new treatment strategies.* Obesity Review. 2013; 14 (7): 579–592

Lippl FJ, Neubauer S, Schipfer S, Lichter N, Tufman A, Otto B, Fischer R. *Hypobaric hypoxia causes body weight reduction in obese subjects.* Obesity (Silver Spring). 2010; 18 (4): 675–681

Westerterp-Plantenga MS, Westerterp KR, Rubbens M, Verwegen CR, Richelet JP, Gardette B. *Appetite at »high altitude« [Operation Everest III (Comex-'97)]: a simulated ascent of Mount Everest.* J Appl Physiol. 1999; 87 (1): 391–399

Pugh LGCE. *Physiological and medical aspects of the Himalayan Scientific and Mountaineering Expedition, 1960–61.* Br Med J. 1962; 2: 621–627

Rose MS, Houston CS, Fulco CS, Coates G, Sutton JR, Cymerman A. *Operation Everest II: nutrition and body composition.* J Appl Physiol. 1988; 65: 2545–2551

Ling Q, Sailan W, Ran J, Zhi S, Cen L, Yang X, Xiaoqun Q. *The effect of intermittent hypoxia on bodyweight, serum glucose and cholesterol in obesity mice.* Pak J Biol Sci. 2008; 11 (6): 869–875

Qin L, Xiang Y, Song Z, Jing R, Hu C, Howard ST. *Erythropoietin as a possible mechanism for the effects of intermittent hypoxia on bodyweight, serum glucose and leptin in mice.* Regulatory Peptides. 2010; 165 (2–3): 168–173

165 Ling Q, Sailan W, Ran J, Zhi S, Cen L, Yang X, Xiaoqun Q. *The effect of intermittent hypoxia on bodyweight, serum glucose and cholesterol in obesity mice.* Pak J Biol Sci. 2008; 11 (6): 869–875

166 Qin L, Xiang Y, Song Z, Jing R, Hu C, Howard ST. *Erythropoietin as a possible mechanism for the effects of intermittent hypoxia on bodyweight, serum glucose and leptin in mice.* Regulatory Peptides. 2010; 165 (2–3): 168–173

167 Kayser B, Verges S. *Hypoxia, energy balance and obesity: from pathophysiological mechanisms to new treatment strategies.* Obesity Review. 2013; 14 (7): 579–592

168 Mercola J. *Do shorter, higher intensity workouts for better results with the peak 8 fitness interval training chart.* http://fitness.mercola.com/sites/fitness/Peak-8-fitness-interval-training-chart.aspx (abgerufen am 01.08.2013)

Mayo Clinic. *Rev up your workout with interval training Interval training can help you get the most out of your workout.* http://www.mayoclinic.com/health/interval -training/SM00110 (abgerufen am 01.08.2013)

169 Ng DM, Jeffery. RW *Relationships between perceived stress and health behaviors in a sample of working adults.* Health Psychology. 2003; 22 (6) 638–642

Epel E, Lapidus R, McEwen B, Brownell K. *Stress may add bite to appetite in women: a laboratory study of stress-induced cortisol and eating behavior.* Psychoneuroendocrinology. 2001; 26(1): 37–49

Oliver G, Wardle J, Gibson EL. *Stress and food choice: a laboratory study.* Psychosomatic Medicine. 2000; 62 (6): 853–865

Grunberg NE, Straub RO. *The role of gender and taste class in the effects of stress on eating.* Health Psychology. 1992; 11 (2): 97–100

170 Wheeler C. *Eliminate emotional overeating and shed unwanted pounds.* http://articles.mercola.com/sites/articles/archive/2006/05/20/eliminate-emotional-overeating-and-shed-unwanted-pounds.aspx (abgerufen am 01.08.2013)

171 Ng DM, Jeffery. RW *Relationships between perceived stress and health behaviors in a sample of working adults.* Health Psychology. 2003; 22 (6) 638–642

172 Tapper K, Shaw C, Ilsley J, Hill AJ, Bond FW, Moore L. *Exploratory randomised controlled trial of a mindfulness-based weight loss intervention for women.* Appetite. 2009; 52 (2): 396–404

Hepworth. NS. *A mindful eating group as an adjunct to individual treatment for eating disorders: a pilot study.* Eating Disorders. 2011; 19 (1): 6–16

Kristeller JL, Hallett CB. *An exploratory study of a meditation-based intervention for binge eating disorder.* Journal of Health Psychology. 1999; 4 (3): 357–363

Dalen J, Smith BW, Shelley BM, Sloan AL, Leahigh L, Begay D. *Pilot study: Mindful Eating and Living (MEAL): weight, eating behavior, and psychological outcomes associated with a mindfulness-based intervention for people with obesity.* Complementary Therapies in Medicine. 2010; 18 (6): 260–264

173 Wing RR, Phelan S. *Long-term weight loss maintenance.* The American Journal of Clinical Nutrition. 2005; 82 (1): 222S–225S

174 Oxford University Press (OUP). *Famous performers and sportsmen tend to have shorter lives.* ScienceDaily. ScienceDaily, 17 April 2013. http://www.sciencedaily.com/releases/2013/04/130417223631.htm (abgerufen am 02.09.2014)

175 Gruber J, Schaffer S, Halliwell B. *The mitochondrial free radical theory of ageing--where do we stand?.* Frontiers in Bioscience. 2008; (13): 6554–6579

176 Patil HR, O'Keefe JH, Lavie CJ, Magalski A, Vogel RA, McCullough PA. *Cardiovascular damage resulting from chronic excessive endurance exercise.* Mo Med. 2012; 109 (4): 312–321

177 Bennett S, Grant MM, Aldred S. *Oxidative stress in vascular dementia and Alzheimer's disease: a common pathology.* J Alzheimers Dis. 2009; 17 (2): 245–257

178 Devasagayam TP, Tilak JC, Boloor KK, Sane KS, Ghaskadbi SS, Lele RD. *Free radicals and antioxidants in human health: current status and future prospects.* J Assoc Physicians India. 2004; 52: 794–804

179 Urso ML, Clarkson PM. *Oxidative stress, exercise, and antioxidant supplementation.* Toxicology. 2003; 189 (1–2): 41–54

Powers SK, Jackson MJ. *Exercise-induced oxidative stress: cellular mechanisms and impact on muscle force production.* Physiological Reviews. 2008; 88 (4): 1243–1276

Finaud J, Lac G, Filaire E. *Oxidative stress: relationship with exercise and training.* Sports Medicine. 2006; 36 (4): 327–358

180 Powers SK, Nelson WB, Hudson MB. *Exercise-induced oxidative stress in humans: cause and consequences.* Free Radic Biol Med. 2011; 51 (5): 942–950

Kanter M. *Free radicals, exercise and antioxidant supplementation.* The Proceedings of the Nutrition Society. 1998; 57 (1): 9–13

Eine Studie von Jackson an der Medizinischen Fakultät der Universität Liverpool stellte fest, dass dreißig Minuten übertriebener Muskelaktivität bei Ratten zu erhöhter Aktivität freier Radikale führten. Die Forscher wiesen darauf hin, dass dieses Phänomen eine Rolle bei der

Ursache von Muskelschäden spielen könnte. Siehe: Jackson MJ. *Reactive oxygen species and redox-regulation of skeletal muscle adaptations to exercise.* Philos Trans R Soc Lond B Biol Sci. 2005; 360 (1464): 2285–2291

Machefer G, Groussard C, Rannou-Bekono F, Zouhal H, Faure H, Vincent S, Cillard J, Gratas-Delamarche A. *Extreme running competition decreases blood antioxidant defense capacity.* Journal American College Nutrition. 2004; 23 (4): 358–364

Forscher der Medizinischen Fakultät der Universität Helsinki in Finnland führten eine Studie durch, um die Auswirkungen von Fitnesstraining auf die Produktion freier Radikale zu untersuchen. Neun trainierte männliche Probanden wurden vor und nach einem dreimonatigen Lauftraining untersucht und zeigten während des Trainings deutlich verringerte Werte aller zirkulierenden Antioxidanzien mit Ausnahme von Ascorbat. Die Schlussfolgerung war, dass »ein relativ intensives aerobes Training die Konzentrationen zirkulierender Antioxidanzien verringert«. Siehe: Bergholm R, Mäkimattila S, Valkonen M, Liu ML, Lahdenperä S, Taskinen MR, Sovijärvi A, Malmberg P, Yki-Järvinen H. *Intense physical training decreases circulating antioxidants and endothelium-dependent vasodilatation in vivo.* Atherosclerosis. 1999; 145 (2): 341–349

181 Machefer G, Groussard C, Rannou-Bekono F, Zouhal H, Faure H, Vincent S, Cillard J, Gratas-Delamarche A. *Extreme running competition decreases blood antioxidant defense capacity.* Journal American College Nutrition. 2004; 23 (4): 358–364

182 Clarkson PM. *Antioxidants and physical performance.* Critical Reviews of Food Science and Nutrition. 1995; 35 (1–2): 131–141

Clarkson PM, Thompson HS. *Antioxidants: what role do they play in physical activity and health?* American Journal Clinical Nutrition. 2000; 72 (2 Suppl): 637S-646S

Urso ML, Clarkson PM. *Oxidative stress, exercise, and antioxidant supplementation.* Toxicology. 2003; 189 (1–2): 41–54

Sacheck JM, Blumberg JB. *Role of vitamin E and oxidative stress in exercise.* Nutrition. 2001; 17 (10): 809–814

183 Eine Studie, die im Journal of Respiratory Physiology and Neurobiology veröffentlicht wurde, berichtete über ein dreimonatiges Atemanhalteprogramm, das in das regelmäßige Training von Triathleten integriert wurde. Die Forscher fanden heraus, dass durch die Einbeziehung der Atempausen in die körperliche Aktivität »die Übersäuerung im Blut reduziert wurde, und der oxidative Stress nicht mehr auftrat«. Die Studie kam zu dem Schluss, dass »diese Ergebnisse darauf hindeuten, dass die angewandten Atempausen die Toleranz gegenüber Hypoxämie (unzureichender Sauerstoffgehalt im Blut) unabhängig von jeglichen genetischen Faktoren verbessert«. Siehe: Joulia F, Steinberg JG, Faucher M, Jamin T, Ulmer C, Kipson N, Jammes Y. *Breath-hold training of humans reduces oxidative stress and blood acidosis after static and dynamic apnea.* Respir Physiol Neurobiol. 2003; 137 (1): 19–27

Diese Studie untersuchte bei Elitetauchern, ob wiederholtes Atemanhalten, um den Sauerstoffpartialdruck im Blut zu senken, zu einem höheren Blut-ph-Wert und weniger oxidativem Stress führen könnte. Trainierte Taucher mit sieben bis zehn Jahren Erfahrung im Apnoetauchen und der Fähigkeit, den Atem im Ruhezustand bis zu vierhundertvierzig Sekunden lang anzuhalten, wurden mit einer Gruppe von Nichttauchern verglichen, die eine maximale Atemanhaltedauer von hundertfünfundvierzig Sekunden erreichten. Beide Gruppen führten eine Atempause im Ruhezustand durch, gefolgt von zwei Minuten Unterarmübungen, bei denen die Tauchergruppe eine Atempause durchführte und die Vergleichsgruppe normal atmete. Interessanterweise zeigte die Gruppe, die normal atmete, einen Anstieg der Milchsäurekonzentration im Blut und oxidativen Stress. In der Tauchergruppe wurden die Veränderungen hinsichtlich der Milchsäure als auch hinsichtlich des oxidativen Stresses deutlich reduziert, nachdem sowohl der Atem angehalten als auch trainiert wurde. Die Studie kam zu dem Schluss, dass Menschen, die an einem langfristigen

Trainingsprogramm für Apnoetauchen beteiligt sind, nach den Atemanhalteübungen einen höheren Blut-ph-Wert und reduzierten oxidativen Stress aufweisen. Siehe: Joulia F, Steinberg JG, Wolff F, Gavarry O, Jammes Y. *Reduced oxidative stress and blood lactic acidosis in trained breath-hold human divers.* Respir Physiol Neurobiol. 2002; 133 (1–2): 121–130

Für diejenigen unter Ihnen, die Bedenken haben, dass die Reduzierung der Einflüsse freier Radikale nur auf Elite-Apnoetaucher zutrifft, habe ich ebenfalls eine Studie parat: In einer 2008 in der Zeitschrift Medicine & Science in Sports & Exercise veröffentlichten Arbeit wurden die Effekte des Atemanhaltens auf oxidativen Stress mit zwei Gruppen von Menschen untersucht: einer Gruppe ausgebildeter Taucher und einer Gruppe von Menschen ohne Taucherfahrung. Die Ergebnisse zeigten deutliche Verbesserungen der antioxidativen Aktivität in beiden Gruppen, mit nur geringem Unterschied zwischen den Tauchern und Nicht-Tauchern. Siehe: Bulmer AC1, Coombes JS, Sharman JE, Stewart IB. *Effects of maximal static apnea on antioxidant defenses in trained free divers.* Medicine & Science in Sports & Exercise. 2008; 40 (7): 1307–1313

184 Fisher-Wellman K, Bloomer RJ. *Acute exercise and oxidative stress: a 30 year history.* Dynamic Medicine. 2009; 8: 1

185 Radak Z, Chung HY, Goto S. *Systemic adaptation to oxidative challenge induced by regular exercise.* Free Radical Biology Medicine. 2008; 44 (2): 153–159

Campbell PT, Gross MD, Potter JD, Schmitz KH, Duggan C, McTiernan A, Ulrich CM. *Effect of exercise on oxidative stress: a 12-month randomized, controlled trial.* Med Sci Sports Exerc. 2010; 42 (8): 1448–1453

Majerczak J, Rychlik B, Grzelak A, Grzmil P, Karasinski J, Pierzchalski P, Pulaski L, Bartosz G, Zoladz JA. *Effect of 5-week moderate intensity endurance training on the oxidative stress, muscle specific uncoupling protein (UCP3) and superoxide dismutase (SOD2) contents in vastus lateralis of young, healthy men.* J Physiol Pharmacol. 2010; 61 (6): 743–751

186 Finaud J, Lac G, Filaire E. *Oxidative Stress Relationship with Exercise and Training.* Sports Med. 2006; 36 (4): 327–358

187 Shing CM, Peake JM, Ahern SM, Strobel NA, Wilson G, Jenkins DG, Coombes JS. *The effect of consecutive days of exercise on markers of oxidative stress.* Appl Physiol Nutr Metab. 2007; 32 (4): 677–685

Gomez-Cabrera MC, Domenech E, Viña J. *Moderate exercise is an antioxidant: upregulation of antioxidant genes by training.* Free Radic Biol Med. 2008; 44 (2): 126–131

188 Buffenstein R. *Negligible senescence in the longest living rodent, the naked mole-rat: insights from a successfully aging species.* J Comp Physiol B. 2008; 178 (4): 439–445

189 Veselá A, Wilhelm J. *The role of carbon dioxide in free radical reactions of the organism.* Physiological Research. 2002; 51 (4): 335–339

190 Rathi A. *Cancer immunity of strange underground rat revealed.* http://theconversation.com/cancer-immunity-of-strange-underground-rat-revealed-15358 (abgerufen am 02.09.2014)

191 Veselá A, Wilhelm J. *The role of carbon dioxide in free radical reactions of the organism.* Physiological Research. 2002; 51 (4): 335–339

192 Forscher in den USA untersuchten die Effekte des Leistungsabbaus studentischer Wettkampfschwimmern, die nach einem großen Wettkampf üblicherweise eine Trainingspause von einem Monat einlegen. In der Studie wurden bei jedem Schwimmer Ausdauer, Ruhestoffwechsel, Stimmung und Blutfette in zwei Tests gemessen: einmal im trainierten Zustand und einmal nach einer Ruhephase von fünf Wochen. Die Ergebnisse des zweiten Tests zeigten eine deutliche Zunahme des Körpergewichts, der Fettmasse und des Taillenumfangs sowie einer Abnahme der VO_2max. Die Forscher empfahlen daher, dass Trainer und Athleten sich der negativen Folgen des Leistungsabbaus in Schwimmpausen bewusst sein sollten.

Siehe: Ormsbee MJ, Arciero PJ. *Detraining increases body fat and weight and decreases vo2 peak and metabolic rate.* J Strength Cond. 2012; 26 (8): 2087–2095

Koutedakis Y. *Seasonal variation in fitness parameters in competitive athletes.* Sports Medicine. 1995; 19 (6): 373–392

Eine Studie mit älteren Rugby-Ligaspielern ergab, dass ein Zeitraum von sechs Wochen Inaktivität zu einem deutlichen Rückgang der VO_2max führte. Siehe Allen GD. *Physiological and metabolic changes with six weeks detraining.* Australian Journal of Science and Medicine in Sport (AJSMS). 1989; 21(1): 4–9

Godfrey RJ, Ingham SA, Pedlar CR, Whyte GP. *The detraining and retraining of an elite rower: a case study.* Journal of Science and Medicine in Sport. 2005; 8 (3): 314–320

Mujika I, Padilla S. *Detraining: loss of training-induced physiological and performance adaptations. Part II: Long term insufficient training stimulus.* Sports Medicine. 2000; 30 (3): 45–154

193 Toumi H, Best T. *The inflammatory response: friend or enemy for muscle injury?* Br J Sports Med. 2003; 37 (4): 284–286

194 Go AS et al. *AHA Statistical Update Heart Disease and Stroke Statistics —2014 Update. A report from the American Heart Association. Circulation.* 2014; 129: e28–e292

195 Ringertz N. *Alfred Nobel's health and his interest in medicine.* http://www.nobelprize.org/alfred_nobel/biographical/articles/ringertz/ (abgerufen am 02.09.2014)

196 Ebd.

197 *The Nobel Prize in physiology or medicine 1998.* NobelPrize.org. Nobel Media AB 2014. Web. 23 Jan 2018. http://www.nobelprize.org/nobel_prizes/medicine/laureates/1998/ (abgerufen am 02.09.2014)

198 Chang HR. *Nitric oxide, the mighty molecule: its benefits for your health and well-being.* 1st ed. Mind Society, 2012

Interview mit Dr. Louis Ignarro. http://www.youtube.com/watch?v= FsA04n2k6xY (abgerufen am 02.09.2014)

199 *Interview mit Dr. Louis Ignarro: Dr Louis Ignarro on Nitric Oxide 2.* http://www.youtube.com/watch?v=B4KHlP8Bttw (abgerufen am 02.09.2014)

Ignarro L. *NO more heart disease: how nitric oxide can prevent--even reverse--heart disease and strokes.* 1st ed. St. Martin's Griffin (Reprint edition), 2006

200 Ebd.

201 *Interview mit Dr. Louis Ignarro: Dr Louis Ignarro on Nitric Oxide 2.* http://www.youtube.com/watch?v=B4KHlP8Bttw (abgerufen am 02.09.2014)

202 Lundberg JO, Weitzberg E. *Nasal nitric oxide in man.* Thorax. 1999; 54 (10): 947–952

203 NBC News. *Breathe deep to lower blood pressure, doc says.* http://www.nbcnews.com/id/14122841/ns/health-heart_health/t/breathe-deep-lower-blood-pressure-doc-says/ (abgerufen am 02.09.2014)

204 Mourya M, Mahajan AS, Singh NP, Jain AK. *Effect of slow- and fast-breathing exercises on autonomic functions in patients with essential hypertension.* J Altern Complement Med. 2009; 15 (7): 711–717

Pramanik T, Sharma HO, Mishra S, Mishra A, Prajapati R, Singh S. *Immediate effect of slow pace bhastrika pranayama on blood pressure and heart rate.* J Altern Complement Med. 2009; 15 (3): 293–295

205 Goto C, Higashi Y, Kimura M, Noma K, Hara K, Nakagawa K, Kawamura M, Chayama K, Yoshizumi M, Nara I. *Effect of different intensities of exercise on endothelium-dependent*

vasodilation in humans: role of endothelium-dependent nitric oxide and oxidative stress. Circulation. 2003; 108 (5): 530–535

206 University of Exeter. *Beetroot juice boosts stamina, new study shows.* 7 August 2009. http://www.sciencedaily.com/releases/2009/08/090806141520.htm (abgerufen am 02.09.2014)

207 *Dr. Henderson, 70, physiologist, dies; Director of Yale Laboratory, I. Expert on Gases, Devised I; Methods of Revival I.* New York Times. February 20, 1944.

208 Henderson Y. *Acapnia and shock. 1. Carbon Dioxide as a factor in the regulation of the heart rate.* AJP – Legacy Content. 1908; 21 (1): 126–156

209 Lum LC. *Hyperventilation: the tip and the iceberg. J Psychosom Res.* 1975; 19 (5–6): 375–383

210 Rutherford JJ, Clutton-Brock TH, Parkes MJ. *Hypcapnia reduces the T-wave of the electrocardiogram in normal human subjects.* Am J Physiol Regul Integr Comp Physiol. 2005; 289: R148–R155

Hashimoto K, Okazaki K, Okutsu Y. *The effect of hypocapnia and hypercapnia on myocardial oxygen tension in hemorrhaged dogs.* Masui. 1990; 39 (4): 437–441

Kazmaier S, Weyland A, Buhre W et al. *Effects of respiratory alkalosis and acidosis on myocardial blood flow and metabolism in patients with coronary artery disease.* Anesthesiology. 1998; 89: 831–837

211 Neill WA, Hattenhauer M. *Impairment of myocardial O_2 supply due to hyperventilation.* Circulation. 1975; 52 (5): 854–858

212 The Cormac Trust. http://www.thecormactrust.com (abgerufen am 12.12.2012)

213 Dr. Domenico Corrado von der Abteilung für Herz-, Thorax- und Blutgefäßwissenschaften an der Universität Padua, Italien, hielt auf dem Kongress der European Society of Cardiology 2009 in Barcelona einen Vortrag. Dr. Corrado erklärte, dass Abweichungen beim EKG bei Sportlern üblich sind und in der Regel die Veränderung des Herzens die Anpassung an das regelmäßige Training widerspiegeln. Obwohl eine Abweichung beim EKG im Bezug auf die T-Wellen bei gesunden Sportlern selten beobachtet wird, wurde festgestellt, dass sie eventuell auf eine möglicherweise zugrunde liegende Herzerkrankung zurückzuführen ist, die das Risiko eines plötzlichen Todes durch einen Herzstillstand während des Sports birgt. Siehe: Corrado D. *Electrical repolarization changes in young athletes: what is abnormal?* http://spo.escardio.org/eslides/view.aspx?eevtid=33&id=2616 (abgerufen am 15.04.2013)

In einer Studie, die 2008 im New England Journal of Medicine veröffentlicht wurde, untersuchten Forscher eine Datenbank mit 12.550 trainierten Sportlern. Von diesen wurden insgesamt einundachtzig Sportler, die keine Anzeichen von Herzerkrankungen aufwiesen, mit EKG-Anomalien mit T-Wellen-Inversionen identifiziert. Von den einundachtzig Athleten mit abweichenden EKGs starb einer plötzlich im Alter von vierundzwanzig Jahren an Herzversagen. Von den achtzig lebenden Sportlern entwickelten drei im Alter von siebenundzwanzig, zweiunddreißig und fünfzig Jahren Herzkrankheiten, einer von ihnen hatte einen Herzinfarkt. Die Forscher kamen zu dem Schluss, dass deutlich veränderte EKGs bei jungen und scheinbar gesunden Sportlern der erste Hinweis einer zugrunde liegenden Herzerkrankung sein können und dass Sportler mit solchen EKG-Mustern der kontinuierlichen klinischen Überwachung bedürfen. Siehe Pelliccia A1, Di Paolo FM, Quattrini FM, Basso C, Culasso F, Popoli G, De Luca R, Spataro A, Biffi A, Thiene G, Maron BJ. *Outcomes in athletes with marked ECG repolarization abnormalities.* New England Journal of Medicine. 2008; 358: 152–161

Jari et al. von der Universität Kuopio, Finnland, untersuchten den Zusammenhang zwischen ST-Senkungen und dem Risiko eines plötzlichen Herztodes bei 1.769 Männern, die zufällig aus der Bevölkerung ausgewählt wurden. Während der achtzehnjährigen Beobachtungszeit danach traten insgesamt zweiundsiebzig Todesfälle aufgrund eines plötzlichen Herztodes bei Patienten mit symptomfreier ST-Senkung auf. Es wurde festgestellt, dass das Risiko eines plötzlichen Herztodes bei den Männern mit symptomfreier ST-Senkung während des Trainings und während der Erholungsphase erhöht war. Außerdem fand man heraus, dass die »symptomfreie ST-Senkung ein sehr wichtiger Hinweis für den plötzlichen Herztod bei Männern in Verbindung mit einem beiliebigen weiteren Risikofaktor war, wobei zuvor noch keine koronare Herzkrankheit diagnostiziert sein musste«. Siehe: Laukkanen JA, Mäkikallio TH, Rauramaa R, Kurl S. *Asymptomatic ST-segment depression during exercise testing and the risk of sudden cardiac death in middle-aged men: a population-based follow-up study.* Eur Heart J. 2009; 30 (5): 558–565

214 Harrison TR et al. *Harrison's principles of internal medicine.* 16th ed. New York: McGraw-Hill, 2004

215 Thompson PD. *Exercise and the heart: the good, the bad, and the ugly.* Dialogues in Cardiovascular Medicine. 2002; 7 (3)

216 Corrado D. *Electrical repolarization changes in young athletes: what is abnormal?* http://spo.escardio.org/eslides/view.aspx?eevtid=33&id=2616 (abgerufen am 15.04.2013)

217 Pelliccia A1, Di Paolo FM, Quattrini FM, Basso C, Culasso F, Popoli G, De Luca R, Spataro A, Biffi A, Thiene G, Maron BJ. *Outcomes in athletes with marked ECG repolarization abnormalities.* New England Journal of Medicine. 2008; 358: 152–161

218 Kligfield P, Lauer M. *Exercise electrocardiogram testing beyond the ST segment.* Circulation. 2006; 114: 2070–2082

219 Laukkanen JA, Mäkikallio TH, Rauramaa R, Kurl S. *Asymptomatic ST-segment depression during exercise testing and the risk of sudden cardiac death in middle-aged men: a population-based follow-up study.* Eur Heart J. 2009; 30 (5): 558–565

220 Alexopoulos D, Christodoulou J, Toulgaridis T, Sitafidis G, Manias O, Hahalis G, Vagenakis AG. *Repolarization abnormalities with prolonged hyperventilation in apparently healthy subjects: incidence, mechanisms and affecting factors.* Eur Heart J. 1996; 17 (9): 1432–1437

221 Evans D. *Laurence Claude Lum.* http://munksroll.rcplondon.ac.uk/Biography/Details/6079 (abgerufen am 02.09.2014)

222 Ebd.

223 Rutherford JJ, Clutton-Brock TH, Parkes MJ. *Hypcapnia reduces the T-wave of the electrocardiogram in normal human subjects.* Am J Physiol Regul Integr Comp Physiol. 2005; 289: R148–R155

Hashimoto K, Okazaki K, Okutsu Y. *The effect of hypocapnia and hypercapnia on myocardial oxygen tension in hemorrhaged dogs.* Masui. 1990; 39 (4): 437–441

Kazmaier S, Weyland A, Buhre W et al. *Effects of respiratory alkalosis and acidosis on myocardial blood flow and metabolism in patients with coronary artery disease.* Anesthesiology. 1998; 89: 831–837

Neill WA, Hattenhauer M. *Impairment of myocardial O_2 supply due to hyperventilation.* Circulation. 1975; 52 (5): 854–858

224 Chelmowski MK, Keelan MH Jr. *Hyperventilation and myocardial infarction.* Chest. 1988; 93 (5): 1095–1096

225 Elborn JS, Riley M, Stanford CF, Nicholls DP. *The effects of flosequinan on submaximal exercise in patients with chronic cardiac failure.* British Journal Clinical Pharmacology. 1990; 29 (5): 519–524

226 Buller NP, Poole-Wilson PA. *Mechanism of the increased ventilatory response to exercise in patients with chronic heart failure.* Heart. 1990; 63: 281–283

Die Forscher beobachteten, dass Patienten mit Atembeschwerden weniger Kohlendioxid im Blut und ein größeres Atemzugvolumen pro Minute aufwiesen. Darüber hinaus war bei Patienten mit Atembeschwerden die Herzfunktion stärker beeinträchtigt. Siehe: Fanfulla FM et al. *The development of hyperventilation in patients with chronic heart failure and Cheyne-Stokes respiration.* Chest. 1998; (114): 1083–1090

Vasiliauskas D, Jasiukeviciene L. *Impact of a correct breathing stereotype on pulmonary minute ventilation, blood gases and acid-base balance in post-myocardial infarction patients.* European Journal of Cardiovascular Prevention and Rehabilitation. 2004; 11 (3): 223–227

227 Vasiliauskas D, Jasiukeviciene L. *Impact of a correct breathing stereotype on pulmonary minute ventilation, blood gases and acid-base balance in post-myocardial infarction patients.* European Journal of Cardiovascular Prevention and Rehabilitation. 2004; 11 (3): 223–227

228 Ebd.

229 Patienten, die Atemübungen zur Rückbildung der chronischen Hyperventilation machten, zeigten im Vergleich zu den drei Jahre zuvor gemessenen Werten vor der Behandlung deutlich höhere Kohlendioxidwerte und niedrigere Atemfrequenzen. Die Forscher schlussfolgerten, dass »Atemtraining nachhaltige Auswirkungen auf die Physiologie der Atemwege hat und stark mit einer Abnahme der vorher dagewesenen Herzprobleme korreliert«. Siehe: DeGuire S, Gervirtz R, Kawahara Y, Maguire W. *Hyperventilation syndrome and the assessment of treatment for functional cardiac symptoms.* American Journal of Cardiology. 1992; 70 (6): 673–677

230 Rutherford JJ, Clutton-Brock TH, Parkes MJ. *Hypcapnia reduces the T-wave of the electrocardiogram in normal human subjects.* Am J Physiol Regul Integr Comp Physiol. 2005; 289: R148–R155

Hashimoto K, Okazaki K, Okutsu Y. *The effect of hypocapnia and hypercapnia on myocardial oxygen tension in hemorrhaged dogs.* Masui. 1990; 39 (4): 437–441

Kazmaier S, Weyland A, Buhre W et al. *Effects of respiratory alkalosis and acidosis on myocardial blood flow and metabolism in patients with coronary artery disease.* Anesthesiology. 1998; 89: 831–837

Neill WA, Hattenhauer M. *Impairment of myocardial O_2 supply due to hyperventilation.* Circulation. 1975; 52 (5): 854–858

Forscher der Abteilung für Kardiologie, Kumamoto University School of Medicine, Japan, untersuchten den Hyperventilationstest als medizinisches Verfahren zur Aufdeckung eines Spasmus der Koronararterie (Verengung der Blutgefäße zum Herzen). Die Studie untersuchte zweihundertsechs Patienten mit Koronarspasmen und hundertdreiundachtzig Patienten ohne. Jeder Patient wurde sechs Minuten lang einer Hyperventilation ausgesetzt. Von der Spasmengruppe zeigten hundertsiebenundzwanzig positive Reaktionen auf den Test, einschließlich Veränderungen im EKG, die auf eine verminderte Durchblutung zurückzuführen sind. Niemand in der Gruppe ohne Spasmen zeigte eine Ischämie (Einschränkung des Blutflusses). Wenn man die klinischen Merkmale miteinander vergleicht, ergibt sich folgendes Bild: Eine starke Krankheitsaktivität und schwere Herzrhythmusstörungen waren bei den Patienten mit Koronarspasmen im Hyperventilationstest deutlich häufiger als bei den Patienten ohne Spasmen (neunundsechzig Prozent vs. zwanzig Prozent). Die Studienautoren schlussfolgerten, dass »Hyperventilation ein sehr aufschlussreicher Test für die Diagnose von Spasmen der Koronararterien ist und dass Patienten mit Koronarspasmen ein höheres Risiko haben, während der Attacken lebensbedrohliche Arrhythmien zu haben«. Der Artikel dokumentierte auch eine Studie, in der bei Schweinen die Atmung pro Minute und die Überlebensrate bei einem Herzstillstand untersucht wurden. Drei Gruppen von je sieben Schweinen wurden mit zwölf Atemzügen pro Minute, dreißig Atemzügen sowie dreißig Atemzügen und zusätzlichem Kohlendioxid getestet. Die Überlebensraten in den Gruppen waren wie folgt: In der ersten Gruppe sechs von sieben Schweinen, in der zweiten Gruppe eins von sieben Schweinen und in der dritten ebenfalls eins von sieben Schweinen.

Siehe Nakao K et al. *Hyperventilation as a specific test for diagnosis of coronary artery spasm.* American Journal Cardiology. 1997; 80 (5): 545–549

231 In dem treffend betitelten Forschungsbeitrag »Death by hyperventilation: a common and life-threatening problem during cardiopulmonary resuscitation« (»Tod durch Hyperventilation: Ein häufiges und lebensbedrohliches Problem während der Herz-Lungen-Wiederbelebung«) widmeten sich Forscher der Hypothese, dass überhöhte Beatmungsraten während der Durchführung der Herz-Lungen-Wiederbelebung durch gut ausgebildetes, aber übereifriges Rettungspersonal die Wahrscheinlichkeit des Todes erhöht. Die Studie untersuchte dreizehn Todesfälle bei Erwachsenen, bei denen Patienten eine manuelle Herz-Lungen-Wiederbelebung mit durchschnittlich dreißig Beatmungen pro Minute angewendet wurde. Die Forscher bemerkten, dass »professionelle Rettungskräfte die Patienten, trotz scheinbar adäquater Ausbildung, während der außerklinischen Herz-Lungen-Wiederbelebung konsequent hyperventilierten« und dass eine zusätzliche Ausbildung der Rettungskräfte dringend erforderlich sei, um diese »tödlichen Folgen der Hyperventilation während der Herz-Lungen-Wiederbelebung zu reduzieren«. Siehe: Aufderheide TP, Lurie KG. *Death by hyperventilation: a common and life-threatening problem during cardiopulmonary resuscitation.* Critical Care Medicine. 2004; 32 (9 Suppl): S345–S351

In einem Artikel mit dem Titel »Do we hyperventilate cardiac arrest patients?« (»Hyperventilieren wir Patienten mit Herzstillstand?«), der 2007 in der Zeitschrift Resuscitation veröffentlicht wurde, untersuchten Forscher Daten von zwölf Patienten, die in der Notaufnahme eines britischen Krankenhauses eine manuelle Beatmung durch einen Beatmungsbeutel erhalten hatten. Die Ergebnisse zeigten, dass die Anzahl der manuellen Beatmungen, die den Patienten verabreicht wurden, von neun bis einundvierzig pro Minute variierte, bei einem Durchschnitt von sechsundzwanzig. Das entsprechende durchschnittliche Luftvolumen pro Minute betrug dreizehn Liter. Die Forscher stellten fest, dass die Richtlinien über die Anzahl der Atemzüge, die während der Herz-Lungen-Wiederbelebung verabreicht werden sollen, zwar bekannt sind, aber »es scheint, dass sie in der Praxis nicht eingehalten werden«. Siehe: O'Neill JF, Deakin CD. *Do we hyperventilate cardiac arrest patients?* Resuscitation. 2007; 73 (1): 82–85

232 Ebd.

233 Aufderheide TP, Lurie KG. *Death by hyperventilation: a common and life-threatening problem during cardiopulmonary resuscitation.* Critical Care Medicine. 2004; 32 (9 Suppl): S345–S351

234 Rundell KW, Im J, Mayers LB, Wilber RL, Szmedra L, Schmitz HR. *Self-reported symptoms and exercise-induced asthma in the elite athlete.* Med Sci Sports Exerc. 2001; 33 (2): 208–213

235 Sidiropoulou MP, Kokaridas DG, Giagazoglou PF, Karadonas MI, Fotiadou EG. *Incidence of exercise-induced asthma in adolescent athletes under different training and environmental conditions.* J Strength Cond Res. 2012; 26 (6): 1644–1650

236 Zinatulin SN. *Healthy breathing: advanced techniques.* 1st ed. Dinamika Publishing House, 2003

237 McArdle W, Katch FL, Katch VL. *Pulmonary structure and function.* In: McArdle W, Katch FL, Katch VL (eds.) Exercise physiology: nutrition, energy, and human performance. 7th ed. Lippincott Williams and Wilkins, 2009; 263

238 Johnson BD, Scanlon PD, Beck KC. *Regulation of ventilatory capacity during exercise in asthmatics.* J Appl Physiol. 1995; 79 (3): 892–901

Chalupa DC, Morrow PE, Oberdörster G, Utell MJ, Frampton MW. *Ultrafine particle deposition in subjects with asthma.* Environmental Health Perspectives 2004; 112 (8): 879–882

Bowler SD, Green A, Mitchell CA. *Buteyko breathing techniques in asthma: a blinded randomised controlled trial.* Med J of Australia 1998; 169: 575–578

239 GINA (Global Initiative for Asthma). *GINA Report, Global Strategy for Asthma Management and Prevention.* http://www.ginasthma.org/guidelines-gina-report-global-strategy-for-asthma.html (abgerufen am 27.12.2012); 74

240 Bowler SD, Green A, Mitchell CA. *Buteyko breathing techniques in asthma: a blinded randomised controlled trial.* Med J of Australia 1998; 169: 575–578

241 Ebd.

242 McHugh P, Aitcheson F, Duncan B, Houghton F. *Buteyko breathing technique for asthma: an effective intervention.* The New Zealand Medical Journal. 2003; 116 (1187): U710

Cowie RL, Conley DP, Underwood MF, Reader PG. *A randomised controlled trial of the Buteyko technique as an adjunct to conventional management of asthma.* Respiratory Medicine. 2008; 102 (5): 726–732

243 Bowler SD, Green A, Mitchell CA. *Buteyko breathing techniques in asthma: a blinded randomised controlled trial.* Med J of Australia 1998; 169: 575–578

McHugh P, Aitcheson F, Duncan B, Houghton F. *Buteyko breathing technique for asthma: an effective intervention.* The New Zealand Medical Journal. 2003; 116 (1187): U710

Cowie RL, Conley DP, Underwood MF, Reader PG. *A randomised controlled trial of the Buteyko technique as an adjunct to conventional management of asthma.* Respiratory Medicine. 2008; 102 (5): 726–732

244 Hallani M, Wheatley JR, Amis TC. *Initiating oral breathing in response to nasal loading: asthmatics versus healthy subjects.* European Respiratory Journal. 2008; 31 (4): 800–806

In einem Artikel, der in der medizinischen Fachzeitschrift Chest veröffentlicht wurde, hieß es: »Asthmatiker können eine erhöhte Tendenz haben zur Mundatmung zu wechseln, ein Faktor, der zur Entstehung ihres Asthmas beitragen kann«. Siehe: Kairaitis K, Garlick SR, Wheatley JR, Amis TC. *Route of breathing in patients with asthma. Chest.* 1999; 116 (6): 1646–1652

245 Fried R. *Hyperventilation Syndrome: Research and Clinical Treatment (Johns Hopkins Series in Contemporary Medicine and Public Health).* 1st ed. Johns Hopkins University Press, 1987

246 Ebd.

247 Djupesland PG, Chatkin JM, Qian W, Haight JS. *Nitric oxide in the nasal airway: a new dimension in otorhinolaryngology.* Am J Otolaryngol. 2001; 22 (1): 19–32

Scadding G. *Nitric oxide in the airways.* Curr Opin Otolaryngol Head Neck Surg. 200; 15 (4): 258–263

Vural Ç, Güngör A. *Nitric oxide and the upper airways: recent discoveries.* Tidsskr Nor Laegeforen. 2003; 1 (1): 39–44

248 Hallani M, Wheatley JR, Amis TC. *Enforced mouth breathing decreases lung function in mild asthmatics.* Respirology. 2008; 13 (4): 553–558

249 Shturman-Ellstein R, Zeballos RJ, Buckley JM, Souhrada JF. *The beneficial effect of nasal breathing on exercise-induced bronchoconstriction.* American Review Respiratory Disease.1978; 118 (1): 65–73

250 Die Forscher untersuchten die Effekte der Nasenatmung und der Mundatmung auf trainingsbedingtes Asthma. Fünfzehn Personen wurden für die Studie untersucht und gebeten, nur durch die Nase zu atmen. Die Studie ergab, dass »nach der Übung das Zusammenziehen der Bronchien deutlich reduziert war, verglichen mit der Reaktion, die durch die Mundatmung während der Übung erzielt wurde, was auf eine positive Wirkung der Nasenatmung hinweist.« Siehe: Mangla PK, Menon MP. *Effect of nasal and oral breathing on exercise-induced asthma.* Clin Allergy. 1981; 11 (5): 433–439

251 In dem Artikel von Dr. Peter Donnelly, der in der Fachzeitschrift The Lancet veröffentlicht wurde, heißt es: »In den meisten an Land ausgeführten Trainingsformen sind die Atemmuster nicht eingeschränkt, die Atmung nimmt entsprechend während des Trainings zu und der CO_2-Ausstoß am Ende des Atemzuges ist entweder normal oder niedrig. Daher gibt es keinen hyperkapnischen (erhöhtes Kohlendioxid) Reiz für die Bronchodilatation (Atemwegsöffnung), und Asthmatiker haben keinen Schutz.« Siehe: Donnelly PM. *Exercise induced asthma: the protective role of CO_2 during swimming.* The Lancet. 1991; 337 (8734): 179–180

252 Ebd.

253 Sidiropoulou MP, Kokaridas DG, Giagazoglou PF, Karadonas MI, Fotiadou EG. *Incidence of exercise-induced asthma in adolescent athletes under different training and environmental conditions.* J Strength Cond Res. 2012; 26 (6): 1644–1650

254 Uyan ZS, Carraro S, Piacentini G, Baraldi E. *Swimming pool, respiratory health, and childhood asthma: should we change our beliefs?* Pediatr Pulmonol. 2009; 44 (1): 31–37

Fjellbirkeland L, Gulsvik A, Walløe A. *Swimming-induced asthma.* Tidsskr Nor Laegeforen. 1995; 115 (17): 2051–2053

Bernard A, Carbonnelle S, Michel O et al. *Lung hyperpermeability and asthma prevalence in schoolchildren: unexpected associations with the attendance at indoor chlorinated swimming pools.* Occup Environ Med. 2003; 60 (6): 385–394

Nickmilder M, Bernard A. *Ecological association between childhood asthma and availability of indoor chlorinated swimming pools in Europe.* Occup Environ Med. 2007; 64 (1): 37–46

255 Blair SN, Cheng Y, Holder JS. *Is physical activity or physical fitness more important in defining health benefits?* Med Sci Sports Exerc. 2001; 33: S379–S399

Crespo CJ, Palmieri MR, Perdomo RP, McGee DL, Smit E, Sempos CT, Lee IM, Sorlie PD. *The relationship of physical activity and body weight with all-cause mortality: results from the Puerto Rico Heart Health Program.* Ann Epidemiol. 2002; 12: 543–552

Oguma Y, Sesso HD, Paffenbarger RS Jr, Lee IM. *Physical activity and all cause mortality in women: a review of the evidence.* Br J Sports Med. 2002; 36: 162–172

256 Eine höchst interessante Studie, die den Zusammenhang zwischen regelmäßiger körperlicher Bewegung und der Gesundheit des Herz-Kreislauf-Systems bestätigt, wurde bereits 1952 von dem schottischen Epidemiologen Dr. Jeremy Morris durchgeführt. Dr. Morris und seine Kollegen untersuchten die Häufigkeit von Herzinfarkten bei 31.000 männlichen Mitarbeitern in öffentlichen Verkehrsmitteln im Alter zwischen fünfunddreißig und fünfundsechzig Jahren, die in den Jahren 1949 und 1950 arbeiteten. Siehe: Morris JN, Heady JA, Raffle PAB, et al. *Coronary heart disease and physical activity of work.* Lancet 1953; 265 (6795): 1053–1057

257 Andrade J, Ignaszewski A. *Exercise and the heart: a review of the early studies, in memory of Dr. R.S. Paffenbarger.* BCMJ. 2007; 49 (10): 540–546

258 Cooper C. *The stud: why retierment will be a full-time ob for Frankel.* Friday 26 October 2012. http://www.independent.co.uk/sport/racing/the-stud-why-retirement-will-be-a-fulltime-job-for-frankel-8228820.html (abgerufen am 10.06.2013)

259 Cunningham EP, Dooley JJ, Splan RK, Bradley DG. *Microsatellite diversity, pedigree relatedness and the contributions of founder lineages to thoroughbred horses.* Animal Genetics. 2001; 32: 360–364

260 Abreu RR, Rocha RL, Lamounier JA, Guerra AF. *Prevalence of mouth breathing among children.* J Pediatr (Rio J). 2008; 84 (5): 467–470

261 Tourne LP. *The long face syndrome and impairment of the nasopharyngeal airway.* Angle Orthod. 1990; 60 (3): 167–176

Deb U, Bandyopadhyay SN. *Care of nasal airway to prevent orthodontic problems in children.* J Indian Med association. 2007; 105 (11): 640, 642

Harari D, Redlich M, Miri S, Hamud T, Gross M. *The effect of mouth breathing versus nasal breathing on dentofacial and craniofacial development in orthodontic patients.* Laryngoscope. 2010; 120 (10): 2089–2093

262 Mallinson J. *The Khecarīvidyā of Adinathā.* London: Routledge, 2007; 17–19

263 Wong EM, Ormiston ME, Haselhuhn MP. *A face only an investor could love: CEOs' facial structure predicts their firms' financial performance.* Psychological Sciences. 2011; 22 (12): 1478–1483

264 Okuro RT, Morcillo AM, Sakano E, Schivinski CI, Ribeiro MÂ, Ribeiro JD. *Exercise capacity, respiratory mechanics and posture in mouth breathers.* Braz J Otorhinolaryngol. 2011; 77 (5): 656–662

Okuro RT, Morcillo AM, Ribeiro MÂ, Sakano E, Conti PB, Ribeiro JD. *Mouth breathing and forward head posture: effects on respiratory biomechanics and exercise capacity in children.* J Bras Pneumol. 2011; 37 (4): 471–479

Conti PB, Sakano E, Ribeiro MA, Schivinski CI, Ribeiro JD. *Assessment of the body posture of mouth-breathing children and adolescents.* Journal Pediatrics (Rio J). 2011; 87 (4): 471–479

265 Jefferson Y. *Mouth breathing: adverse effects on facial growth, health, academics and behaviour.* General dentist. 2010; 58 (1): 18–25

266 Harvold EP, Tomer BS, Vargervik K, Chierici G. *Primate experiments on oral respiration.* American Journal Orthodontics. 1981; 79 (4): 359–372

Miller AJ, Vargervik K, Chierici G. *Sequential neuromuscular changes in rhesus monkeys during the initial adaptation to oral respiration.* American Journal of Orthodontics. 1982; 81 (2): 99–107

Moses A. *Airways and appliances.* http://www.tmjchicago.com/uploads/airwaysandappliances.pdf (abgerufen am 12.09.2012)

267 Vargervik K. *Egil Peter Harvold, Orthodontics: San Francisco.* http://texts.cdlib.org/view?docId=hb0h4n99rb&doc.view=frames&chunk.id=div00029&toc.depth=1&toc.id= (abgerufen am 12.09.2012)

Trabalon M, Schaal B. *It takes a mouth to eat and a nose to breathe: abnormal oral respiration effects neonates' oral competence and systemic adaptation.* International Journal of Pediatrics. 2012

268 O Hehir T, Francis A. *Mouth versus nasal breathing.* http://www.hygienetown.com/hygienetown/article.aspx?i=297&aid=4026 (abgerufen am 12.09.2012)

269 Meridith HV. *Growth in head width during the first twelve years of life.* Pediatrics. 1953; 12: 411–429

270 Schreiner C. *Nasal airway obstruction in children and secondary dental deformities.* UTMB, Dept. of Otolaryngology, Grand Rounds Presentation. 1996

271 Lindholm P, Lundgren CE. *The physiology and pathophysiology of human breath-hold diving.* Journal of Applied Physiology (1985). 2009; 106 (1): 284–292

Espersen K, Frandsen H, Lorentzen T, Kanstrup IL, Christensen NJ. *The human spleen as an erythrocyte reservoir in diving-related interventions.* Journal of Applied Physiology (1985). 2002; 92 (5): 2071–2079

272 Lindholm P, Lundgren CE. *The physiology and pathophysiology of human breath-hold diving.* Journal of Applied Physiology (1985). 2009; 106 (1): 284–292

273 Lin YC, Lally DA, Moore TA, Hong SK. *Physiological and conventional breath-hold breakpoints.* Journal of Applied Physiology (1985). 1974; 37: 291–296

274 Nunn JF. *Applied respiratory physiology.* London: Butterworth, 1987

275 Ivancev et al. untersuchten, ob das wiederholte Anhalten des Atems die Chemorezeptoren abstumpfen lässt, was zu einem verminderten Reaktionsvermögen gegenüber Kohlendioxid führt. Chemorezeptoren mit verminderter Erregbarkeit sind eine verbreitete Folge einer obstruktiven Schlafapnoe. Ivancev et al. überprüften die Hypothese, dass wiederholtes Atemanhalten, wie es beim Apnoetauchen praktiziert wird, eine verminderte zerebrovaskuläre Reaktivität auf Hyperkapnie bewirkt. Zwei Gruppen mit sieben Elite-Apnoetauchern und sieben Nichttauchern waren an der Studie beteiligt. Die Studie stellte fest, dass Apnoetaucher eine größere Toleranz gegenüber Kohlendioxid haben, was größtenteils auf die geringere Atemfrequenz zurückzuführen ist. Die Ergebnisse der Studie waren, dass die Regulation der Gehirndurchblutung in Reaktion auf Hyperkapnie bei Elite-Apnoetauchern intakt ist und möglicherweise als Schutzmechanismus gegen die chronisch intermittierende zerebrale Hypoxie und/oder Hyperkapnie wirkt, die während des Apnoetauchens auftritt. Daher beeinträchtigen regelmäßige Übungen mit angehaltenem Atem die zerebrovaskuläre Reaktionsfähigkeit auf hohen Kohlendioxidpartialdruck nicht. Siehe: Ivancev V, Palada I, Valic Z, Obad A, Bakovic D, Dietz NM, Joyner MJ, Dujic Z. *Cerebrovascular reactivity to hypercapnia is unimpaired in breath-hold divers.* J Physiol. 2007; 582 (Pt 2): 723–730

276 Durch ihre regelmäßige Praxis sind Elite-Apnoetaucher in der Lage, den Atem sehr lange anzuhalten, was einen starken Sauerstoffabfall zur Folge hat, ohne dass es zu Gehirnverletzungen oder Blackouts kommt. Eine Studie von Joulia et al. über die Auswirkungen des Luftanhaltens auf den Kreislauf bei Apnoetauchern zeigte, dass Bradykardie (eine erniedrigte Herzfrequenz) und periphere Vasokonstriktion (Gefäßverengung) bei Apnoetauchern im Vergleich zu Nichttauchern ausgeprägt sind. Darüber hinaus war bei den Apnoetauchern der Rückgang der Sauerstoffsättigung geringer und die Durchblutung der Halsschlagadern während des Atemanhaltens größer. Siehe: Joulia F, Lemaitre F, Fontanari P, Mille ML, Barthelemy P. *Circulatory effects of apnea in elite breath-hold divers.* Acta Physiol (Oxf). 2009; 197 (1): 75–82

277 Lindholm P, Lundgren CE. *The physiology and pathophysiology of human breath-hold diving.* Journal of Applied Physiology (1985). 2009; 106 (1): 284–292

278 Navy Seals. *Preparation.* http://www.navyseals.com/preparation (abgerufen am 20.08.2012)

279 Die Ergebnisse nach drei Monaten, so wie sie in der führenden europäischen Fachzeitschrift für Rhinitis, Clinical Otolaryngology, veröffentlicht wurden, waren eine siebzigprozentige Reduzierung der Symptome wie verstopfte Nase, schlechter Geruchssinn, Schnarchen, Atembeschwerden beim Atmen durch die Nase, Schlafprobleme und Atmen durch den Mund. Siehe: Adelola OA, Oosthuiven JC, Fenton JE. *Role of Buteyko breathing technique in asthmatics with nasal symptoms.* Clinical Otolaryngology. 2013; 38 (2): 190–191

280 Forscher des Human Performance Laboratory, University of Calgary, Kanada, führten eine Studie durch, um den Zusammenhang zwischen einer Abnahme der Sauerstoffkonzentration während des Trainings und der Produktion von Erythropoietin (EPO) zu untersuchen. Fünf Athleten radelten drei Minuten lang mit einer Intensität über dem Maximum (supramaximal) in zwei verschiedenen Höhenlagen, 1.000 und 2.100 Meter. Die Sauerstoffsättigung des Hämoglobins war während des Fahrens auf 1.000 Metern für ungefähr vierundzwanzig Sekunden und während des Fahrens auf 2.100 Metern für hundertsechsunddreißig Sekunden niedriger als einundneunzig Prozent, wobei die EPO-Werte nach der Belastung um vierundzwanzig Prozent bzw. sechsunddreißig Prozent zunahmen. Siehe: Roberts D, Smith DJ, Donnelly S, Simard S. *Plasma-volume contraction and exercise-induced hypoxaemia modulate erythropoietin production in healthy humans.* Clinical Science. 2000; 98 (1): 39–45

Die koreanischen Forscher Choi et al. führten eine Studie mit zweihundertdreiundsechzig Probanden durch, um die Beziehung zwischen Hämatokritwerten und obstruktiver Schlafapnoe (unbewusste Atempausen während des Schlafes) zu untersuchen. Patienten mit schwerer Schlafapnoe hatten deutlich höhere Hämatokritwerte als solche mit leichter und mittelschwerer obstruktiver Schlafapnoe. Die Studienergebnisse zeigten, dass die Hämatokritspiegel signifikant korrelierten mit dem Prozentsatz der Zeit, die bei einer Sauerstoffsättigung von unter neunzig Prozent verbracht wurde, sowie mit der durchschnittlichen Sauerstoffsättigung. Siehe: Choi JB, Loredo JS, Norman D, Mills PJ, Ancoli-Israel S, Ziegler MG, Dimsdale JE. *Does obstructive sleep apnea increase haematocrit?* Sleep and Breathing. 2006; 10 (3): 155–160

281 Ebd.

Stichwortverzeichnis

V

W

Y

Z

Über den Autor

Patrick McKeown wurde am Trinity College in Dublin ausgebildet und studierte später unter der Leitung des Gründers der Buteyko-Methode, des verstorbenen Dr. Konstantin Buteyko. Bereits in sehr jungen Jahren litt Patrick an Asthma, nahm eine Vielzahl von Medikamenten ein und nutzte diverse Inhalatoren, bis er im Alter von sechsundzwanzig Jahren die Buteyko-Methode entdeckte. Durch die Anwendung der Prinzipien von Dr. Buteyko geschah etwas, was all diese Medikamante in zwanzig Jahren nicht geschafft hatten: Seine asthmatischen Symptome besserten sich auf der Stelle. Das Erlernen der Nasenatmung und die Reduktion seines Atemzugvolumens haben sein Leben in vielerlei Hinsicht positiv verändert. Zum ersten Mal in seinem Leben hatte Patrick sein Asthma unter Kontrolle.

Diese lebensverändernde Erkenntnis motivierte Patrick dazu, eine neue berufliche Laufbahn einzuschlagen: Er wollte Kindern und Erwachsenen helfen, die mit ähnlichen Atembeschwerden zu kämpfen hatten. Nach seinem Russland-Aufenthalt im Jahr 2002 unterrichtete Patrick das Programm dieses Buches in Australien, den Vereinigten Staaten und in ganz Europa. Er hat sieben Bücher geschrieben, darunter drei Bestseller in ihren jeweiligen Sparten, und wurde als Sprecher zu internationalen Fachkonferenzen zur Zahnmedizin und zur Atmung eingeladen.

In Zusammenarbeit mit der University of Limerick war Patrick der Leiter einer klinischen Studie, in deren Rahmen die Buteyko-Methode zur Behandlung von Rhinitis bei Asthma untersucht wurde. Die Ergebnisse wurden in der führenden Fachzeitschrift für Rhinitis, Otolaryngology, veröffentlicht. Die Ergebnisse zeigten eine siebzigprozentige Reduktion der nasalen Symptome bei den Studienteilnehmern, darunter

Schnarchen, Verlust des Geruchssinns, eine verstopfte Nase und Schwierigkeiten beim Atmen durch die Nase.

Das Programm basiert auf Patricks Erfahrung aus der Zusammenarbeit mit Tausenden von Klienten und Hunderten von Gesundheitsexperten sowie seiner umfangreichen Erforschung des Atemanhaltetrainings in den letzten dreizehn Jahren. Einige der Übungen in diesem Buch hat Patrick speziell für Sportler entwickelt, um sie dabei zu unterstützen, ihre Leistungsfähigkeit zu zu verbessern.

Patrick wurde bereits zahlreiche Male zu Radio- und Fernsehinterviews eingeladen, unter anderem von Dr. Joseph Mercola, dem Gründer der weltgrößten Gesundheitswebsite Mercola.com. Patricks Botschaft ist einfach: Atmen Sie ruhig, sanft und effizient durch die Nase. Das ist alles, worauf es ankommt. Patricks Leidenschaft für sein Thema treibt ihn dazu an, seine Techniken beständig weiterzuentwickeln und zu verfeinern, um Asthmakranken weltweit Erleichterung zu verschaffen und die Fitness und das Wohlbefinden von Sportlern und Nichtsportlern zu verbessern.

»Nicht Ihr Beruf ist das, was Ihren Lohn nach Hause bringt. Ihr Beruf ist das, wofür Sie auf diese Erde gesetzt wurden, um es mit einer solchen Leidenschaft und Intensität zu tun, dass es etwas Spirituelles bekommt.«

Vincent van Gogh

Über OxygenAdvantage.com

Besuchen Sie unsere Website für Appdownloads, Coaching, Beratung via Skype oder Webinare.

Ich hoffe, dass Sie das Programm dieses Buches mittlerweile in die Praxis umgesetzt haben. Vielleicht sind die Informationen und Übungen dieses Buches für Sie genug, um Ihre Fitness und Gesundheit zu verändern. Wenn Sie jedoch weitere praktische Erfahrungsberichte benötigen, um das Programm anzuwenden, können Sie auf unser Coachingangebot zurückgreifen.

- Es gibt Coaches in den USA, Europa, Australien und Neuseeland, die im Programm dieses Buches ausgebildet sind und dieses schnell und sicher vermitteln können.
- Über Skype können Sie direkt mit Patrick ins Gespräch kommen und Expertenanleitungen, Feedback und ein individuelles Programm erhalten.
- In den Webinaren sehen Sie Patrick bei Schulungen mit Athleten und können verfolgen, wie die Übungen in die Praxis umgesetzt werden.

Für weitere Infos besuchen Sie unsere Website www.OxygenAdvantage.com.

Dank

Dieses Buch wäre nicht möglich gewesen ohne die tatkräftige Unterstützung von den Oxygen-Advantage-Trainern und -Sportlern und die klugen Ratschläge einer Reihe außergewöhnlicher Menschen. Insbesondere möchte ich mich bei meinem Buchagenten Doug Abrams und seinem Team, darunter auch bei Lara Love, bedanken, die mich dazu angespornt haben, das gesamte Originalmanuskript neu zu schreiben, mir zu neuen Einsichten, mehr Klarheit und Anschaulichkeit verholfen und mich redaktionell unterstützt haben, um sicherzustellen, dass ich meine Botschaft so kommunizierte, »als ob ich mit einem Bekannten in der Kneipe sprechen würde«. Cassie Jones und dem Verlagsteam von William Morrow danke ich für ihre engagierte Unterstützung und ihren Einsatz bei der Realisierung dieses Buches. Vielen Dank auch Claudia Connal und ihren Kollegen von Piatkus und der Little Brown Book Group – sie haben dieses Buch Lesern in ganz Europa, Südafrika, Australien und Neuseeland zugänglich gemacht.

Ebenfalls auf dieser Reise unterstützt hat mich Jo Gatford, der ihre Magie in meine Worte gewoben und das Manuskript in eine lesbare und verständliche Form gebracht hat.

Ich danke meinen Kollegen, darunter Dr. Alan Ruth, dessen Blick für Details mich in Erstaunen versetzt hat, Joy Moeller, Tom Herron, Eoin Burns, Carol Baglia, Don Gordon, Eugenia Malyshev, Susan Neves, Dr. Charles Florendo, Nick Marshall, Tom Piszkin und Don Robbins – ich danke Ihnen allen dafür, dass Sie Ihre Arbeit beiseite gelegt haben, um das Manuskript durchzulesen und mir ein ehrliches und direktes Feedback darüber gegeben haben, an welchen Stellen ich etwas ändern sollte. James O'Toole, Eamon Howley und Danny Dreyer danke ich für ihre Ermutigung und ihren Glauben daran, dass die Botschaft, die in diesem Buch vermittelt wird, für Sportler wertvoll sein könnte.

Vielen Dank an Sarah Gallagher, die Beiträge geprüft, Studien hinzugefügt und andere anschaulicher gemacht hat und mit ihrer Expertise dafür gesorgt hat, dass ich die wissenschafltichen Informationen über die kardiovaskuläre Gesundheit richtig interpretiert habe. Mein besonderer Dank geht an Dr. Joseph Mercola, der sein Leben der Aufklärung der Öffentlichkeit über einfache, sichere und wirksame Präventionsmaßnahmen zur Gewährleistung einer guten Gesundheit gewidmet hat. Dr. Mercola, die Welt braucht mehr Menschen wie Sie!

Dem Fußballtrainer Don O'Riordan und den engagierten Spielern des Galway WFC danke ich für Ihre Unterstützung bei der Anpassung des Programms dieses Buches an eine Teamsportart.

Mein Dank gilt auch meiner Illustratorin Rebecca Burgess, die eine Meisterin darin ist, mit wunderbaren Illustrationen Inhalte visuell zu vermitteln.

Ich danke außerdem meiner Frau Sinead, die mit ihrem großartigen Sinn für Humor darauf bestanden hat, dass meine Danksagung an sie diesmal nicht so langweilig ausfallen sollte wie bisher. Nun, das zu beurteilen, überlasse ich Ihnen. Ich danke auch meiner wunderschönen Tochter Lauren: Mögest du als Nasenatmerin aufwachsen.

Und zu guter Letzt danke ich meinen Lesern dafür, dass sie mir eine Chance gegeben und dieses Buch gekauft und gelesen haben. Ich hoffe, dass Sie Ihr Leben lang Vorteile aus diesen Worten ziehen.

Bibliografische Information der Deutschen Nationalbibliothek

Die Deutsche Nationalbibliothek verzeichnet diese Publikation in der Deutschen Nationalbibliografie. Detaillierte bibliografische Daten sind im Internet über https://dnb.de abrufbar.

Für Fragen und Anregungen
info@m-vg.de

Wichtiger Hinweis
Dieses Buch ist für Lernzwecke gedacht. Es stellt keinen Ersatz für eine individuelle medizinische Beratung dar und sollte auch nicht als solcher benutzt werden. Wenn Sie medizinischen Rat einholen wollen, konsultieren Sie bitte einen qualifizierten Arzt. Der Verlag und der Autor haften für keine nachteiligen Auswirkungen, die in einem direkten oder indirekten Zusammenhang mit den Informationen stehen, die in diesem Buch enthalten sind.

Ausschließlich zum Zweck der besseren Lesbarkeit wurde auf eine genderspezifische Schreibweise sowie eine Mehrfachbezeichnung verzichtet. Alle personenbezogenen Bezeichnungen sind somit geschlechtsneutral zu verstehen.

9. Auflage 2026

Türkenstraße 89
80799 München
Tel.: 089 651285-0

Die amerikanische Originalausgabe erschien 2015 bei William Morrow, an imprint of HarperCollins Publishers unter dem Titel *The oxygen advantage.*

Übersetzung: Carmen Achter
Redaktion: Doortje Cramer-Scharnagl
Umschlaggestaltung: Laura Osswald
Umschlagabbildung: shutterstock/Umberto Shtanzman
Illustrationen: Bex Burgess
Abbildung S. 29, 117, 203, 265: shutterstock/Umberto Shtanzman
Satz: Digital Design, Eka Rost
Druck: GGP Media GmbH, Pößneck
Printed in Germany

ISBN Print 978-3-7423-0468-1
ISBN E-Book (EPUB, Mobi) 978-3-95971-966-7